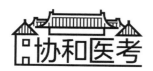
协和医考

外科住院医师规范化培训
结业专业理论考核指导

吴春虎　编

U0277036

中国协和医科大学出版社
北　京

图书在版编目（CIP）数据

外科住院医师规范化培训结业专业理论考核指导／吴春虎编 . —北京：中国协和医科大学出版社，2023.9

（协和医考）

ISBN 978 – 7 – 5679 – 2141 – 2

Ⅰ . ①外… Ⅱ . ①吴… Ⅲ . ①外科学 – 岗位培训 – 自学参考资料 Ⅳ . ①R6

中国国家版本馆 CIP 数据核字（2023）第 000281 号

协和医考

外科住院医师规范化培训结业专业理论考核指导

编　　者：	吴春虎
责任编辑：	魏亚萌　张仟姗
封面设计：	邱晓俐
责任校对：	张　麓
责任印制：	张　岱

出版发行：中国协和医科大学出版社
（北京市东城区东单三条 9 号　邮编 100730　电话 010 – 65260431）

网　　址：	www.pumcp.com
经　　销：	新华书店总店北京发行所
印　　刷：	三河市龙大印装有限公司

开　　本：	850mm×1168mm　　1/16
印　　张：	14
字　　数：	340 千字
版　　次：	2023 年 9 月第 1 版
印　　次：	2023 年 9 月第 1 次印刷
定　　价：	60.00 元

ISBN 978 – 7 – 5679 – 2141 – 2

PREFACE 前　言

　　住院医师规范化培训的目标是培养具有良好职业道德和专业能力的合格临床医师，通过考核者可获得"住院医师规范化培训合格证书"。

一、考试介绍

　　住院医师规范化培训考核由过程考核和结业考核（包含理论考核和临床实践技能考核）组成，目的在于考查医师的专业基础知识和临床基本技能。

　　1. 时间安排　结业理论考核一般实行全国统一考试，由国家卫生健康委人才交流服务中心制定统一考试时间。临床实践技能考核，由各省级卫生健康行政部门根据《住院医师规范化培训结业考核实施办法（试行)》自行制定时间。

　　2. 考试形式、题型　结业理论考核采用计算机答题的形式，考试题型包括单选题、共用题干单选题和案例分析题（不定项选择题）。答题时，共用题干单选题和案例分析题不能退回上一问，只能进入下一问。临床实践技能考核的考站设计、考核内容等根据基地实际情况进行调整。

二、本书特色

　　为了帮助考生更方便、更有效地复习，编者以最新住院医师规范化培训结业理论考核大纲为框架，根据大纲对不同考点的要求，在充分研究历年考试内容的基础上，总结考试要点，精心编写本书。

　　本书合理安排内容，全面覆盖重要知识点，重点突出、详略得当，可帮助考生提高应试能力。在正文部分穿插部分思维导图，简洁明了，有助于梳理知识脉络，加深记忆。部分章节设置"考点直击"板块，通过经典例题引出相应考点，以点带面地帮助考生梳理知识，为考生提供考查角度和解题思路，利于考生循序渐进地复习。

　　希望广大考生能合理复习，充分利用本书，顺利通过住院医师规范化培训结业理论考核。由于编写人员经验水平有限，书中难免有疏漏或不足之处，恳请各位考生与学者批评指正。如有疑问，可扫描下方二维码，会有专属微信客服解答。

编　者

2023 年 6 月

CONTENTS   目　录

第三篇　基本技能

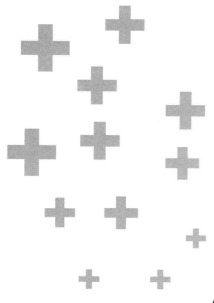

第一篇　公共理论

第一章 政策法规

第一节 卫生法基本理论

1. 卫生法的主要形式 ①宪法中卫生方面的规范。②卫生法律。③卫生行政法规。④地方性法规、自治法规中卫生方面的规范。⑤卫生行政规章。⑥卫生标准。⑦有关卫生方面的法律解释。⑧卫生方面的国际条约。

2. 卫生法的效力

（1）卫生法对人的效力：人包括自然人和法所拟制的人。

（2）卫生法的空间效力：指卫生法效力的地域范围。

（3）卫生法的时间效力：指卫生法的效力的起止时间和对其实施前的行为有无溯及力。卫生法的溯及力指新法对施行前已经发生的行为或事件是否有适用效力。

第二节 医疗机构管理法律制度

1. 医疗机构执业

（1）任何单位或个人，未取得"医疗机构执业许可证"，不得开展诊疗活动。

（2）必须将"医疗机构执业许可证"、诊疗科目、诊疗时间和收费标准悬挂于明显处所。

（3）必须按照核准登记的诊疗科目开展诊疗活动。

（4）不得使用非卫生技术人员从事医疗卫生技术工作。

（5）工作人员上岗工作，必须佩戴载有本人姓名、职务或者职称的标牌。

（6）未经医师（士）亲自诊查患者，医疗机构不得出具疾病诊断书、健康证明书或死亡证明书等证明文件；未经医师（士）、助产人员亲自接产，医疗机构不得出具出生证明书或死产报告书。

2. 医疗机构的法律责任

（1）医疗机构逾期不校验"医疗机构执业许可证"仍从事诊疗活动的，由县级以上人民政府卫生行政部门责令其限期补办校验手续；拒不校验的，吊销其"医疗机构执业许可证"。

（2）医疗机构违反规定，诊疗活动超出登记范围的，由县级以上人民政府卫生行政部门予以警告，责令改正，并根据情节处以 3000 元以下罚款；情节严重的，吊销其"医疗机构执业许可证"。

（3）医疗机构违反规定，使用非卫生技术人员从事医疗卫生技术工作的，由县级以上人民政府卫生行政部门责令限期改正，并根据情节处以 5000 元以下罚款；情节严重的，吊销其

"医疗机构执业许可证"。

（4）医疗机构违反规定，出具虚假证明文件的，由县级以上人民政府卫生行政部门予以警告；造成危害后果的，根据情节处以1000元以下的罚款；对直接责任人员由所在单位或上级机关给予行政处分。

第三节　医师法律制度

1. 参加医师资格考试的条件

（1）具有下列条件之一的，可以参加执业医师资格考试。

1）具有高等学校相关医学专业本科以上学历，在执业医师指导下，在医疗卫生机构中参加医学专业工作实践满1年。

2）具有高等学校相关医学专业专科学历，取得执业助理医师执业证书后，在医疗卫生机构中执业满2年。

（2）具有高等学校相关医学专业专科以上学历，在执业医师指导下，在医疗卫生机构中参加医学专业工作实践满1年的，可以参加执业助理医师资格考试。

2. 医师在执业活动中享有的权利

（1）在注册的执业范围内，按照有关规范进行医学诊查、疾病调查、医学处置、出具相应的医学证明文件，选择合理的医疗、预防、保健方案。

（2）获取劳动报酬，享受国家规定的福利待遇，按照规定参加社会保险并享受相应待遇。

（3）获得符合国家规定标准的执业基本条件和职业防护装备。

（4）从事医学教育、研究、学术交流。

（5）参加专业培训，接受继续医学教育。

（6）对所在医疗卫生机构和卫生健康主管部门的工作提出意见和建议，依法参与所在机构的民主管理。

（7）法律、法规规定的其他权利。

3. 医师在执业活动中履行的义务

（1）树立敬业精神，恪守职业道德，履行医师职责，尽职尽责救治患者，执行疫情防控等公共卫生措施。

（2）遵循临床诊疗指南，遵守临床技术操作规范和医学伦理规范等。

（3）尊重、关心、爱护患者，依法保护患者隐私和个人信息。

（4）努力钻研业务，更新知识，提高医学专业技术能力和水平，提升医疗卫生服务质量。

（5）宣传推广与岗位相适应的健康科普知识，对患者及公众进行健康教育和健康指导。

（6）法律、法规规定的其他义务。

4. 不予注册的情形　①无民事行为能力或限制民事行为能力。②受刑事处罚，刑罚执行完毕不满2年或被依法禁止从事医师职业的期限未满。③被吊销医师执业证书不满2年。④因医师定期考核不合格被注销注册不满1年。⑤法律、行政法规规定不得从事医疗卫生服务的其他情形。受理申请的卫生健康主管部门对不予注册的，应当自受理申请之日起20个工作日内书面通知申请人和其所在医疗卫生机构，并说明理由。

5. 医师考核　国家实行医师定期考核制度。

（1）县级以上人民政府卫生健康主管部门或其委托的医疗卫生机构、行业组织应当按照医师执业标准，对医师的<u>业务水平、工作业绩和职业道德状况</u>进行考核，考核周期为 3 年。

（2）对考核不合格的医师，县级以上人民政府卫生健康主管部门应当责令其暂停执业活动<u>3 个月至 6 个月</u>，并接受相关专业培训。

第四节　医疗事故与损害法律制度

1. 医疗事故的预防与处置　发生下列重大医疗过失行为的，医疗机构应当在 <u>12 小时内</u>向所在地卫生行政部门报告：①导致患者死亡或者可能为二级以上的医疗事故。②导致 3 人以上人身损害后果。③国务院卫生行政部门和省、自治区、直辖市人民政府卫生行政部门规定的其他情形。

2. 医疗机构承担赔偿责任的情形　①未尽到说明义务。②未尽到与当时医疗水平相应的诊疗义务。③泄露患者隐私。

3. 病历资料的填写、复制、封存和启封

（1）因紧急抢救未能及时填写病历的，医务人员应当在抢救结束后 <u>6 小时内</u>据实补记，并加以注明。

（2）患者有权查阅、复制其门诊病历、住院志、体温单、医嘱单、化验单（检验报告）、医学影像检查资料、特殊检查同意书、手术同意书、手术及麻醉记录、病理资料、护理记录、医疗费用以及国务院卫生主管部门规定的其他属于病历的全部资料。

（3）发生医疗纠纷需要封存、启封病历资料的，应当在医患双方在场的情况下进行。封存的病历资料可以是原件，也可以是复制件，由医疗机构保管。

（4）病历资料封存后医疗纠纷已经解决，或者患者在病历资料封存满 3 年未再提出解决医疗纠纷要求的，医疗机构可以自行启封。

4. 尸检　患者死亡，医患双方对死因有异议的，应当在患者死亡后 <u>48 小时内</u>进行尸检；具备尸体冻存条件的，可以延长至 7 天。

第五节　母婴保健法律制度

1. 产前诊断　孕妇有下列情形之一的，医师应当对其进行产前诊断：①羊水过多或过少的。②胎儿发育异常或胎儿有可疑畸形的。③孕早期接触过可能导致胎儿先天缺陷的物质的。④有遗传病家族史或曾经分娩过先天性严重缺陷婴儿的。⑤初产妇年龄超过 35 周岁的。

2. 医疗保健机构许可　医疗保健机构依照《母婴保健法》规定开展婚前医学检查、遗传病诊断、产前诊断以及施行结扎手术和终止妊娠手术的，必须符合国务院卫生行政部门规定的条件和技术标准，并经<u>县级以上</u>地方人民政府卫生行政部门许可。

3. 母婴保健工作人员许可 从事遗传病诊断、产前诊断的人员，必须经过省、自治区、直辖市人民政府卫生行政部门的考核，并取得相应的合格证书。从事婚前医学检查、施行结扎手术和终止妊娠手术的人员，必须经过县级以上地方人民政府卫生行政部门的考核，并取得相应的合格证书。

第六节　传染病防治法律制度

1. 概述

（1）方针和原则：国家对传染病防治实行预防为主的方针，防治结合、分类管理、依靠科学、依靠群众的原则。

（2）分类（表1-6-1）

表1-6-1　分类

分类	疾病种类
甲类传染病	鼠疫、霍乱
乙类传染病	新型冠状病毒感染、人感染H7N9禽流感、炭疽、严重急性呼吸综合征、艾滋病、病毒性肝炎、脊髓灰质炎、人感染高致病性禽流感、麻疹、流行性出血热、狂犬病、流行性乙型脑炎、登革热、细菌性和阿米巴性痢疾、肺结核、伤寒和副伤寒、流行性脑脊髓膜炎、百日咳、白喉、新生儿破伤风、猩红热、布鲁氏菌病、淋病、梅毒、钩端螺旋体病、血吸虫病、疟疾、猴痘
丙类传染病	流行性感冒（包括甲型H1N1流感）、流行性腮腺炎、风疹、急性出血性结膜炎、麻风病、流行性和地方性斑疹伤寒、黑热病、包虫病、丝虫病，除霍乱、细菌性和阿米巴性痢疾、伤寒和副伤寒以外的感染性腹泻病，手足口病

（3）甲类传染病预防控制措施的适用：除甲类传染病外，对乙类传染病中严重急性呼吸综合征、肺炭疽，采取甲类传染病的预防、控制措施。

2. 控制措施

（1）医疗机构发现甲类传染病时，应及时采取的措施：①对患者、病原携带者，予以隔离治疗，隔离期限根据医学检查结果确定。②对疑似患者，确诊前在指定场所单独隔离治疗。③对医疗机构内的患者、病原携带者、疑似患者的密切接触者，在指定场所进行医学观察和采取其他必要的预防措施。

（2）对拒绝隔离治疗或隔离期未满擅自脱离隔离治疗的，可由公安机关协助医疗机构采取强制隔离治疗措施。

3. 紧急措施 传染病暴发、流行时，县级以上地方人民政府应当立即组织力量，按照预防、控制预案进行防治，切断传染病的传播途径，必要时，报经上一级人民政府决定，可以采取下列紧急措施并予以公告：①限制或停止集市、影剧院演出或其他人群聚集的活动。②停工、停业、停课。③封闭或封存被传染病病原体污染的公共饮用水源、食品以及相关物品。④控制或者扑杀染疫野生动物、家畜家禽。⑤封闭可能造成传染病扩散的场所。

第七节　药品及处方管理法律制度

1. 药品管理

（1）按假药处理的情形：①药品所含成分与国家药品标准规定的成分不符。②以非药品冒充药品或以他种药品冒充此种药品。③变质的药品。④药品所标明的适应证或功能主治超出规定范围。

（2）按劣药处理的情形：①药品成分的含量不符合国家药品标准。②被污染的药品。③未标明或更改有效期的药品。④未注明或更改产品批号的药品。⑤超过有效期的药品。⑥擅自添加防腐剂辅料的药品。⑦其他不符合药品标准的药品。

2. 处方书写规则

（1）患者一般情况、临床诊断填写清晰、完整，并与病历记载相一致。

（2）每张处方限于 1 名患者的用药。

（3）字迹清楚，不得涂改；如需修改，应当在修改处签名并注明修改日期。

（4）药品名称应当使用规范的中文名称书写，没有中文名称的可以使用规范的英文名称书写；药品用法可用规范的中文、英文、拉丁文或缩写体书写，但不得使用"遵医嘱""自用"等含混不清字句。

（5）患者年龄应当填写实足年龄，新生儿、婴幼儿写日、月龄，必要时要注明体重。

（6）西药和中成药可以分别开具处方，也可以开具一张处方，中药饮片应当单独开具处方。

（7）开具西药、中成药处方，每一种药品应当另起一行，每张处方不得超过 5 种药品。

（8）中药饮片处方的书写，一般应当按照"君、臣、佐、使"的顺序排列。

（9）开具处方后的空白处画一斜线以示处方完毕。

3. 处方开具

（1）处方开具当天有效。特殊情况下需延长有效期的，由开具处方的医师注明有效期限，但有效期最长不得超过 3 天。

（2）处方一般不得超过 7 天用量，急诊处方一般不得超过 3 天用量。

（3）除需长期使用麻醉药品和第一类精神药品的门（急）诊癌症疼痛患者和中、重度慢性疼痛患者外，麻醉药品注射剂仅限于医疗机构内使用。

（4）为门（急）诊患者开具的麻醉药品注射剂、第一类精神药品注射剂，每张处方为一次常用量；控缓释制剂，每张处方不得超过 7 天常用量；其他剂型，每张处方不得超过 3 天常用量。第二类精神药品一般每张处方不得超过 7 天常用量。

（5）为门（急）诊癌症疼痛患者和中、重度慢性疼痛患者开具的麻醉药品、第一类精神药品注射剂，每张处方不得超过 3 天常用量；控缓释制剂，每张处方不得超过 15 天常用量；其他剂型，每张处方不得超过 7 天常用量。

（6）对于需要特别加强管制的麻醉药品，盐酸二氢埃托啡处方为一次常用量，仅限于二级以上医院内使用；盐酸哌替啶处方为一次常用量，仅限于医疗机构内使用。

（7）医疗机构应当要求长期使用麻醉药品和第一类精神药品的门（急）诊癌症患者和中、重度慢性疼痛患者每 3 个月复诊或随诊一次。

4. 处方管理 医疗机构应对出现超常处方 3 次以上且无正当理由的医师提出警告，限制其处方权；限制处方权后，仍连续 2 次以上出现超常处方且无正当理由的，取消其处方权。

5. 处方保存 处方由调剂处方药品的医疗机构妥善保存。普通处方、急诊处方、儿科处方保存期限为 1 年，医疗用毒性药品、第二类精神药品处方保存期限为 2 年，麻醉药品和第一类精神药品处方保存期限为 3 年。

第八节　血液管理法律制度

1. 献血 国家实行无偿献血制度。国家提倡 18 周岁至 55 周岁的健康公民自愿献血。血站对献血者每次采集血液量一般为 200ml，最多不得超过 400ml，两次采集间隔期不少于 6 个月。

2. 医疗机构临床用血申请管理

（1）同一患者一天申请备血量少于 800ml 的，由具有中级以上专业技术职务任职资格的医师提出申请，上级医师核准签发后，方可备血。

（2）同一患者一天申请备血量在 800～1600ml 的，由具有中级以上专业技术职务任职资格的医师提出申请，经上级医师审核，科室主任核准签发后，方可备血。

（3）同一患者一天申请备血量达到或超过 1600ml 的，由具有中级以上专业技术职务任职资格的医师提出申请，科室主任核准签发后，报医务部门批准，方可备血。

（4）上述规定不适用于急救用血。

第九节　突发公共卫生事件的应急处理条例

1. 医疗卫生机构职责 突发事件监测机构、医疗卫生机构和有关单位发现下列需要报告情形之一的，应当在 2 小时内向所在地县级人民政府卫生行政主管部门报告：①发生或可能发生传染病暴发、流行。②发生或发现不明原因的群体性疾病。③发生传染病菌种、毒种丢失。④发生或可能发生重大食物和职业中毒事件。接到报告的卫生行政主管部门应当在 2 小时内向本级人民政府报告，并同时向上级人民政府卫生行政主管部门和国务院卫生行政主管部门报告。

2. 法律责任 医疗卫生机构有下列行为之一的，由卫生行政主管部门责令改正、通报批评、给予警告；情节严重的，吊销"医疗机构执业许可证"；对主要负责人、负有责任的主管人员和其他直接责任人员依法给予降级或撤职的纪律处分；造成传染病传播、流行或对社会公众健康造成其他严重危害后果，构成犯罪的，依法追究刑事责任：①未依照规定履行报告职责，隐瞒、缓报或谎报的。②未依照规定及时采取控制措施的。③未依照规定履行突发事件监测职责的。④拒绝接诊患者的。⑤拒不服从突发事件应急处理指挥部调度的。

第二章　循证医学与临床科研设计

第一节　循证医学原理与方法

1. 概念　循证医学是将最优的研究证据与临床医师的技能、经验和患者的期望、价值观三者完美结合，并在特定条件下付诸临床治疗、预防、诊断、预后等医学实践的实用性科学。

2. 实践步骤　①提出明确的临床问题。②系统全面查找证据。③评估证据的真实性和有效性。④应用最佳证据指导临床决策。⑤进行后效评价。

3. 系统评价　是寻求证据的最常用也最有效的方法。

（1）过程与步骤：①确立题目。②收集文献。③选择文献。④评价文献。⑤收集数据。⑥分析数据。⑦解释结果。⑧更新系统评价。

（2）Meta分析：是运用定量统计学方法汇总多个研究结果的系统评价。其中不同研究间的各种变异称为异质性。处理方法：①采用随机效应模型可对异质性进行部分纠正。②亚组分析。③多元回归模型。④Meta回归。⑤混合效应模型来解释异质性的来源。⑥若异质性过大，特别在效应方向上极其不一致，不宜做Meta分析。

第二节　临床研究基本设计与实施

1. 流行病学研究方法

（1）描述流行病学：应用最广泛的方法是现况研究。根据研究目的，现况研究可以采用普查或抽样调查。

（2）分析流行病学：主要方法包括病例对照研究和队列研究。

1）病例对照研究的特点：①只客观收集研究对象的暴露情况，而不给予任何干预措施，属于观察性研究。②研究方向是回顾性的，由"果"至"因"。③可以观察一种疾病与多种因素之间的关联。

2）队列研究的特点：①研究结局是亲自观察获得，一般较可靠。②论证因果关系的能力较强。③能直接估计暴露因素与发病的关联强度。④一次可观察多种结局。⑤观察时间长，易发生失访偏倚。⑥不宜用于研究发病率很低的疾病。

（3）实验流行病学：基本特征包括要施加干预措施、前瞻性观察、必须有平行对照、随机分组。

2. 偏倚　指在研究或推论过程中所获得的结果系统地偏离真实值，属于系统误差，包括选择偏倚、信息偏倚和混杂偏倚。

第三章　医学伦理学

第一节　医学伦理学的理论基础和规范体系

1. 医学伦理的基本原则　尊重原则、不伤害原则、有利原则和公正原则。

2. 医学伦理基本规范的内容　①以人为本，践行宗旨。②遵纪守法，依法执业。③尊重患者，关爱生命。④优质服务，医患和谐。⑤廉洁自律，恪守医德。⑥严谨求实，精益求精。⑦爱岗敬业，团结协作。⑧乐于奉献，热心公益。

3. 医务人员的行为规范　①尊重科学。②规范行医。③重视人文。④规范文书。⑤严格报告。⑥认真履责。⑦严格权限。⑧规范试验。

第二节　医患关系伦理

1. 医患关系伦理的特征　①明确的目的性和目的的统一性。②利益的相关性和社会价值实现的统一性。③人格权利的平等性和医学知识上的不对称性。④医患冲突或纠纷的不可避免性。

2. 医患关系模式（表3-2-1）

表3-2-1　医患关系模式

模式	适用对象
主动-被动模式	昏迷、休克、精神病患者发作期、严重智力低下者及婴幼儿等难以表达主观意志者
指导-合作模式	多数患者
共同参与模式	有一定医学知识背景或长期的慢性病患者

3. 患者的道德权利　①平等医疗权。②知情同意权。③隐私保护权。④损害索赔权。⑤医疗监督权。

4. 患者的道德义务　①配合医师诊疗。②遵守医院规章制度。③给付医疗费用。④保持和恢复健康。⑤支持临床实习和医学发展。

5. 构建和谐医患关系的伦理要求　①医患双方应密切地沟通与交流。②医患双方应自觉维护对方的权利。③医患双方应自觉履行各自的义务。④医患双方应加强道德自律并遵守共同的医学道德规范。

第三节　临床诊疗中的伦理问题

医务人员在临床诊疗中应遵守的伦理原则　患者至上原则、最优化原则、知情同意原则、保密守信原则。

第四节　死亡医学伦理

1. 脑死亡哈佛标准　①对外部的刺激和内部的需要无接受性、无反应性。②自主的肌肉运动和自主呼吸消失。③诱导反射消失。④脑电波平直或等电位。凡符合以上 4 条标准，持续 24 小时测定，每次不少于 10 分钟，反复检查多次结果一致者，可宣告死亡。但体温过低（＜32.2℃）或刚服用过大剂量巴比妥类等中枢神经系统抑制药物者除外。

2. 脑死亡标准的伦理意义　①有利于科学准确判定人的死亡。②有利于维护死者的尊严。③有利于节约卫生资源和减轻家属的负担。④有利于器官移植技术的开展。

第五节　生命科学发展中的伦理问题

1. 基因诊断的伦理争议　基因取舍、基因歧视、基因隐私问题。

2. 基因治疗的伦理争议　疗效的不确定性、卫生资源分配公平性问题、基因设计问题。

3. 基因诊疗的伦理原则　①坚持人类尊严与平等原则。②坚持知情同意原则。③坚持科学性原则。④坚持医学目的原则。

第六节　健康伦理

1. 健康伦理　是关于人们维护自身健康、促进他人健康和公共健康等过程中的伦理问题进行研究的学问，公共健康伦理是其重要的内容。

2. 健康权利　人人有权享受为维持他本人和家属的健康和福利所需的生活水准，包括食物、衣着、住房、医疗和必要的社会服务；在遭到失业、疾病、残废、守寡、衰老或在其他不能控制的情况下丧失谋生能力时，有权享受保障。

第七节　医学道德的评价、监督和修养

1. 医学道德评价的具体标准　①是否有利于患者疾病的缓解和康复（首要标准）。②是否有利于人类生存环境的保护和改善。③是否有利于优生和人群的健康、长寿。④是否有利于医学科学的发展和社会的进步。

2. 医学道德评价的方式 社会舆论、传统习俗、内心信念。

3. 医学道德修养的根本途径 坚持实践。

4. 医学道德修养的方法 自我反省、见贤思齐、坚持慎独。

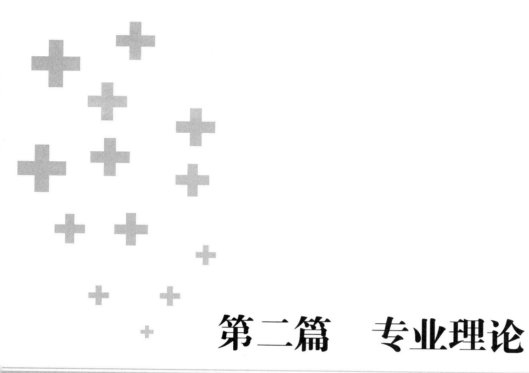

第二篇　专业理论

第四章　外科基础理论知识

第一节　解　剖　学

1. 关节的基本构造包括关节面、关节囊、关节腔。关节的辅助结构包括韧带、关节盘和关节唇、滑膜襞和滑膜囊。

2. 胃位于上腹部，介于食管和十二指肠之间。胃与食管结合部称为贲门，与十二指肠结合部称为幽门，皆有括约肌控制内容物流向。介于贲门与幽门间的胃右侧为胃小弯，左侧为胃大弯。胃的动脉血供由腹腔动脉及其分支供应。

3. 十二指肠介于胃与空肠之间，全长约25cm，呈C形，包绕胰头，可分为上部、降部、水平部和升部4部。

4. 出入肾门诸结构为结缔组织所包裹，称肾蒂。右侧肾蒂较短。肾蒂内各结构的排列关系，自前向后顺序为肾静脉、肾动脉和肾盂末端；自上向下顺序为肾动脉、肾静脉和肾盂。

5. 输尿管全长有3处狭窄。上狭窄位于肾盂与输尿管移行处；中狭窄位于小骨盆上口，输尿管跨过髂血管处；下狭窄在输尿管的壁内段。

6. 甲状腺是人体最大的内分泌腺，为红褐色腺体，呈H形，由左、右侧叶和中间的甲状腺峡组成。甲状腺被气管前筋膜包裹，该筋膜形成甲状腺假被膜，即甲状腺鞘。假被膜内侧增厚形成甲状腺悬韧带，使甲状腺两侧叶内侧和峡部连于甲状软骨、环状软骨和气管软骨环，将甲状腺固定于喉和气管壁上。

7. 心位于胸腔的中纵隔内，全部被心包包裹，约2/3位于正中线的左侧，1/3位于正中线的右侧，前方对向胸骨体和第2～6肋软骨，后方平对第5～8胸椎，两侧与胸膜腔、肺相邻。上方连接出入心的大血管，下方邻膈。

第二节　病理学与病理生理学

1. 细胞核的变化是细胞坏死的主要形态学标志，主要包括核固缩、核碎裂、核溶解。

2. 肉芽组织由新生薄壁的毛细血管及增生的成纤维细胞构成，并伴有炎细胞浸润，肉眼表现为鲜红色，颗粒状，柔软湿润，形似鲜嫩的肉芽。

3. 坏疽是指局部组织大块坏死并继发腐败菌感染。分型：①干性坏疽，常见于四肢末端。②湿性坏疽，多见于肺、肠、子宫、阑尾等。③气性坏疽，多见于深部开放性创伤。

4. 炎症的基本病理变化包括局部组织的变质、渗出和增生。

5. 体温升高时物质代谢加快。体温每升高 1℃，基础代谢率提高 13%。

6. 急性期反应（APR）是感染、烧伤、大手术、创伤等强烈应激原诱发机体产生的快速防御反应，表现为体温升高、血糖升高、分解代谢增强、血浆蛋白含量的急剧变化。相关的血浆蛋白多肽统称为急性期蛋白（APP）。

第三节　影　像　学

1. X 线照片影像的五大要素包括密度、对比度、锐利度、颗粒度及失真度。

2. 不同的人体组织结构，按其密度的高低及其对 X 线吸收的不同可分为三类。

（1）高密度影像见于骨骼或钙化，X 线片上显示为白色。

（2）中等密度影像见于皮肤、肌肉、实质器官、结缔组织、内脏及体液等软组织，X 线片上显示为灰白色。

（3）低密度影像见于脂肪及气体，X 线片上分别显示为灰黑色和深黑色。

3. 空肠充钡扩张时，皱襞呈环形排列，蠕动活跃，当空肠腔钡剂排空后，黏膜皱襞呈羽毛状。

第五章　外科总论

第一节　消毒与无菌技术

一、概念

1. 无菌术　是针对微生物及感染途径所采取的一系列操作规范，属于临床医学基本操作规范。

2. 灭菌　指杀灭一切活的微生物，包括芽孢。

3. 消毒　指杀灭病原微生物和其他有害微生物，但并不要求清除或杀灭所有微生物。

二、灭菌、消毒的常用方法（表5－1－1）

表5－1－1　灭菌、消毒的常用方法

方法		条件	适用范围	特点
高压蒸汽灭菌法	下排气式	在温度121℃，压力102.9kPa下，敷料灭菌最短需30分钟，器械灭菌需20分钟	手术器械、消毒衣巾及布类敷料等大多数医用物品灭菌	高压蒸汽灭菌法是目前医院内应用最多的灭菌法，效果可靠
	预真空式	在温度132～134℃，压力205.8kPa下，器械、敷料灭菌最短需4分钟		
化学气体灭菌法	环氧乙烷气体法	气体有效浓度450～1200mg/L，灭菌室内温度37～63℃，持续1～6小时	电子仪器、光学仪器、心导管、导尿管及其他橡胶制品等不耐高温、湿热的医疗材料灭菌	灭菌有效期为半年。残留气体应设置专用的排气系统排放
	过氧化氢等离子低体温法	过氧化氢浓度＞6mg/L，温度45～65℃，最短时间28～75分钟		灭菌前物品应充分干燥
煮沸法	一般灭菌法	水煮沸至100℃，持续15～20分钟可杀灭一般细菌；持续1小时可杀灭芽孢	金属器械、玻璃制品及橡胶类物品灭菌	简单易行，效果肯定
	压力锅灭菌法	蒸汽压力达127.5kPa，最高温度达124℃，持续10分钟		
药液浸泡法		2%中性戊二醛作为浸泡液，30分钟消毒，10小时灭菌	锐利手术器械、内镜等消毒	—
干热灭菌法		温度达160℃，最短灭菌时间2小时；温度达170℃，1小时灭菌；温度达180℃，30分钟灭菌	耐热、不耐湿，蒸汽或气体不能穿透的物品灭菌，如玻璃、粉剂、油剂	—

续表

方法	条件	适用范围	特点
电离辐射法	常用^{60}Co 释放的 γ 射线，或加速器产生的电子射线	无菌医疗耗材（如一次性注射器、丝线）和某些药品灭菌	属于工业化灭菌法

三、手术中的无菌原则

1. 手术人员穿无菌手术衣和戴无菌手套之后，个人的无菌空间为肩部以下、腰部以上的身前区（至腋中线）、双侧手臂。

2. 不可在手术人员的背后传递手术器械或物品。

3. 手术过程中，同侧手术人员如需调换位置，一人应先退一步，背对背地转身到达另一位置，以防触及对方背部非无菌区。

四、手术室的管理

1. 现代化的层流手术室采用空气洁净技术对微生物污染采取程度不同的处理。手术过程中尽量减少手术间的开门次数，严禁开门进行手术。手术室的工作区域，应当每 24 小时清洁消毒一次。

2. 一天内同一手术间有多个手术，安排时要遵循先做无菌手术后做污染手术的原则。乙型肝炎、梅毒、艾滋病等特殊传染病患者手术应安排在无传染病患者之后。

3. 特殊感染的消毒

（1）气性坏疽、铜绿假单胞菌感染者术后，用 40% 甲醛加高锰酸钾熏蒸（每 100m^3 用 40% 甲醛 200ml 加高锰酸钾 100g）。

（2）乙型肝炎、铜绿假单胞菌感染、开放性结核患者，所用手术器械先在 2000mg/L 有效氯溶液中浸泡 60 分钟，然后清洗、高压蒸汽灭菌。

（3）引流物及引流瓶用 2000mg/L 有效氯溶液浸泡 60 分钟后倒入指定容器，由医院统一处理。用过的敷料打包后集中送洗衣房专缸处理。

第二节　水、电解质代谢紊乱和酸碱平衡失调

一、水、电解质平衡

1. 水平衡（见图 5 - 2 - 1）　成人每天需水量为 35～45ml/（kg·d）。

2. 电解质平衡　①主要电解质的生理需要量：NaCl 为 4.5g/d，KCl 为 3～4g/d。②静脉补充的 NaCl 和 KCl 阴、阳离子是等摩尔数的，长期依赖静脉维持水电平衡的患者应注意避免发生高氯血症。

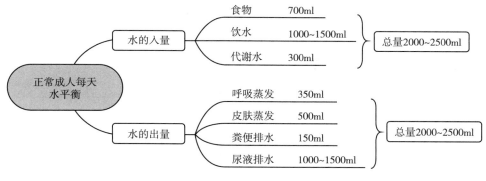

图 5 - 2 - 1　水平衡

二、脱水

1. 常见病因　①长期不能进食。②消化液的急性丧失，如大量呕吐、肠外瘘、肠梗阻、长期胃肠减压引流。③感染区体液丧失，如烧伤、腹腔感染。④其他病因，如高热大量出汗等。

2. 脱水类型（表 5 - 2 - 1）

表 5 - 2 - 1　脱水类型

鉴别要点	低渗性脱水	等渗性脱水	高渗性脱水
特征	失水<失盐	失水≈失盐	失水>失盐
常见原因	①继发于等渗性脱水。②大创面慢性渗液	①消化液急性丢失。②体液进入第三间隙。③肾脏失盐过多	①补水不足。②失水过多
血浆渗透压	<290mOsm/L	290~310mOsm/L	>310mOsm/L
血清 Na^+	<135mmol/L	135~150mmol/L	>150mmol/L
体液改变	细胞外液和血容量减少为主，细胞内液减少不明显	细胞外液和血容量减少，最后细胞内液减少	细胞外液和血容量减少不明显，细胞内液减少为主
实验室检查	红细胞、血红蛋白、血细胞比容（HCT）及血尿素氮增高，血清 Na^+ 降低；尿比重降低，尿 Na^+、Cl^- 减少	血液浓缩，红细胞、血红蛋白和血细胞比容明显增高，血清 Na^+、Cl^- 正常，酸碱失衡可能	红细胞、血红蛋白、血细胞比容轻度增高，血清 Na^+ 升高，尿比重升高

3. 脱水表现（表 5 - 2 - 2）

表 5 - 2 - 2　脱水表现

分度	低渗性脱水	等渗性脱水	高渗性脱水
轻度	缺钠	尿少	缺水
中度	缺钠、低容量	厌食、恶心	明显缺水
重度	缺钠、休克、脑水肿	脉细速、脉压小，甚至休克	严重缺水、细胞功能障碍，甚至休克

4. 治疗

（1）补液原则（表5-2-3）

表5-2-3 脱水的补液原则

项目	低渗性脱水	等渗性脱水	高渗性脱水
原则	补盐为主	补水、补盐	补水为主
计算	按临床程度估算	$\Delta HCT/HCT \times$ 体重 $\times 0.25$	$\Delta Na^+/Na^+ \times$ 体重 $\times 4$
急救措施	5%氯化钠200~300ml+胶体液	平衡液3000ml	5%葡萄糖2000ml+等渗盐水

（2）补液量：第一个24小时补液量=生理需要量+继续损失量（如呕吐量、引流量等）+累计损失量（根据脱水程度计算）的1/2。体液额外损失的原因如下。

1）消化液的丢失是外科患者额外损失的主要原因。每天摄入700g食物和1300ml水时，消化腺大致分泌8000ml消化液，包括唾液1500ml、胃液2000ml、胆汁700ml、胰液800ml、肠液3000ml。

2）腹腔或伤口的大量引流、烧伤创面的渗出等。

3）体温每升高1℃，增加不显性失水3~5ml/（kg·d），明显出汗湿透衬衣裤约失水1000ml，气管切开患者呼吸失水量是正常时的2~3倍。

（3）处理低钠血症：需补充钠量（mmol）=［血钠正常值（mmol/L）-血钠测得值（mmol/L）］×体重（kg）×0.6（女性为0.5）。1g NaCl=17mmol Na$^+$。计算的累积损失量分2~3天补足。注意补钠速度和浓度，避免造成神经系统脱髓鞘性改变。

（4）补钾治疗：脱水治疗时应注意预防低钾血症。

1）补钾公式：需补充KCl（g）=（期望值-实测值）×体重（kg）×2%。1g KCl=13.4mmol K$^+$。常用KCl浓度为10%，每支10ml，即含KCl 1g。

2）注意事项：①见尿补钾，尿量>40ml/h再补钾。②静脉滴注浓度<0.3%，不能静脉注射。③静脉滴注速度<1.5g/h。④每天补钾量不超过15g，可以口服补钾。

三、酸碱平衡失调

1. 概述

（1）人体酸碱平衡与呼吸/代谢状态和肺、肾功能有关。

（2）机体新陈代谢可产生两种酸。糖和脂肪的终末代谢产物为CO_2（即可挥发酸），经肺排出。氨基酸代谢，以及脂肪、碳水化合物的中间代谢产物所形成的磷酸、硫酸、乳酸、酮体等经肾脏排泄，为固定酸。

2. 酸碱平衡紊乱评价指标

（1）pH、HCO_3^-、$PaCO_2$

1）pH<7.35为酸血症；pH>7.45为碱血症；pH在正常范围（7.35~7.45），可表示无酸碱失衡、代偿性酸碱失衡、混合性酸碱失衡，需要结合病情和血气分析结果（PCO_2、HCO_3^-和阴离子隙）判断。

2）根据Henderson-Hasselbalch公式判断血气分析数值的内在一致性。［H^+］=24×

（$PaCO_2$）/［HCO_3^-］，如果 pH 和［H^+］数值不一致，该血气结果可能是错误的。

3）酸碱失衡判定（表 5 - 2 - 4）呼吸性酸碱失衡时，pH 和 $PaCO_2$ 改变方向相反；代谢性酸碱失衡时，pH 和 $PaCO_2$ 改变方向相同。

表 5 - 2 - 4　酸碱失衡的判定

类型	酸中毒	碱中毒
呼吸性	pH↓、$PaCO_2$↑	pH↑、$PaCO_2$↓
代谢性	pH↓、$PaCO_2$↓	pH↑、$PaCO_2$↑

（2）阴离子隙（AG）：AG =［Na^+］-［Cl^-］-［HCO_3^-］。正常 AG 的上限为16mmol/L。AG 对判断代谢性酸中毒具有重要意义。

1）代谢性酸中毒：①AG 升高，提示患者体内存在酸的堆积，如酮体（糖尿病酮症酸中毒）、乳酸（乳酸酸中毒）、磷酸根和硫酸根（肾衰竭），为高 AG 代谢性酸中毒。②AG 正常，原因是丢失 HCO_3^- 增加或 HCl 增加，为正常 AG 代谢性酸中毒。两种类型的代谢性酸中毒可合并存在。

2）高 AG 代谢性酸中毒合并其他代谢性酸碱失衡：ΔAG = 测得 AG - 正常 AG，预计［HCO_3^-］= 24ΔAG。①不存在其他代谢性酸碱失衡，则预计［HCO_3^-］和测得［HCO_3^-］相当，误差在 ±3mmol/L。②预计［HCO_3^-］> 测得［HCO_3^-］，则合并代谢性碱中毒。③预计［HCO_3^-］< 测得［HCO_3^-］，则合并正常 AG 代谢性酸中毒。

3）高 AG 代谢性酸中毒的治疗：①病因是中间代谢产物的堆积，如酮体、乳酸等，治疗原则为纠正原发病所致的代谢紊乱，如酮症酸中毒补充胰岛素，休克所致的乳酸酸中毒需要进行液体复苏。补碱适应证为pH < 7.1，补充碱（mmol）=（正常［HCO_3^-］-测定［HCO_3^-］）×体重（kg）×0.2。②病因是终末代谢产物的堆积，如尿毒症，则需要透析或临时补充碳酸氢钠。

3. 单纯型酸碱平衡紊乱

（1）代谢性酸中毒和代谢性碱中毒（表 5 - 2 - 5）

表 5 - 2 - 5　代谢性酸中毒和代谢性碱中毒

项目	代谢性酸中毒（简称"代酸"）	代谢性碱中毒（简称"代碱"）
病因	①酸性物质产生过多，如乳酸性酸中毒（休克、剧烈运动组织缺氧）、酮症酸中毒（糖尿病酸中毒、长期不进食）、过量供给（长期服用氯化铵、盐酸精氨酸）。②碱性物质丢失过多，如腹泻、肠瘘。③肾功能不全	①碱性物质摄入过多（长期服用碳酸氢钠片、大量输入库存血）。②酸性物质丢失过多（幽门梗阻、长期胃肠减压）。③缺钾。④利尿药（呋塞米、依他尼酸）
临床表现	典型表现为呼吸深快（Kussmaul 呼吸）、呼出酮味，可有疲乏、嗜睡、腹泻、恶心、面颊潮红、心率加快、腱反射减弱、昏迷等	重症可有呼吸浅慢，或神经精神症状（精神错乱、谵妄等）
pH	↓	↑
HCO_3^-	↓	↑

续表

项目	代谢性酸中毒（简称"代酸"）	代谢性碱中毒（简称"代碱"）
治疗	①病因治疗（首要）。②HCO_3^-为 16～18mmol/L，无须补碱。③HCO_3^-＜10mmol/L，应输液和补碱（常用5%碳酸氢钠溶液）	①治疗原发病。②丧失胃液所致代碱可输等渗盐水或葡萄糖盐水。③严重碱中毒（血浆HCO_3^- 45～50mmol/L，pH＞7.65）可给予稀盐酸溶液。④纠正碱中毒不宜过快

（2）呼吸性酸中毒和呼吸性碱中毒（表5-2-6）

表5-2-6　呼吸性酸中毒和呼吸性碱中毒

项目	呼吸性酸中毒（简称"呼酸"）	呼吸性碱中毒（简称"呼碱"）
病因	①CO_2排出障碍（颅脑损伤、脑血管意外、喉头痉挛、异物堵塞气管、支气管哮喘、呼吸肌麻痹等）。②通气障碍（心源性肺水肿、严重肺炎、肺纤维化等）。③环境中CO_2浓度过高，吸入CO_2过多	①中枢神经系统疾病、癔症发作、中枢兴奋药、高热、甲状腺功能亢进症、疼痛、创伤等导致过度通气。②环境氧分压低等引起低氧血症，可刺激呼吸运动加强
临床表现	胸闷、呼吸困难、躁动不安、头痛、发绀、谵妄、昏迷等	呼吸急促、眩晕、手足口周麻木感、肌震颤等
pH	↓	↑
$PaCO_2$	↑	↓
治疗	治疗原发病，改善通气，纠正缺氧，慢性呼酸很难治愈	治疗原发病。急性患者可用纸袋罩住口鼻、增加呼吸道无效腔。呼吸机使用不当而发病者，调节呼吸频率及潮气量

第三节　输　　血

一、输血的适应证和注意事项

1. 适应证

（1）大量失血：主要是补充血容量。不同失血情况的输血原则见表5-3-1。

表5-3-1　不同失血情况的输血原则

失血量	输血原则
一次低于总血容量10%（500ml）	无须输血
达总血容量10%～20%（500～1000ml）	可输入适量晶体液、胶体液或少量血浆代用品
达总血容量20%～30%	输入晶体液、胶体液，适当输入浓缩红细胞（CRBC）
超过总血容量30%	可输全血与CRBC各半，再配合晶体和胶体液及血浆

（2）贫血或低蛋白血症：输注 CRBC 纠正贫血，补充血浆或白蛋白治疗低蛋白血症。血红蛋白（Hb）>100g/L 不需要输血；Hb<70g/L 可输入浓缩红细胞；Hb 70~100g/L 时，根据患者情况决定是否输血。

（3）重症感染：当中性粒细胞低下和抗生素治疗效果不佳时，可考虑输入浓缩粒细胞。

（4）凝血异常：根据引起凝血异常的原因补充相关血液成分。血小板（PLT）输注指征：PLT>100×10^9/L，可不输；PLT<50×10^9/L，考虑输入；PLT 在（$50 \sim 100$）$\times 10^9$/L，根据是否有自发性出血或伤口渗血决定；术中出现不可控渗血，确定血小板功能低下，输血小板不受上述限制。

2. 注意事项 ①输血前核对患者和供血者姓名、血型和交叉配血单，检查血袋等。②输血时、输血完毕后严密观察患者情况。③输血后血袋保留 1 天。

二、输血的不良反应及其防治

1. 发热反应、过敏反应与溶血反应(最严重)（表5-3-2）

表5-3-2 发热反应、过敏反应与溶血反应

项目	发热反应	过敏反应	溶血反应
原因	①免疫反应。②致热原	①过敏体质。②多次输注血浆制品产生抗体	①ABO 血型不合。②血液贮存、运输不当等。③自身免疫性贫血
表现	多发生于输血开始后15分钟至2小时，畏寒、寒战、高热，伴头痛、出汗、恶心、呕吐及皮肤潮红，血压多无变化	皮肤局限性或全身性瘙痒或荨麻疹；严重者可出现支气管痉挛、血管神经性水肿、会厌水肿，甚至过敏性休克乃至昏迷、死亡	急性溶血反应常见畏寒、发热、黄疸、尿酱油样或浓茶样，可有昏迷、休克、DIC、心肾衰竭。全麻状态者仅见伤口渗血不止和低血压
治疗	①立即减慢输血速度，严重者停止输血。②出现发热时，服用阿司匹林；严重者给予物理降温及糖皮质激素。③伴寒战者，可肌内注射异丙嗪或哌替啶	①中止输血，可口服抗组胺药。②严重者停止输血，肌内注射肾上腺素和/或静脉滴注糖皮质激素。③合并呼吸困难者，应气管插管或切开	①停止输血。②抗休克。③保护肾功能。④DIC 明显时，应用肝素。⑤血浆交换
预防	①输血器具严格消毒、控制致热原。②正确选择血液制品	①有过敏史者，输血前半小时口服抗过敏药。②IgA 水平低下或 IgA 抗体阳性者，输注不含 IgA 的血液制品。③有过敏史者不宜献血。④献血前禁食4小时	①输血前严格核对。②严格按规程操作。③同型输血

2. 细菌污染反应与循环超负荷（表5-3-3）

表5-3-3 细菌污染反应与循环超负荷

项目	细菌污染反应	循环超负荷
原因	采血、贮存环节存在无菌技术漏洞	①输血速度快。②心功能不全。③肺功能减退或低蛋白血症
治疗	①终止输血，并取血行涂片染色细菌检查及细菌培养检查。②抗感染、抗休克	①停止输血。②吸氧。③改善循环负荷
预防	①严格执行无菌制度。②定期检查血液	对心功能低下者，控制输血速度及输血量

3. 输血相关的急性肺损伤 预防措施是禁用多次妊娠供血者的血浆作为血液制品。

4. 输血相关性移植物抗宿主病 预防措施是经 γ 射线辐照等方法去除免疫活性淋巴细胞。

5. 疾病传播 输血可传播病毒和细菌性疾病，多见输血后肝炎和疟疾。预防措施：①掌握输血适应证。②献血者体检。③生产血制品时，有效灭活病毒。④自体输血。

6. 免疫抑制 同输血的量和成分有关。

7. 大量输血的影响 大量输血后（24 小时内用库存血细胞置换患者全部血容量或数小时内输入血量超过 4000ml），可出现低体温（因输入大量冷藏血）、碱中毒（枸橼酸钠在肝转化成碳酸氢钠）、低钙血症（输入大量含枸橼酸钠的血制品）、高钾血症（一次输入大量库存血所致）、凝血异常（凝血因子被稀释和低体温）。

三、自体输血

1. 常用方法

（1）回收式自体输血：主要适用于外伤性脾破裂、异位妊娠破裂等造成的腹腔内出血，大血管、心内直视手术及门静脉高压症等手术时的失血回输和术后 6 小时内所引流血液的回输等。

（2）预存式自体输血：适用于择期手术患者估计术中出血量较大需要输血者。

（3）稀释式自体输血：手术中失血量超过 300ml 时可开始回输自体血，应先输最后采的血液。

2. 禁忌证 ①血液已受胃肠道内容物、消化液或尿液等污染者。②血液可能受肿瘤细胞污染者。③肝、肾功能不全患者。④已有严重贫血者，不宜术前采血或血液稀释法作自体输血。⑤有脓毒症或菌血症者。⑥胸、腹腔开放性损伤超过 4 小时或血液在体腔中存留过久者。

四、血液成分制品

1. 血细胞成分

（1）红细胞制品（表 5-3-4）

表 5-3-4　红细胞制品

品名	特点	适应证
浓缩红细胞	每袋含 200ml 全血中的全部红细胞，总量 110～120ml，HCT 70%～80%	各种急性失血，慢性贫血及心功能不全者输血
洗涤红细胞	200ml 中含红细胞 170～190ml，内含少量血浆、无功能白细胞及血小板，去除了肝炎病毒和抗 A、B 抗体	对白细胞凝集素有发热反应者及肾功能不全不能耐受库存血中高钾者
冷冻红细胞	200ml 中含红细胞 170～190ml，不含血浆，在含甘油媒介中 -80℃ 或更低温度可保存 3 年，或更长时间，有利于稀有血型的保存	①同洗涤红细胞。②自身红细胞的储存
去白细胞的红细胞	200ml 全血中含（1.0～1.5）×10⁹ 的白细胞，去除 90% 白细胞后，残留的白细胞数为 2×10⁶ 左右，可减少 HLA 抗原的同种免疫反应	①多次输血后产生白细胞抗体者。②预期需要长期或反复输血者

（2）白细胞制剂：主要有浓缩白细胞。

（3）血小板制剂：用于再生障碍性贫血、血小板低下、大量输库存血或体外循环手术后血小板锐减的患者。

2. 血浆成分

（1）新鲜冷冻血浆（FFP）和冷冻血浆（FP）：两种血浆的主要区别是 FP 中Ⅷ因子和Ⅴ因子及部分纤维蛋白原的含量较 FFP 低，均适用于多种凝血因子缺乏症、肝胆疾病引起的凝血障碍和大量输库存血后的出血倾向。

（2）冷沉淀：用于血友病甲、先天或获得性纤维蛋白原缺乏症等。

3. 血浆蛋白成分

（1）白蛋白制剂：常用20%的浓缩白蛋白液，适用于治疗营养不良性水肿，肝硬化或其他原因所致的低蛋白血症。稀释成5%溶液时，可用来补充血容量。

（2）免疫球蛋白：①肌内注射免疫球蛋白多用于预防病毒性肝炎等传染病。②静脉注射丙种球蛋白用于低球蛋白血症引起的重症感染。

（3）浓缩凝血因子：用于治疗血友病及各种凝血因子缺乏症。

五、血浆代用品

1. 右旋糖酐　6%右旋糖酐等渗盐溶液是常用的多糖类血浆代用品。中分子量右旋糖酐常用于低血容量性休克、输血准备阶段以代替血浆。

2. 羟乙基淀粉（HES）代血浆　主要用于急性失血导致的低血容量纠正，使用时间不超过24小时。

3. 明胶类代血浆　含4%琥珀酰明胶的血浆代用品能有效增加血容量，并改善心输出量和外周组织灌注。

第四节　外科休克

一、概述

1. 定义　休克是机体有效循环血容量减少、组织灌注不足，细胞代谢紊乱和功能受损的病理过程。

2. 分类　休克分为低血容量性、感染性、心源性、神经源性和过敏性休克。

3. 病理生理　有效循环血容量锐减及组织灌注不足，以及产生炎症介质是各类休克共同的病理生理基础。休克的微循环变化见表5－4－1。

表5－4－1　休克的微循环变化

项目	微循环收缩期	微循环扩张期	微循环衰竭期
微循环变化	全身小血管收缩，毛细血管前阻力血管收缩明显，动静脉短路开放	毛细血管前括约肌舒张，后括约肌仍收缩，血液滞留毛细血管网内	微血管发生麻痹性扩张，毛细血管大量开放，可有微血栓形成

续表

项目	微循环收缩期	微循环扩张期	微循环衰竭期
组织灌流状态	少灌少流，灌少于流，组织呈缺血缺氧状态	灌而少流，灌大于流，组织呈淤血性缺氧状态	血流停止，不灌不流

4. 临床表现

（1）休克代偿期：呈轻度休克。①神志清楚，伴有痛苦表情，精神紧张、兴奋或烦躁不安；口渴；皮肤黏膜可见苍白、温度正常或发凉。②脉搏 <100 次/分，尚有力，收缩压正常或稍高，舒张压增高，脉压缩小，体表血管正常。③尿量正常或开始减少。

（2）休克失代偿期

1）中度休克：①神志尚清楚，表情淡漠；口渴加重；皮肤黏膜苍白、发冷。②脉搏 100 ~ 200 次/分，收缩压 70 ~ 90mmHg，脉压缩小，表浅静脉塌陷，毛细血管充盈迟缓。③尿量减少。

2）重度休克：①意识模糊，甚至昏迷；极度口渴，但可无主诉；皮肤黏膜显著苍白、肢端青紫，四肢厥冷。②脉搏速而细弱，或摸不清，收缩压在 70mmHg 以下或测不到，毛细血管充盈非常迟缓，表浅静脉塌陷。③尿量减少或无尿。

5. 休克时常见的器官功能障碍（表 5 - 4 - 2）

表 5 - 4 - 2　休克时常见的器官功能障碍

脏器	休克时常见的器官功能障碍
肺	急性呼吸窘迫综合征（ARDS）
脑	脑水肿、颅内压增高、意识障碍，严重者可发生脑疝、昏迷
心	缺血损伤心肌，心肌局灶性坏死
胃肠道	胃应激性溃疡、肠源性感染
肝	肝损害
肾	急性肾损伤

6. 休克的监测

（1）一般监测：包括精神状态，皮肤温度、色泽，血压，脉率，尿量。

1）血压：收缩压 <90mmHg 或较基础血压下降 40mmHg，脉压 <20mmHg 提示存在休克。

2）脉率：脉率变化多出现在血压变化之前。常用脉率/收缩压计算休克指数，帮助判定休克的有无及轻重。休克指数 0.5 多提示无休克；1.0 ~ 1.5 提示有休克；>2.0 为严重休克。

（2）特殊监测：包括中心静脉压（CVP）、动脉血气分析、动脉血乳酸盐测定、DIC 的检测、应用 Swan - Ganz 漂浮导管测心输出量等。CVP 可反映全身血容量与右心功能之间的关系，正常值为 5 ~ 10cmH$_2$O。监测 CVP 的意义见表 5 - 4 - 3。

表 5 - 4 - 3　监测 CVP 的意义

CVP 测定值	意义
$<5cmH_2O$	提示血容量不足
$>15cmH_2O$	提示心功能不全、静脉血管床过度收缩或肺循环阻力增高
$>20cmH_2O$	存在充血性心力衰竭

7. 治疗　①紧急治疗。②补充血容量。③处理原发病。④纠正酸碱平衡失调。⑤应用血管活性药物。⑥治疗 DIC，改善微循环。⑦应用皮质类固醇和其他药物。

二、低血容量性休克

1. 失血性休克

（1）病因：失血性休克多见于大血管破裂，腹部损伤引起的肝、脾破裂，胃、十二指肠出血，门静脉高压症所致的食管、胃底曲张静脉破裂出血等。

（2）治疗

1）补充血容量：临床常以血压结合 CVP 测定指导补液，中心静脉压与补液的关系见表 5 - 4 - 4。

表 5 - 4 - 4　中心静脉压与补液的关系

中心静脉压	血压	原因	处理原则
↓	↓	血容量严重不足	充分补液
↓	N	血容量不足	适当补液
↑	↓	心功能不全或血容量相对过多	给强心药物，纠正酸中毒，舒张血管
↑	N	容量血管过度收缩	舒张血管
N	↓	心功能不全或血容量不足	补液试验

注：N，正常；高，↑；低，↓。

2）止血：补充血容量同时，如仍有出血，则难以维持血容量稳定，休克也不易纠正。若患者对初始的充分补液反应较差，很可能仍有活动性出血，应尽快查明，及时处理。

2. 创伤性休克　见于严重外伤，常发生多器官衰竭。治疗：①控制出血、扩容、纠正组织缺氧、及时处理损伤的软组织等。②适当给予镇痛、镇静剂。③临时固定受伤部位。④紧急处理危及生命的创伤。

三、感染性休克

1. 病因和发病机制

（1）感染性休克常继发于革兰阴性菌为主的感染，如急性腹膜炎、胆道感染、绞窄性肠梗阻及泌尿系统感染等，也称为内毒素性休克。

（2）革兰阴性菌内毒素与体内补体、抗体或其他成分结合，刺激交感神经引起血管痉挛，损伤血管内皮细胞，促使组胺、激肽、前列腺素及溶酶体酶等炎症介质释放，引起全身炎症反应综合征（SIRS），最终导致微循环障碍、代谢紊乱及器官功能不全。

（3）SIRS 的诊断标准：①体温 >38℃ 或 <36℃。②心率 >90 次/分。③呼吸急促 >20 次/分或过度通气，$PaCO_2 < 35mmHg$。④白细胞计数 $> 12 \times 10^9/L$ 或 $< 4 \times 10^9/L$，或未成熟白细胞 >10%。

2. 类型（表 5 - 4 - 5）

表 5 - 4 - 5　感染性休克的类型

项目	高动力型休克	低动力型休克
又称	高排低阻型休克、暖休克	低排高阻型休克、冷休克
病理生理	外周血管扩张、阻力降低，心输出量正常或增高，血流分布异常、动静脉短路开放增加，细胞代谢障碍、能量生成不足	外周血管收缩，微循环淤滞，大量毛细血管渗出，血容量、心输出量减少
临床表现	清醒，皮肤淡红或潮红、温暖干燥	躁动、淡漠或嗜睡，皮肤苍白发绀、湿冷或出冷汗
脉搏	慢、搏动清楚	细速
脉压/mmHg	>30	<30
尿量/ml·h⁻¹	>30	<25
毛细血管充盈时间	1~2 秒	延长

3. 治疗　原则是抗休克和抗感染同时进行。

（1）补充血容量：以输注平衡盐溶液为主，配合适当的胶体液、血浆或全血，恢复足够的循环血量。

（2）控制感染：应用抗菌药物和处理原发感染灶。

（3）纠正酸碱平衡失调：感染性休克患者常伴严重酸中毒，需及时纠正。

（4）应用心血管活性药物：经补充血容量、纠正酸中毒而休克未见好转时，应采用血管扩张药物。改善心功能可给予强心苷（毛花苷 C）、β 受体激动药多巴酚丁胺。

（5）激素治疗：早期、大量应用糖皮质激素，可缓解 SIRS，维持不宜超过 48 小时。

（6）其他治疗：营养支持，对 DIC、重要器官功能障碍的处理等。

第五节　多器官功能障碍

一、概述

1. 定义　多器官功能障碍（MODS）是指机体遭受严重感染、创伤、休克等严重损伤或危重疾病后，短时间内同时或相继出现 2 个或 2 个以上脏器功能障碍以致衰竭的综合征。

2. 病因

（1）组织损伤：严重创伤、大手术、大面积深部烧伤等。

（2）感染：脓毒血症、腹腔脓肿、急性坏死性胰腺炎、肺部感染等。

（3）心脏、呼吸骤停：各脏器缺血、缺氧，复苏后引起"再灌注"损伤。

（4）诊疗失误：高浓度吸氧、大剂量使用去甲肾上腺素等药物、术后补液过多过快引起心肺负荷过大等。

3. 诱因　①复苏不充分或延迟复苏。②营养不良。③持续存在感染灶。④持续存在炎症病灶。⑤基础脏器功能失常。⑥手术意外事故。⑦糖尿病等。

4. 发病机制

（1）炎症反应学说：①全身炎症反应综合征（SIRS）。②代偿性抗炎症反应综合征（CARS）。

（2）缺血再灌注和自由基学说。

（3）肠道动力学说。

（4）二次打击学说。

二、临床表现（图 5 – 5 – 1）

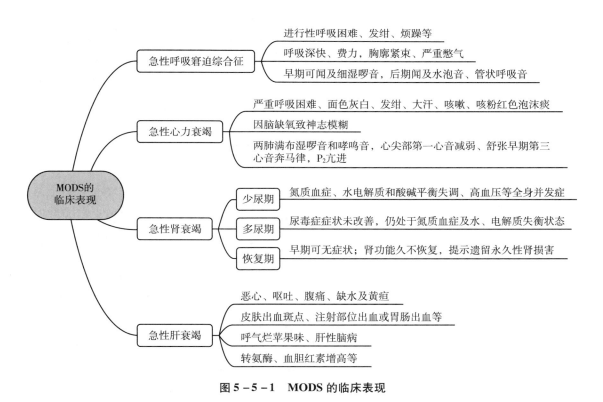

图 5 – 5 – 1　MODS 的临床表现

三、治疗

1. 控制原发病　控制感染、液体复苏。

2. 改善氧代谢，纠正组织缺氧 呼吸支持、改善心功能、肾衰竭防治等。

3. 代谢支持和调理 纠正水、电解质和酸碱失调。

4. 免疫调节治疗。

5. 控制血糖。

第六节 创 伤

一、概述

1. 分类

（1）闭合伤：挫伤、挤压伤、扭伤、震荡伤等。

（2）开放伤：擦伤、撕裂伤、切割伤、砍伤、刺伤等。

2. 病理生理（图5-6-1）

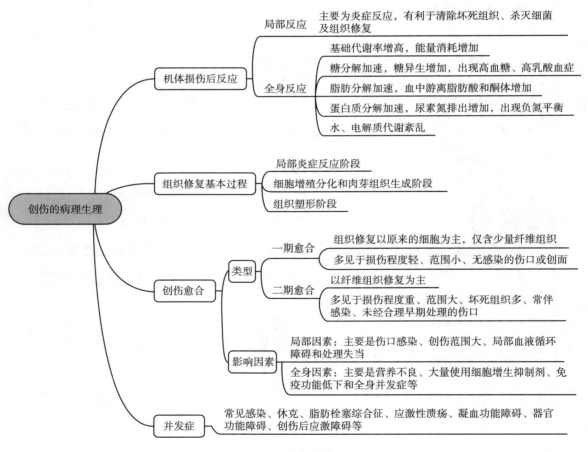

图5-6-1 创伤的病理生理

二、治疗

1. 急救

（1）复苏：①心脏按压及人工呼吸。②面罩及手法加压给氧或气管插管。③电除颤等。

（2）通气：解除呼吸道阻塞，维持通畅。常用方法：①手指掏出口腔内阻塞物。②抬起下颌。③环甲膜穿刺或切开。④气管插管。⑤气管切开。

（3）止血

1）指压法：属于应急措施，因四肢动脉有侧支循环，故效果有限，且难以持久。

2）加压包扎法：最为常用。一般小动脉和静脉损伤出血均可用此法止血。

3）填塞法：用于肌肉、骨端等渗血。

4）止血带法：用于四肢伤大出血，且加压包扎无法止血的情况。止血带位置应靠近伤口的最近端。注意事项：①不必缚扎过紧，以能止住出血为度。②每隔 1 小时放松 1～2 分钟，使用时间一般不应超过 4 小时。③上止血带的伤员必须有显著标志，并注明启用时间，优先后送。

（4）包扎：目的是保护伤口、减少污染、压迫止血、固定骨折、关节和敷料并止痛。常用材料是绷带、三角巾和四头带。

（5）固定：骨关节损伤时必须固定制动，以减轻疼痛，避免骨折端损伤血管和神经。

（6）搬运：脊柱损伤者，搬运时必须保持伤处稳定，切勿弯曲或扭动，以免加重损伤。搬运昏迷伤员时，应将头偏向一侧，或采用半卧位或侧卧位以保持呼吸道通畅。

2. 进一步救治　①判断伤情。②呼吸支持。③循环支持。④镇静止痛和心理治疗。⑤防治感染。⑥密切观察。⑦支持治疗。

3. 急救程序　①把握生命体征，迅速评估伤情。②对生命体征变化反应迅速。③重点询问病史，分析受伤情况，仔细体格检查。④实施诊断性穿刺或安排必要辅助检查。⑤进行确定性治疗。

4. 闭合性创伤的治疗　常用物理疗法，如伤后初期局部可用冷敷，12 小时后改用热敷或红外线治疗，或包扎制动，可服用云南白药等。少数挫伤后有血肿形成时，可加压包扎。由强大暴力所致挫伤，须检查深部组织器官有无损伤。

5. 开放性创伤的处理

（1）一般伤口处理：开放性伤口常有污染，应行清创术，将污染伤口变成清洁伤口，为组织愈合创造良好条件。清创时间越早越好。

1）伤后 6～8 小时内清创一般可达到一期愈合。

2）伤口污染较重或处理时间已超过伤后 8～12 小时，但尚未发生明显的感染，皮肤的缝线暂不结扎，伤口内留置盐水纱条引流。24～48 小时后伤口仍无明显感染者，可将缝线结扎使创缘对合。

（2）感染伤口处理：用等渗盐水或呋喃西林等药液纱布条敷在伤口内，引流脓液促使肉芽组织生长。

第七节　外科感染

一、概论

1. 定义　感染是指病原体入侵机体引起的局部或全身炎症反应。

2. 分类

（1）按病原种类和病变性质分类

1）非特异性感染（化脓性感染）：如疖、痈、丹毒、急性乳腺炎、急性阑尾炎等。常见致病菌有金黄色葡萄球菌、大肠埃希菌、铜绿假单胞菌、链球菌等。

2）特异性感染：如结核、破伤风、气性坏疽、念珠菌病等。

（2）按病程长短分类：①急性感染（3周之内）。②亚急性感染（3周~2个月）。③慢性感染（超过2个月）。

（3）按发生条件分类：条件性（机会性）感染、二重感染（菌群交替）、医院内感染等。

3. 处理　关键在于控制感染源和应用抗菌药物。去除感染灶、通畅引流是外科治疗的基本原则。抗菌药物不能取代引流等外科处理。

二、浅部组织细菌性感染

1. 毛囊的炎症类别　毛囊开口于表面皮肤，在摩擦、外伤的条件下易于感染形成毛囊炎，可按发生部位分为浅表毛囊炎与深部毛囊炎。

（1）浅表毛囊炎：包括细菌性毛囊炎，毛囊性脓疱疹，须部假性毛囊炎，真菌（皮肤癣菌、念珠菌、马拉色菌）感染，寻常痤疮，理化因素、药物引起的痤疮。

（2）深部毛囊炎：包括疖、痈、须疮、囊肿型寻常痤疮、聚合性痤疮、革兰阴性菌毛囊炎、假单胞菌性毛囊炎、真菌感染。

2. 疖、痈和急性蜂窝织炎（表5-7-1）　颜面部疖痈位于鼻、上唇及周围"危险三角区"，称为面疖和唇痈，临床症状明显、病情严重。处理不当时，病原菌可经内眦静脉、眼静脉进入颅内海绵状静脉窦，引起颅内化脓性海绵状静脉窦炎，出现颜面部进行性肿胀、寒战、高热、头痛、呕吐、昏迷甚至死亡。

表5-7-1　疖、痈和急性蜂窝织炎

类别	疖	痈	急性蜂窝织炎
定义	是单个毛囊及其周围组织的急性化脓性感染，颈项、头面、背部好发	是邻近多个相邻毛囊及其周围组织的急性化脓性感染，也可由多个疖融合而成，项背部多见，好发于中老年人，糖尿病患者多见	是皮下、筋膜下、肌间隙或深部疏松结缔组织的急性弥漫性化脓性感染
致病菌	多为金黄色葡萄球菌	以金黄色葡萄球菌为主	主要是溶血性链球菌，其次为金黄色葡萄球菌等

续表

类别	疖	痈	急性蜂窝织炎
临床表现	局部皮肤红肿痛小硬结，范围约2cm→肿痛扩大，硬结中央坏死、软化，黄白色脓栓，有波动感→脓栓脱落、破溃	小片皮肤硬肿、色暗红，数个脓点，畏寒发热、全身不适→肿胀增大，浸润性水肿，引流区域淋巴结肿大，全身症状加重→破溃流脓，蜂窝状疮口	一般性皮下蜂窝织炎，患处红肿热痛，炎症沿皮下迅速扩散，肿胀，表皮发红、指压后可稍褪色，红肿边界不清，邻近淋巴结常肿痛
治疗	①红肿阶段可热敷、理疗；有脓点或波动感时，将脓栓剔出，禁忌挤压。②应用青霉素	①红肿时硫酸镁湿敷，鱼石脂软膏、金黄散敷贴。②脓点多、表面紫褐色或破溃流脓时，静脉麻醉下行"＋"或"＋＋"形切口引流，切口线应超出病变边缘，深达筋膜，清除化脓、失活组织，填塞生理盐水纱条，干纱布绷带包扎。③应用青霉素	①应用青霉素，疑有厌氧菌感染时加用甲硝唑。②早期50%硫酸镁湿敷。③形成脓肿时切开引流。④口底及颌下急性蜂窝织炎及早切开减压，以防喉头水肿、压迫气管

3. 丹毒和脓肿（表5−7−2）

表5−7−2　丹毒和脓肿

类别	丹毒	脓肿
定义	是皮肤及其浅层淋巴管网的感染	是急性感染后在组织内由病变组织坏死液化形成局限性包裹的脓液组成，有完整脓壁与周围组织分隔
致病菌	主要是乙型溶血性链球菌	多为金黄色葡萄球菌
特点	好发于下肢，呈片状皮肤红疹，色鲜红，中间稍淡，境界较清楚	初起局部红肿热痛，皮损中央可有脓头，肿块有波动感，穿刺有脓
治疗	①卧床休息，抬高患肢。②局部硫酸镁湿敷。③全身应用抗菌药物	①早期热敷，外涂鱼石脂等，应用抗生素。②脓肿形成后及时切开引流

三、破伤风

1. 病因　破伤风是由破伤风梭菌引起的特异性感染，常和创伤相关联。

2. 病理生理　在缺氧环境中，破伤风梭菌的芽孢发育为增殖体，迅速繁殖并产生大量外毒素（主要是痉挛毒素），毒素吸收至脊髓、脑干等处，致使运动神经元、交感神经过度兴奋，引起随意肌紧张与痉挛、血压升高、心率增快、体温升高、自汗等。

3. 临床表现

（1）前驱症状：全身乏力、头晕、头痛、咀嚼无力、局部肌肉发紧、扯痛、反射亢进等。

（2）典型症状：在肌紧张收缩（肌强直、发硬）的基础上，阵发性强烈痉挛。任何轻微刺激（如光、声、接触、饮水等）均可诱发，发作时神志清楚，表情痛苦，每次持续数秒至数分钟。

（3）破伤风肌肉受累顺序与相关表现（见表5−7−3）

表 5 - 7 - 3 破伤风肌肉受累顺序与相关表现

肌肉受累顺序	临床症状	肌肉受累顺序	临床症状
①咀嚼肌	张口困难（牙关紧闭）	④背腹肌	角弓反张
②面部表情肌	苦笑面容	⑤四肢肌	屈膝、半握拳等
③颈项肌	颈项强直、头后仰	⑥膈肌	呼吸停止

4. 分型　轻型、中型、重型。

5. 治疗（表 5 - 7 - 4）

表 5 - 7 - 4 破伤风的治疗

措施	内容
伤口处理	改变破伤风梭菌的厌氧环境使其不能生长繁殖（3%过氧化氢溶液冲洗）
应用大剂量破伤风抗毒素	可中和游离毒素，只在早期有效，对已与神经组织结合的毒素无效
注射人破伤风免疫球蛋白	早期应用有效，剂量为 3000～6000U，一般只用一次
避免刺激	避免光、声等刺激，避免骚扰患者
给予镇静解痉药物	10%水合氯醛保留灌肠，冬眠 1 号合剂静脉滴注等
防治并发症	窒息是破伤风的主要死因，重症患者应尽早行气管切开
营养支持	保证能量供应，纠正水、电解质失衡
应用抗生素	青霉素和甲硝唑可抑制厌氧菌生长

6. 儿童期注射破伤风类毒素基础免疫　首次皮下注射 0.5ml，间隔 4～6 周后再注射 0.5ml，第二针后 6～12 个月再注射 0.5ml；以后每隔十年强化注射一次；如果有开放性外伤，肌内注射类毒素 0.5ml，一般于注射后 3～7 天即可产生足够免疫力，主动免疫副作用小。

第八节　心肺复苏

一、概述

1. 定义　心肺复苏指针对心搏骤停所采取的紧急医疗措施，以人工呼吸替代自主呼吸，以心脏按压形成暂时的人工循环。

2. 目的　恢复自主呼吸和心跳及中枢神经系统功能。

二、基础生命支持

1. 尽早识别心搏骤停和启动紧急医疗服务系统（EMSs）　发现有人晕倒，立即拍打其肩部并呼叫，检查有无呼吸和大动脉（颈动脉）搏动，如无反应（无回答、无活动、无搏动），同时没有呼吸（如仅有不正常的喘息则按呼吸停止来处理）则按心搏骤停处理，立即开始心肺复苏（CPR）。如果有 2 人或 2 人以上在急救现场，1 人进行胸外心脏按压，另 1 人打电话启动 EMS。

2. 尽早开始 CPR　CPR 是基础生命支持的关键。顺序：C–A–B（胸外按压 – 开放气道 – 人工呼吸）。

（1）心脏按压：是间接或直接施压于心脏，使心脏维持充盈和搏出功能，并能诱发心脏恢复自主心率的措施。

1）胸外按压：所有心搏骤停患者均应接受胸外按压。

2）开胸心脏按压：适用于开胸手术中发生心搏骤停或合并严重的开放性胸部外伤的患者。

（2）通气：心脏按压 30 次后即进行 2 次通气。

1）开放气道：行人工呼吸前须清除呼吸道内的异物。

2）徒手人工呼吸：适用于院前复苏。

3）简易人工呼吸器和机械通气。

3. 尽早电除颤　电除颤是以一定能量的电流冲击心脏使室颤终止的方法，以直流电除颤法应用最广泛。

（1）胸外除颤时最常见的电极安放位置是"前 – 侧位"。

（2）开胸手术时可将电极板直接放在心室壁上进行除颤，称为胸内除颤；成人除颤能量从 10J 开始，一般不超过 40J；小儿从 5J 开始，一般不超过 20J。

三、高级生命支持

1. 呼吸支持　通过人工气道进行正压通气时，频率为 8 ~ 10 次/分，气道压低于 30cmH_2O，避免过度通气。

2. 恢复和维持自主循环。

3. CPR 期间的监测　①心电图。②呼气末二氧化碳分压（PetCO_2）。③冠状动脉灌注压（CPP）和动脉血压。④中心静脉血氧饱和度（ScvO_2）。

4. 药物治疗

（1）缩血管药物：①肾上腺素（首选）。②血管升压素。

（2）抗心律失常药：①胺碘酮（广谱Ⅲ类抗心律失常药）。②利多卡因（Ⅰb 类抗心律失常药），适用于室性心律失常，对室上性心律失常一般无效。③硫酸镁。

（3）不推荐在心搏骤停时常规使用的药物：①阿托品。②钙剂。③碳酸氢钠。

四、复苏后治疗

1. 优化通气和氧合。

2. 维持血流动力学稳定。

3. 脑复苏　主要任务是改善脑的氧供需平衡，防治脑水肿和颅内压升高，减轻或避免脑组织再灌注损伤，恢复脑细胞功能。

（1）低温治疗。

（2）改善脑血流灌注：脱水、低温和糖皮质激素。

（3）药物治疗：钙通道阻滞药、氧自由基清除剂等。

第九节　外科营养

一、概述

一般可通过临床检查、人体测量（如体重）、实验室检查（如血浆白蛋白、血红蛋白、免疫功能测定等）、人体组成测定及多项综合营养评价等手段，判定机体营养状况。

1. 营养不良的常用检查

（1）人体测量指标

1）体重：下降 10% ~ 20%，为轻度营养不良；20% < 体重下降 ≤ 30%，为中度营养不良；下降 > 30% 为重度营养不良。

2）体重指数（BMI）：$BMI = 体重（kg）/[身高（m）]^2$。①BMI < 18.5kg/m^2，提示低体重或营养不良风险。②BMI 18.5 ~ 23.9kg/m^2，为理想体重。③BMI 24 ~ 27.9kg/m^2，提示超重。④BMI ≥ 28kg/m^2，提示肥胖。

3）其他：如上臂肌肉周径（AMC）、三角肌皮褶厚度（TSF），可间接反映机体营养状况。

（2）实验室检查

1）血浆白蛋白（A）：正常值为 35 ~ 55g/L。A 为 30 ~ 35g/L，为轻度营养不良；21g/L ≤ A < 30g/L，为中度营养不良；A < 21g/L，为重度营养不良。

2）转铁蛋白（Tf）：正常值为 2.2 ~ 4.0g/L。Tf 为 1.50 ~ 1.75g/L，为轻度营养不良；1.00g/L ≤ Tf < 1.50g/L，为中度营养不良；Tf < 1.00g/L，为重度营养不良。

3）血红蛋白值测定：正常值为 120 ~ 160g/L（男），110 ~ 150g/L（女）。血红蛋白 < 90g/L 时诊断为贫血，为营养不良的诊断指标之一。

4）免疫功能测定

a. 周围血淋巴细胞计数：正常值为 2000/ml。计数为 1200 ~ 2000/ml，提示轻度免疫功能缺陷；计数为 800 ~ 1200/ml，提示中度免疫功能缺陷；计数 < 800/ml，提示重度免疫功能缺陷。

b. 迟发型皮肤超敏试验：阴性提示机体免疫状态差，间接提示营养不良。

2. 营养不良的类型

（1）蛋白质营养不良：无营养不良的患者患严重疾病时，因应激状态下的分解代谢和营养素的摄取不足，导致血清白蛋白、转铁蛋白降低。细胞免疫与总淋巴细胞计数也降低。但人体测量的数值（体重/身高、肱三头肌皮肤皱褶厚度、上臂肌围）正常。

（2）蛋白质 - 能量营养不良：患者由于蛋白质 - 能量摄入不足而逐渐消耗肌组织与皮下脂肪。表现为体重下降，人体测量数值及肌酐身高指数均较低。但血清蛋白可正常。

（3）混合型营养不良：由于长期营养不良而表现有上述两种营养不良的某些特征，多合并多种维生素及微量元素缺乏，是一种非常严重、危及生命的营养不良。骨骼肌与内脏蛋白质均有下降，内源脂肪与蛋白质储备空虚，多种器官功能受损，感染与并发症的发生率明显提高。

二、肠内营养（EN）

1. 概念 肠内营养是通过胃肠道途径提供营养的方式，是临床营养支持首选的方法。

2. 优点 ①保护肠道黏膜屏障，维护免疫功能。②减少肠道细菌移位、肠道菌群紊乱及肠源性感染。③保护肝功能及蛋白质合成。④促进胃肠动力及释放内源性激素。⑤降低炎症反应，血糖符合生理需求。⑥节省医疗费用。

3. 肠内营养制剂的分类与选择（表5-9-1）

表5-9-1 肠内营养制剂的分类与选择

类型	制剂组成	特点	适应证
非要素型（也称整蛋白型制剂）	以整蛋白或蛋白质游离物为氮源	渗透压接近等渗，口感较好，口服或管饲均可，使用方便，耐受性强	适用于胃肠道功能较好的患者，是应用最广泛的肠内营养制剂
要素型	由氨基酸或多肽、葡萄糖、脂肪、矿物质和维生素组成的混合物	成分明确，营养全面，不需要消化即可直接吸收，含残渣少，不含乳糖，但口感较差	适用于胃肠道消化、吸收功能部分受损的患者，如短肠综合征、胰腺炎等患者
组件型	主要有蛋白质组件、脂肪组件、糖类组件、维生素组件、矿物质组件等	以某种或某类营养素为主	对完全型肠内营养制剂进行补充或强化，适合患者的特殊营养需要
疾病专用型	糖尿病、肝病、肿瘤、婴幼儿、肺病、肾病、创伤等专用制剂	根据不同疾病特征，设计的针对特殊患者的专用制剂	专病专用

4. 肠内营养支持的途径 ①经口或鼻胃途径。②经鼻十二指肠途径。③经鼻空肠途径。④胃造口。⑤空肠造口。⑥经皮内镜下胃造口。

5. 空肠造口

（1）手术方式：①空肠穿刺插管造口。②空肠切开插管造口。

（2）适应证：①手术时有营养不良的患者。②重大复杂的上腹部手术后早期肠道营养输注。③坏死性胰腺炎。④需要剖腹探查的多处创伤患者。⑤准备手术后行放射治疗或化学治疗的患者。⑥食管、胃及十二指肠手术后备用性空肠造口，在发生吻合口瘘等并发症时用以维持营养。

（3）优点：①较少发生液体饮食反流而引起的呕吐和误吸。②EN支持与胃、十二指肠减压可同时进行，对胃、十二指肠外瘘及胰腺疾病患者尤为适宜。③喂养管可长期放置，适用于需长期营养支持的患者。④患者能同时经口摄食。⑤患者无明显不适，机体和心理负担小，活动方便。

6. 并发症

（1）机械性并发症：鼻、咽及食管损伤喂养管堵塞，喂养管拔出困难，造口并发症等。

（2）胃肠道并发症：恶心、呕吐、腹泻、腹胀、肠痉挛等。

（3）代谢性并发症：水、电解质及酸碱代谢异常，糖代谢异常，微量元素、维生素及脂肪酸缺乏，各脏器功能异常。

（4）感染性并发症：与营养液的误吸、营养液的污染有关。

7. 禁忌证 ①肠麻痹、肠梗阻。②急性消化道出血。③急性腹膜炎。④急性腹泻。⑤休克。

三、肠外营养（PN）

1. 概念 肠外营养指通过胃肠道以外途径（即静脉途径）提供营养支持的方式，分为完全肠外营养和部分肠外营养。

2. 优点 ①很快达到所需的热量、蛋白质量及比例。②短时间纠正营养不良的状况。③可纠正体液丢失、电解质紊乱，能避免可能出现的EN并发症。

3. 基本原则 ①PN的成分和特殊营养素的摄入，必须根据患者的需求和代谢能力进行周密计划。②完全肠外营养必须包括所有必需的营养素（氨基酸、碳水化合物、脂肪、水、电解质、维生素及微量元素），按需求量提供。

4. 适应证 ①高代谢状态（大面积烧伤、多发骨折等）。②胃肠道瘘以及短肠综合征。③肛管及结肠手术前后。④急性肠道炎性疾病（如克罗恩病）。⑤胃肠道梗阻。⑥肿瘤患者接受大面积放射治疗和大剂量化学治疗。⑦轻度肝肾功能障碍患者。

5. 禁忌证 休克、重度脓毒症、重度肝肾衰竭等患者不宜应用或慎用。

6. 制剂

（1）葡萄糖：是PN的主要能源物质。目前已基本不用单一的葡萄糖能源。

（2）脂肪乳剂：是PN的另一重要能源。

（3）复方氨基酸：是PN的唯一氮源，有平衡型和特殊型两类。

（4）维生素、微量元素：是维持人体正常代谢和生理功能所不可缺少的营养素。

7. 输注途径（图5-9-1）

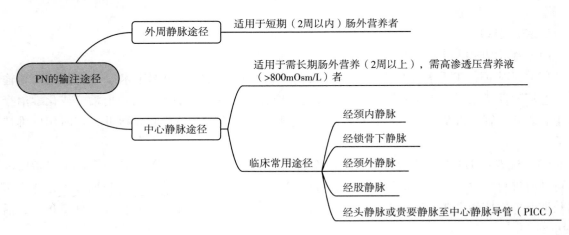

图5-9-1 PN的输注途径

8. 并发症 ①穿刺置管的并发症，如气胸、血胸等。②感染。③高血糖和低血糖。④非酮症高渗性昏迷。⑤肝脂肪变性。⑥高氯性代谢性酸中毒和高血氨症。⑦肝毒性反应。⑧重要营养基质缺乏（磷、锌、谷氨酰胺等）。

第十节　术前准备和术后处理原则

一、术前准备

1. 概述　患者的术前准备与疾病的轻重缓急、手术范围的大小有密切关系。手术时限分类见表 5 – 10 – 1。

表 5 – 10 – 1　手术时限分类

手术时限分类	特点	举例
急症手术	最短时间内进行必要准备后立即手术	外伤性肠破裂手术
限期手术	可选择手术时间，但不宜延迟过久，应在尽可能短的时间内做好术前准备	各种恶性肿瘤根治术
择期手术	在充分的术前准备后选择合适时机进行手术	胆囊结石胆囊切除术、甲状腺腺瘤切除术、腹股沟疝修补术

2. 一般准备

（1）心理准备：给予患者充分关怀和鼓励，履行书面知情同意手续。

（2）生理准备

1）为手术后变化做适应性锻炼。有吸烟史者，术前 2 周停止吸烟。

2）输血和补液。

3）预防感染：术中严格遵循无菌原则，手术操作轻柔，减少组织损伤等，是防止感染的重要环节。预防性应用抗生素的情况：①涉及感染病灶或切口接近感染区域的手术。②胃肠道手术。③操作时间长、创伤大的手术。④开放性创伤，创面已污染或有广泛软组织损伤，创伤至实施清创的间隔时间较长，或清创所需时间较长以及难以彻底清创者。⑤癌肿手术。⑥涉及大血管的手术。⑦需要植入人工制品的手术。⑧脏器移植术。

4）胃肠道准备：成人术前 8～12 小时开始禁食，术前 4 小时开始禁饮。必要时行胃肠减压。涉及胃肠道手术者，术前 1～2 天开始进流质饮食，有幽门梗阻者，术前进行洗胃。结直肠手术，酌情在术前 1 天及手术当天清晨行清洁灌肠或结肠灌洗，并于术前 2～3 天开始进流食、口服肠道制菌药物。

5）其他：手术前夜，可给予镇静剂保证睡眠。估计手术时间长或是盆腔手术，应留置导尿管。

3. 特殊准备

（1）营养不良：若血浆白蛋白 < 30g/L 或转铁蛋白 < 0.15g/L，术前需通过输入血浆、人体白蛋白制剂或行术前肠内、肠外营养支持在较短的时间内予以纠正。

（2）脑血管病：近期有脑卒中史者，择期手术至少推迟 2 周，最好 6 周。

（3）高血压：血压 < 160/100mmHg，可不做特殊准备。血压 > 180/100mmHg，需选用合适降压药，使血压平稳在一定水平，但不要求降至正常后才做手术。

（4）心脏病：急性心肌梗死患者发病后 6 个月内不做择期手术；6 个月以上无心绞痛发作者，可在良好的监护条件下施行手术。心力衰竭患者，最好在心力衰竭控制 3~4 周后施行手术。

（5）肺功能障碍：术后肺部并发症的危险因素包括慢性阻塞性肺疾病、吸烟、高龄、肥胖、急性呼吸系统感染。高危患者术前应行肺功能检查。戒烟 1~2 周，黏膜纤毛功能可恢复，痰量减少；戒烟 6 周，可改善肺活量。急性呼吸系统感染者，择期手术推迟至治愈后 1~2 周。

（6）肾疾病：急性肾衰竭的危险因素包括术前血尿素氮和肌酐升高、充血性心力衰竭、高龄、术中低血压、夹闭腹主动脉、脓毒症、使用肾毒性药物（如氨基糖苷类、放射性对比剂）等。术前应改善肾功能。如需透析治疗，应在计划手术 24 小时内进行。

（7）糖尿病：①仅以饮食控制病情者，不需特殊准备。②口服降糖药者，服用至手术前 1 天晚上；若服用长效降糖药，在术前 2~3 天停药，改用常规胰岛素控制血糖。禁食患者需静脉输注葡萄糖加胰岛素维持血糖轻度升高状态（5.6~11.2mmol/L）。③平时用胰岛素者，术前应以葡萄糖和胰岛素维持正常糖代谢。在手术日晨停用胰岛素。④伴酮症酸中毒，需接受急症手术者，应尽可能纠正酸中毒、血容量不足、电解质失衡。

（8）凝血障碍：术前 2~3 天停用非甾体抗炎药（NSAIDs）；术前 7 天停用阿司匹林；术前 10 天停用抗血小板药噻氯匹啶、氯吡格雷。PLT < 50 × 10⁹/L 时，建议输血小板；大手术或涉及血管部位的手术，保持 PLT > 75 × 10⁹/L；神经系统手术，保持 PLT ≥ 100 × 10⁹/L。

二、术后处理

1. 常规处理

（1）术后医嘱：包括诊断、施行的手术、监测方法、治疗措施等。

（2）监测：常规监测生命体征，记录出入量。有心肺疾病、心肌梗死危险的患者，监测中心静脉压、肺动脉楔压、心电监测等。

（3）静脉输液：患者术后应接受足够量的静脉输液直至恢复进食。

（4）引流：记录引流管的种类、吸引的压力、灌洗液及次数等。拔管时间：①乳胶片引流在术后 1~2 天。②烟卷引流在 3 天内。③胃肠减压管在肛门排气后。

2. 饮食

（1）非腹部手术：①局部麻醉手术、体表或肢体手术，全身反应轻者，术后即可进饮食。②手术范围较大、全身反应较明显的，需待 2~3 天方可进食。③蛛网膜下腔阻滞和硬脊膜外腔阻滞者，术后 3~6 小时可进食。④全身麻醉者，在麻醉清醒、恶心、呕吐反应消失后，方可进食。

（2）腹部手术：胃肠道术后，待肠蠕动恢复、肛门排气后，可开始从流质饮食过渡到普通饮食。禁食及少食期间，应静脉输液补充水、电解质和营养。

3. 卧位 术后根据麻醉方式、患者自身情况、术式、疾病性质等选择体位，常见的术后体位选择见表 5-10-2。

表 5 – 10 – 2　常见的术后体位选择

情况	体位	情况	体位
颅脑手术后，无休克或昏迷	15°~30°头高脚低斜坡卧位	全麻尚未清醒者，无禁忌	平卧，头转向一侧
颈、胸手术后	高半坐位卧式	休克患者	下肢抬高 15°~20°，头和躯干抬高 20°~30°
腹部手术后	低半坐位卧式或斜坡卧位	蛛网膜下腔阻滞患者	去枕平卧位或头低卧位 12 小时
脊柱、臀部手术后	仰卧位或俯卧位	肥胖患者	侧卧位

4. 术后不适的处理

（1）疼痛：常用的麻醉类镇痛药有吗啡、哌替啶和芬太尼。在达有效镇痛作用的前提下，用量宜小，间隔时间逐渐延长，及早停药有利于胃肠功能恢复。

（2）呃逆：原因可能是中枢神经或膈肌受到刺激引起。上腹部手术后若出现顽固性呃逆，应警惕膈下感染可能，行 B 超、X 线片、CT 检查明确诊断后及时处理。

5. 胃肠道

（1）在食管、胃和小肠手术后，有显著肠梗阻、神志欠清醒及急性胃扩张的患者，插鼻胃管，连接负压、间断吸引装置，经常冲洗，留置 2~3 天，直到正常胃肠功能恢复。

（2）空肠造口的营养管在术后第 2 天滴入营养液。

（3）造口的导管需待内脏与腹膜之间形成牢靠的粘连方可拔除（约术后 3 周）。

6. 活动　①术后镇痛效果良好，应早期床上活动，争取短期内下床活动。②有休克、心力衰竭、严重感染、出血、极度衰弱等情况，以及施行过有特殊固定、制动要求的手术患者，不宜早期活动。

7. 缝线拆除

（1）缝线拆除时间（表 5 – 10 – 3）

表 5 – 10 – 3　缝线拆除时间

项目	头面颈部	下腹、会阴部	胸、上腹、背、臀部	四肢（近关节处适当延长）	减张缝合
时间	术后 4~5 天	术后 6~7 天	术后 7~9 天	术后 10~12 天	14 天

（2）切口分类

1）清洁切口（Ⅰ类切口）：指缝合的无菌切口，如甲状腺大部切除术、疝修补术等。

2）可能污染切口（Ⅱ类切口）：指术中可能带有污染的缝合切口，如胃大部切除术、皮肤不易彻底消毒的部位、6 小时内的伤口经过清创缝合、新缝合的切口再度切开者。

3）污染切口（Ⅲ类切口）：指邻近感染区或组织直接暴露于污染或感染物的切口，如阑尾穿孔的阑尾切除术。

（3）切口愈合：①甲级，指愈合优良，无不良反应。②乙级，指愈合处有炎症，但未化脓。③丙级，指切口已化脓，需切开引流。

三、术后主要并发症（表5 -10 -4）

表5 -10 -4 术后主要并发症

并发症	原因	预防及处理
术后出血	术中止血不完善，创面渗血未完全控制，结扎线脱落，凝血功能障碍	手术时严格止血，结扎必需规范牢靠，关腹前仔细检查
发热	术后最常见的症状，包括感染性发热和非感染性发热	查明原因，对症处理
肺膨胀不全	上腹部手术、高龄、肥胖、长期吸烟	叩击胸背部，鼓励咳嗽和深呼吸，及时吸痰
术后肺炎	肺膨胀不全、异物吸入、大量分泌物	50%以上为革兰阴性菌感染；针对性用药
肺脂肪栓塞	长骨骨折、关节置换	立即行呼气末正压通气、利尿治疗
切口裂开	营养不良、缝合技术欠佳，腹压增加表现为淡红色液体流出	①减张缝合。②及时处理腹胀。③咳嗽时平卧。④适当腹部包扎
切口感染	细菌入侵、血肿、异物、局部血供不良，机体抵抗力降低	切口红肿处拆除缝线，使脓液流出，已形成脓肿者，敞开引流
尿潴留	会阴部、盆腔手术后常见	导尿
尿路感染	尿潴留是基本原因	防止和及时处理尿潴留，抗生素的应用

第十一节 外科用药等基础知识及基本理论

一、慢性疼痛的药物治疗

1. 解热镇痛抗炎药（非甾体抗炎药） ①常用阿司匹林、吲哚美辛、布洛芬、双氯芬酸、对乙酰氨基酚、COX - 2 抑制剂（如塞来昔布、帕瑞昔布）。②该类药物对头痛、牙痛、神经痛、肌肉痛或关节痛的效果较好，对创伤性剧痛和内脏痛有一定效果；除对乙酰氨基酚外有较强的抗炎和抗风湿作用。

2. 麻醉性镇痛药 仅用于急性剧痛，如外伤、手术诱发的剧烈疼痛和晚期癌症疼痛。

3. 抗癫痫药 ①卡马西平：用于治疗三叉神经痛和舌咽神经痛。②加巴喷丁、普瑞巴林：用于神经病理性疼痛的治疗，包括糖尿病性周围性神经痛、带状疱疹后神经痛、幻肢痛和外伤后神经痛等。

4. 抗抑郁药 常用阿米替林、多塞平和氟西汀等。用于癌症诱发的持续性病理性神经痛、对阿片类药物耐药者或对阿片类药物治疗效果不佳者。

5. 糖皮质激素类药物 ①常用地塞米松、泼尼松龙、甲泼尼龙等。②用于治疗炎症及创伤后疼痛、肌肉韧带劳损、神经根病变引起的疼痛、软组织或骨关节无菌性炎性疼痛、风湿性疼痛、癌痛及复杂区域疼痛综合征。③除全身给药外，还包括关节腔内、关节周围给药，肌腱和韧带周围给药，肌肉痛点给药，硬膜外腔给药及皮肤损害部位注射等。

6. 椎管内药物治疗

（1）蛛网膜下腔注药：使用鞘内药物输注系统将吗啡注入，或注入5%～10%酚甘油以治疗晚期癌痛。

（2）硬脊膜外间隙注药

1）糖皮质激素：主要治疗颈椎病和腰椎间盘突出症。

2）阿片类药物：常用吗啡。多限于癌症疼痛治疗。

3）局麻药：可单独使用，但常与糖皮质激素或阿片类药物合用。

二、术后药物镇痛治疗

1. 常用药物　①阿片类药物（如吗啡和芬太尼等）。②非阿片类药物（如曲马多等）。③硬膜外镇痛时局麻药常选罗哌卡因或丁哌卡因（布比卡因）。

2. 硬膜外镇痛　包括硬膜外单次和持续给药。

（1）常选用吗啡。不良反应常有恶心、呕吐、皮肤瘙痒、尿潴留和呼吸抑制。药液中加入氟哌利多25mg，既可增强镇痛，又可减少恶心、呕吐的发生。

（2）注射吗啡可产生延迟性呼吸抑制，密切观察，控制剂量在2～3mg。

第十二节　肿瘤学总论

一、概论

1. 定义　肿瘤是指致癌因子作用下，机体细胞异常增殖形成的新生物，常表现为异常组织团块（肿块）。

2. 特点　克隆性、异型性、相对自主性。

3. 肿瘤的生长　①膨胀性生长。②外生性生长。③浸润性生长（是恶性肿瘤的主要生长方式）。

4. 良、恶性肿瘤的区别（表5-12-1）

表5-12-1　良、恶性肿瘤的区别

鉴别要点	良性肿瘤	恶性肿瘤
组织分化程度	高	低
核分裂象	无或少	多
生长速度	慢	快
生长方式	膨胀性或外生性	浸润性或外生性
继发改变	少见	常见，出血、坏死、溃疡等
转移	无	可转移

续表

鉴别要点	良性肿瘤	恶性肿瘤
复发	不复发或很少复发	易复发
对机体的影响	较小，主要为局部压迫或阻塞	较大

二、肿瘤的诊断

1. 早期信号 ①任何部位发现肿块并逐渐增大。②任何部位发现经久不愈的溃疡。③中年以上妇女阴道不规则流血或白带增多。④进食时胸骨后不适，灼痛、异物感或进行性吞咽困难。⑤久治不愈的干咳或痰中带血。⑥长期消化不良，进行性食欲减退，不明原因的消瘦。⑦大便习惯改变或便血。⑧鼻塞、鼻出血。⑨黑痣增大或破溃出血。⑩无痛性血尿。

2. 局部表现

（1）肿块：位于体表或浅在的肿瘤，肿块常是第一表现，相应的可见扩张或增大增粗的静脉。位于深部或内脏的肿块不易触及，但可出现脏器受压或空腔器官梗阻症状。

（2）疼痛：可出现局部刺痛、跳痛、灼热痛、隐痛或放射痛。肿瘤可致空腔脏器痉挛，产生绞痛。

（3）溃疡：体表或胃肠的肿瘤，若生长过快，可因血供不足而继发坏死，或因继发感染而形成溃烂。恶性者常呈菜花状，或肿块表面有溃疡，可有恶臭及血性分泌物。

（4）出血：①体表及与体外相交通的肿瘤，破溃、血管破裂可致出血。②上消化道肿瘤有呕血或黑便。③下消化道肿瘤有血便或黏液血便。④泌尿道肿瘤有血尿伴局部绞痛。⑤肺癌可有咯血或痰中带血。⑥宫颈癌可有血性白带或阴道出血。⑦肝癌破裂可有腹腔内出血等。

（5）梗阻：胰头癌、胆管癌可合并阻塞性黄疸，胃癌伴幽门梗阻可致呕吐，肠肿瘤可致肠梗阻，支气管癌可致肺不张等。

（6）转移症状：①区域淋巴结肿大。②相应部位静脉回流受阻，致肢体水肿或静脉曲张。③骨转移可有疼痛或触及硬结，甚至发生病理性骨折。④肺癌、肝癌、胃癌可致癌性胸腔积液、腹水等。

3. 全身症状 良性及早期恶性肿瘤多无明显的全身症状。恶性肿瘤患者常见的非特异性全身症状，如贫血、低热、消瘦、乏力等。

4. 病史和体检 应注意年龄，病程，家族史、相关疾病、吸烟等病史，体格检查。

5. 辅助检查

（1）常规检查：包括血、尿及粪便常规检查。

（2）血清学检查：①酶学检查。②糖蛋白。③激素类。④肿瘤标志物（癌胚抗原、甲胎蛋白等）。

（3）流式细胞测定。

（4）X线检查

1）透视与平片。

2）造影检查：①普通造影。②插管造影（逆行输尿管插管肾盂造影、纤维十二指肠镜下做胆道与胰管逆行造影）。③利用器官排泄特点进行造影（如静脉肾盂造影等）。④血管造影。

⑤空气造影。

3）特殊 X 线显影术：硒静电 X 线（干板摄影）和钼靶 X 线球管摄影。

（5）超声：广泛应用于肝、胆、胰、脾、甲状腺、乳房、颅脑、子宫、卵巢等部位肿瘤的诊断。

（6）CT：常用于颅内肿瘤、实质性脏器肿瘤、实质性肿块及淋巴结等的鉴别诊断。

（7）放射性核素显像、MRI、正电子发射断层显像（PET）。

（8）内镜检查：包括食管镜、胃镜、纤维肠镜等。

6. 病理学诊断

（1）临床细胞学检查：取材来自体液自然脱落细胞、黏膜细胞、细针吸取等。

（2）病理组织学检查：①穿刺活检。②钳取活检。③经手术能完整切除者则行切除活检，或于手术中切取部分组织作快速（冷冻）切片诊断。

7. 肿瘤分子诊断　包括病理组织免疫组织化学检查、病理组织的基因检测及液体活检。

三、实体肿瘤的常用治疗方法

1. 外科治疗

（1）预防性手术：用于治疗癌前病变，防止其发生恶变或发展成进展期癌。如家族性肠息肉患者行预防性结肠切除等。

（2）诊断性手术：①切除活检术。②切取活检术。③剖腹探查术。

（3）根治性手术：①瘤切除术，适用于良性肿瘤和瘤样病变（如色素痣、血管瘤等）。②广泛切除术，适用于软组织肉瘤和一些体表高分化癌。③根治术及扩大根治术，适用于转移主要发生在区域淋巴结的癌症。

（4）姑息性手术：目的是缓解症状、减轻痛苦、改善生存质量、延长生存期、减少和防止并发症。如晚期胃癌行姑息性胃大部切除术，以解除胃癌出血等。

（5）减瘤手术：指肿瘤作大部切除术后，继以其他非手术治疗，如化学治疗、放射治疗、生物治疗等以控制残留的肿瘤细胞。

（6）肿瘤外科治疗的原则：①不切割原则。②整块切除原则。③无瘤技术原则。

2. 化学治疗（简称"化疗"）

（1）适应证

1）首选化疗的恶性肿瘤：恶性滋养细胞肿瘤（绒癌、恶性葡萄胎）、睾丸精原细胞瘤、伯基特淋巴瘤（Burkitt lymphoma）、大细胞淋巴瘤、中枢神经系统淋巴瘤、小细胞肺癌、急性淋巴细胞白血病、胚胎性横纹肌肉瘤等。

2）可获长期缓解的肿瘤：如颗粒细胞白血病、部分霍奇金淋巴瘤、肾母细胞瘤、乳癌、肛管癌、膀胱癌、喉癌、骨肉瘤及软组织肉瘤等。

3）化疗配合其他治疗有一定作用的肿瘤：如胃肠道癌、鼻咽癌、宫颈癌、前列腺癌、非小细胞肺癌等。

（2）抗肿瘤药物

1）细胞毒素类药物：如环磷酰胺、氮芥、卡莫司汀、白消安等。

2）抗代谢类药：如氟尿嘧啶、氨甲蝶呤、巯嘌呤、阿糖胞苷等。

3）抗生素类：如放线菌素 D（更生霉素）、丝裂霉素、阿霉素等。

4）生物碱类：如长春碱类、羟喜树碱、紫杉醇及鬼臼毒素类依托泊苷、替尼泊苷等。

5）激素和抗激素类：如他莫昔芬（三苯氧胺）、己烯雌酚、丙酸睾酮、甲状腺素、泼尼松等。

6）其他：如羟基脲、L-门冬酰胺酶、铂类、达卡巴嗪等。

7）分子靶向药物：①单抗类，如赫赛汀、利妥昔单抗、西妥昔和贝伐单抗等。②小分子化合物，如伊马替尼、吉非替尼等。

（3）化疗方式：①诱导化疗。②辅助化疗和新辅助化疗。③转化化疗。

（4）化疗毒副作用：①骨髓抑制，白细胞、血小板减少。②消化道反应，如恶心、呕吐、腹泻、口腔溃疡等。③毛发脱落。④血尿。⑤免疫功能降低，容易并发细菌或真菌感染。

3. 放射治疗（简称"放疗"）

（1）放射线种类

1）电磁辐射：①X 线。②γ 线。

2）粒子辐射：①α 射线。②β 射线。③其他，如质子射线、中子射线、重离子射线、负 π 介子射线。

（2）放射治疗机：①加速器。②^{60}Co 远距离治疗机。③^{137}Cs 中距离治疗机。④X 线治疗机。

（3）放射治疗技术：①远距离治疗（外照射），最常用。②近距离治疗。③立体定向放射外科。④适形放射治疗。

（4）临床应用

1）根治性放疗：按病变的性质、范围、耐受性和患者的一般情况等确定。

2）姑息性放疗：以缓解症状、改善生活质量为目的。

3）放射结合手术、化疗的综合治疗：①传统模式（术后放化疗），如乳腺癌、睾丸肿瘤、大肠癌、软组织肿瘤。②先放疗后手术，如骨肉瘤、Ⅲ期乳腺癌、Ⅲ期肺癌、睾丸肿瘤、小细胞肺癌等。③放疗化疗同时进行，如尤因肉瘤、肺癌等。④放化疗加生物治疗，如淋巴瘤、胃癌、乳腺癌。

（5）适应证

1）适合放射治疗的肿瘤：①对射线高度敏感的淋巴造血系统肿瘤、性腺肿瘤、多发性骨髓瘤、肾母细胞瘤等低分化肿瘤。②中度敏感的表浅肿瘤和位于生理管道的肿瘤，如鼻咽癌、口腔癌（包括舌、唇、牙龈、硬腭、扁桃体等）、皮肤癌（面部和手部）、上颌窦癌、外耳癌、喉内型喉癌、宫颈癌、膀胱癌、肛管癌等。③肿瘤位置使手术难以根治的恶性肿瘤，如颈段食管癌、中耳癌等。

2）放疗与手术综合治疗的肿瘤：主要有乳癌、淋巴结转移癌、食管癌、支气管肺癌、卵巢癌、恶性腮腺混合瘤、脑肿瘤（包括垂体肿瘤）、宫颈癌、外阴癌、阴茎癌、肢体及躯干部皮肤癌等。

3）放疗价值有限，仅能缓解症状的肿瘤：喉外型喉癌、下咽癌、甲状腺肿瘤、恶性唾液腺肿瘤、尿道癌、阴道癌等。

4）放疗价值不大的肿瘤：成骨肉瘤、纤维肉瘤、一般的横纹肌肉瘤、脂肪肉瘤、恶性黑色素瘤、胃肠道高分化癌、胆囊癌、肾上腺癌、肝转移癌等。

（6）放疗的副作用：①骨髓抑制（白细胞减少，血小板减少）。②皮肤黏膜改变。③胃肠反应。④局部反应。

4. 免疫治疗 免疫细胞疗法、抗体免疫检查点抑制剂和肿瘤治疗性疫苗。

5. 中医中药治疗。

四、肿瘤的预防及随访

1. 预防

（1）一级预防：①改善生活习惯，如戒烟。②多食纤维素、新鲜蔬菜水果，忌食高盐、霉变食物。③避免职业性暴露于致癌物，如石棉、苯及某些重金属等。

（2）二级预防：早期发现、早期诊断与早期治疗恶性肿瘤。

（3）三级预防：包括各种姑息治疗和对症治疗，以改善生存质量或延长生存时间。

2. 随访

（1）目的：①早期发现有无复发或转移病灶。②研究、评价、比较各种恶性肿瘤治疗方法的疗效，提供改进综合治疗的依据，以进一步提高疗效。③对肿瘤患者有心理治疗和支持的作用。

（2）复查内容：①肿瘤切除后有无局部和区域淋巴结复发情况。②肿瘤有无全身转移情况。③与肿瘤相关的肿瘤标志物、激素和生化指标检查。④机体免疫功能测定。

五、常见体表肿瘤与肿块（图 5-12-1）

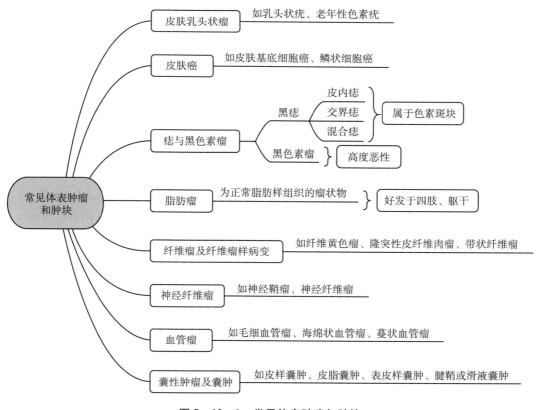

图 5-12-1 常见体表肿瘤与肿块

第六章　普通外科临床常见病

第一节　甲状腺、甲状旁腺疾病及其他颈部疾病

一、结节性甲状腺肿

1. 概述　单纯性甲状腺肿分为弥漫性和结节性两种。有些青春发育期、妊娠期或绝经期的妇女，对甲状腺激素的需要量暂时性增高，可发生轻度弥漫性甲状腺肿，叫作生理性甲状腺肿。由于各个甲状腺滤泡细胞对促甲状腺激素（TSH）等多种生长刺激因子的反应存在异质性，扩张的滤泡有时会聚集成多个大小不等的结节，形成结节性甲状腺肿。

2. 临床表现

（1）女性多见，一般无全身症状。

（2）甲状腺不同程度肿大，可随吞咽上下移动。病程早期，甲状腺呈对称性、弥漫性肿大，腺体表面光滑，质地柔软。随后可出现结节。发生囊肿样变的结节并发囊内出血，可使结节迅速增大。

（3）腺体较大时，可压迫气管、食管和喉返神经，出现呼吸困难、吞咽困难和声音嘶哑。

（4）胸骨后甲状腺肿易压迫气管和食管，还可压迫颈深部大静脉，引起头颈部静脉回流障碍，出现面部青紫、肿胀、颈胸部表浅静脉怒张。

（5）可继发甲状腺功能亢进（简称"甲亢"）、恶变。

3. 辅助检查及术前特殊检查

（1）超声：能检测出 2～4mm 的小结节。纯囊性结节；由多个小囊泡占据50%以上结节体积、呈海绵状改变的结节，几乎全部为良性。

（2）喉镜检查：确定声带的功能。

（3）颈部 X 线片：用于胸骨后甲状腺肿，确定气管和食管的受压程度及甲状腺肿在胸骨后的范围。

4. 生理性甲状腺肿的治疗

（1）青春发育期或妊娠期患者，无须药物及手术治疗。多食含碘丰富的食物如海带、紫菜等。

（2）25 岁以下的弥漫性单纯性甲状腺肿患者，可给予少量甲状腺素，缓解甲状腺的增生及肿大。

5. 手术治疗　多采用甲状腺次全切除术。手术指征：①胸骨后甲状腺肿。②因气管、食管或喉返神经受压引起临床症状者。③巨大甲状腺肿影响工作和生活者。④结节性甲状腺肿继发甲状腺功能亢进者，应按甲亢术前严格准备后再行手术。⑤结节性甲状腺肿疑有恶变者。

二、甲状腺腺瘤

1. 概述　甲状腺腺瘤起源于甲状腺滤泡组织，是最常见的甲状腺良性肿瘤。滤泡状瘤最多见，周围有完整的包膜，可分为巨滤泡状（或胶质性）、胎儿性、胚胎性及单纯性。乳头状囊性腺瘤少见，不易与乳头状腺癌区分。

2. 临床表现

（1）多见于 40 岁以下女性。

（2）甲状腺无痛性肿块，早期无症状，个别有吞咽不适或压迫感。

（3）甲状腺内可触及单个圆形或椭圆形结节，个别为多发。表面光滑，界限清楚，与皮肤无粘连，随吞咽上下移动。质地不一，实性者软，囊性者则硬。

（4）部分肿瘤因出血而突然增大，出现局部胀痛和压痛，肿瘤增大后可引起邻近器官组织压迫症状。

（5）部分为自主高功能性腺瘤，可出现甲亢症状。

（6）少数发生恶变。肿瘤质硬、固定或出现颈部淋巴结肿大。

3. 治疗

（1）原则上早期手术，应将腺瘤连同其包膜周围 1cm 范围的正常甲状腺组织整块切除，必要时应腺叶大部分切除或腺叶次全切除，也可将腺叶全切除。切除标本应即送冷冻切片检查以判定有无恶变。

（2）外科手术是治疗高功能腺瘤的首选方法，以单纯腺瘤切除为主。若患者存在小的自主功能性结节，应行患侧腺叶次全切除术。

三、甲状腺功能亢进

1. 概述　源自甲状腺本身或外部的因素均可能破坏甲状腺激素分泌的正常负反馈控制机制，引起循环中甲状腺激素异常增多、甲状腺肿大、全身代谢亢进等，这类疾病统称为甲状腺功能亢进。

2. 分类（表 6 – 1 – 1）

表 6 – 1 – 1　甲状腺功能亢进的分类

项目	原发性甲亢（Graves 病）	继发性甲亢	高功能腺瘤
发病率	90% 以上	5% 左右	5% 以下
发病年龄	20～40 岁多发	40 岁以上多发	无特殊
发病特点	甲状腺肿与甲亢症状同时出现	先有结节性甲状腺肿多年，以后才出现甲亢症状	甲状腺内单发或多个自主性高功能结节
肿块特点	两侧甲状腺弥漫性、对称性肿大，无痛，质软光滑，上下活动	多由结节性甲状腺肿合并而来，结节性肿大，两侧不对称，活动	单个小结节，有时不能触及肿块，结节周围的甲状腺组织萎缩
特征	常伴突眼，又称突眼性甲状腺肿	无突眼，常并发心肌损害	无突眼，甲状腺激素分泌不受调节

3. Graves 病临床表现

（1）高代谢综合征：包括疲乏无力、怕热多汗、皮肤潮湿、多食善饥、体重明显下降等。

（2）精神神经系统：表现为多言好动、紧张焦虑、焦躁易怒、手和眼睑震颤等。

（3）心血管系统：表现为心悸气短、心动过速、第一心音亢进。收缩压升高、舒张压降低，脉压增大。

（4）消化系统：表现为稀便、排便次数增加。重者可有肝大、肝功能异常。

（5）肌肉骨骼系统：表现为甲状腺毒症性周期性瘫痪。

（6）造血系统：表现为循环血淋巴细胞比例增加，单核细胞增加，白细胞总数减低。

（7）生殖系统：表现为女性月经减少或闭经；男性阳痿，偶有男性乳腺发育。

4. Graves 病眼征

（1）单纯性突眼：与甲状腺毒症所致的交感神经兴奋性增高有关。

（2）浸润性突眼（恶性突眼）：是 Graves 病特有的眼征，主要由眶内和球后组织体积增加、淋巴细胞浸润和水肿所致。

5. 诊断

（1）基础代谢率（BMR）测定：患者在完全安静、空腹时测量脉压和脉率。计算公式：基础代谢率＝（脉率＋脉压）－111。正常值为 ±10%，增高至 +20% ～ +30% 为轻度甲亢，+30% ～ +60% 为中度甲亢，+60% 以上为重度甲亢。

（2）甲状腺摄^{131}I 率的测定：正常甲状腺 24 小时内摄取的^{131}I 量为人体总量的 30% ～40%。若 2 小时内摄取^{131}I 量超过人体总量的 25%，或 24 小时内超过人体总量的 50%，且吸^{131}I 高峰提前出现，均可诊断甲亢。

（3）血清中 T_3 和 T_4 含量的测定：甲亢时，血清 T_3 可高于正常 4 倍左右，T_4 为正常的 2 倍半。

6. 手术治疗

（1）手术指征：①继发性甲亢或高功能腺瘤。②中度以上的 Graves 病。③腺体较大伴有压迫症状，或胸骨后甲状腺肿等类型甲亢。④抗甲状腺药物或^{131}I 治疗后复发者或坚持长期用药有困难者。⑤妊娠中期的甲亢患者凡具有上述指征，仍考虑手术治疗。⑥甲状腺癌或怀疑恶变者。

（2）手术禁忌证：①青少年患者。②甲亢症状较轻者。③老年患者或有严重器质性疾病不能耐受手术者。④妊娠后期者。

（3）术前准备

1）一般准备：精神紧张或失眠者可给予镇静和安眠药，心率过快者给予普萘洛尔，心力衰竭者给予洋地黄等。

2）术前检查：①颈部摄片，了解气管有无受压或移位。②心电图检查。③喉镜检查，确定声带功能。④测定 BMR，了解甲亢程度。

3）药物准备：①抗甲状腺药物＋碘剂，先用硫脲类药物，待症状基本控制后，加服碘剂 1～2 周，再进行手术。②单用碘剂，适合甲亢症状不重、继发性甲亢和高功能腺瘤患者。常用复方碘化钾溶液，每天 3 次；从 3 滴开始，逐天每次增加 1 滴，至每次 16 滴为止，然后维持此剂量，2 周为宜。③普萘洛尔，对常规应用碘剂或硫脲类药物不能耐受或无效者，可单用普萘洛尔。

（4）原发性甲亢的手术方式：包括双侧甲状腺叶次全切除术、一侧次全切除＋对侧全切除术和甲状腺全切除术。

（5）继发性甲亢的手术方式

1）毒性结节性甲状腺肿：①双侧次全切除术。②一侧次全切除＋对侧全切除术。③甲状腺全切除术。

2）甲亢合并甲状腺癌：以治疗甲状腺癌为主。

3）慢性甲状腺炎合并甲亢：一般不需手术。

（6）主要术后并发症：①术后呼吸困难。②喉上神经损伤。③喉返神经损伤。④甲状旁腺功能减退。⑤甲状腺危象。⑥术后复发。⑦术后低血钙。

7. 术后呼吸困难　是术后最严重的并发症。

（1）典型表现：包括进行性加重的呼吸困难、情绪紧张、烦躁不安、出汗或口唇发绀等，有时表现为典型的三凹征。

（2）常见原因及处理要点（表6－1－2）

表6－1－2　常见原因及处理要点

常见原因	处理要点
术后出血	拆除伤口缝线，清除血肿，敞开切口，解除对气道的压迫，再次手术并妥善止血，必要时气管插管或气管切开
双侧喉返神经损伤	关键是预防和避免其损伤
气管痉挛	紧急气管切开
喉头水肿及呼吸道分泌物阻塞	给予面罩吸氧、静脉注射地塞米松，降低应激反应。处理后未改善，立即气管切开
气管软化、塌陷	术前及术中采取预防措施，如放置气管套管等

8. 术后低血钙　出现手足麻木或抽搐时的处理：①补充钙剂。②应用维生素D制剂（骨化三醇等）。③血清镁＜0.4mmol/L或有低镁症状者补充镁剂。④给予血管扩张药，解除血管痉挛，防止血栓形成。⑤增加钙的摄入。

9. 甲状腺危象

（1）表现：高热（＞39℃）、脉速（＞120次/分），同时合并神经、循环及消化系统严重功能紊乱（如烦躁、谵妄、大汗、呕吐、水泻等）。

（2）治疗

1）抑制甲状腺激素的合成：首选丙硫氧嘧啶（PTU），口服给药，不能口服者经胃管注入。

2）阻止甲状腺激素的释放：PTU应用后，可口服复方碘溶液，不能口服者静脉滴注。

3）肾上腺素能阻滞药：可选用利血平1～2mg肌内注射，4～8小时后甲状腺危象症状有所缓解。也可选用普萘洛尔。

4）糖皮质激素：氢化可的松分次静脉滴注，可拮抗过多甲状腺激素的反应。

5）对症支持治疗：包括吸氧、物理降温、纠正水和电解质紊乱、抗感染，躁动不安时加用镇静剂或人工冬眠，监测心、肾功能和血压、微循环。

四、甲状腺癌

1. 概述　甲状腺癌是人体内分泌器官和头颈部常见的恶性肿瘤。病理类型见表 6 - 1 - 3。以分化型甲状腺癌（乳头状癌、滤泡状癌）多见。

表 6 - 1 - 3　甲状腺癌的病理类型

鉴别要点	乳头状癌	滤泡状癌	未分化癌	髓样癌
好发年龄	30 ~ 45 岁女性	50 岁左右	70 岁左右	—
恶性程度	较低	中度恶性	高度恶性	中度恶性
颈淋巴结转移	早	占 10%	早，占 50%	可有
预后	好（术后 10 年生存率 > 90%）	较好	最差（存活 3 ~ 6 个月）	较差

2. 临床表现

（1）甲状腺肿块：最常见。肿块增大可压迫气管导致气管移位。

（2）侵犯症状：①呼吸困难或咯血。②吞咽困难。③声音嘶哑。④霍纳（Horner）综合征。⑤耳、枕、肩等处疼痛。

（3）淋巴结转移：可见颈部淋巴结肿大（部分为首发症状）。

（4）远处转移：晚期可转移至肺、骨等器官。

（5）其他：髓样癌患者可出现腹泻、面部潮红、多汗等。

3. 诊断

（1）提示甲状腺癌的超声征象：①实性低回声结节。②结节内血供丰富（TSH 正常情况下）。③结节形态和边缘不规则、晕圈缺如。④微小钙化、针尖样弥散分布或簇状分布的变化。⑤纵横比 ≥1。⑥伴有颈部淋巴结超声影像异常，如淋巴结呈圆形、边界不规则或模糊、内部回声不均、内部出现钙化、皮髓质分界不清、淋巴门消失或囊性变等。⑦弹性成像 Ⅲ ~ Ⅳ 级。⑧血流阻力 RI ≥0.7 等。

（2）甲状腺结节分级（表 6 - 1 - 4）：常规超声多采用甲状腺影像报告及数据系统（TI - RADS），根据甲状腺结节超声特征的综合表现进行分级。

表 6 - 1 - 4　甲状腺结节分级

级别	意义
0 级	正常甲状腺或弥漫性增生性甲状腺
1 级	良性病变
2 级	高度提示良性病变
3 级	不确定病变。3A 级，倾向良性病变；3B 级，倾向恶性病变
4 级	提示恶性病变
5 级	恶性病变

4. 甲状腺癌 TNM 分期（表 6 – 1 – 5）

表 6 – 1 – 5　甲状腺癌 TNM 分期

分期	肿瘤情况	分期	转移情况
T_x	原发肿瘤不能够评估	N_x	区域淋巴结不能评估
T_0	未发现原发肿瘤	N_0	无证据表明存在区域淋巴结转移
T_1	肿瘤最大径≤2cm，且在甲状腺内	N_1	区域淋巴结转移
T_2	肿瘤最大径＞2cm，≤4cm；且在甲状腺内	N_{1a}	Ⅵ区转移（气管前、气管旁、喉前/Delphian 淋巴结）或纵隔上淋巴结，包括单侧或双侧
T_{3a}	肿瘤最大径＞4cm，且在甲状腺内	N_{1b}	转移至Ⅰ、Ⅱ、Ⅲ、Ⅳ、Ⅴ区淋巴结单侧、双侧或对侧，或咽后淋巴结
T_{3b}	任何大小的肿瘤伴有明显的侵袭带状肌的腺外侵袭（包括胸骨舌骨肌、胸骨甲状肌、甲状舌骨肌、肩胛舌骨肌）	M_0	无远处转移
T_{4a}	适度进展性疾病，任何肿痛浸润超过包膜浸润皮下软组织、喉、气管、食管、喉返神经	M_1	有远处转移
T_{4b}	远处转移，肿瘤浸润椎前筋膜或包绕颈动脉或纵隔血管		

5. 分化型甲状腺癌（DTC）的临床分期（表 6 – 1 – 6）

表 6 – 1 – 6　分化型甲状腺癌的临床分期

分期	55 岁以下	55 岁及以上
Ⅰ期	任何 TNM_0	$T_{1～2}N_{0～x}M_0$
Ⅱ期	任何 TNM_1	$T_{1～2}N_1M_0$、$T_{3a}/T_{3b}NM_0$
Ⅲ期		$T_{4a}NM_0$
ⅣA 期		$T_{4b}NM_0$
ⅣB 期		TNM_1

6. 手术方式

（1）乳头状癌：行腺叶切除或全甲状腺切除术，视情况行颈淋巴结清扫术。

（2）滤泡状癌：行腺叶切除或全甲状腺切除术。若存在远处转移病灶，可日后行[131]I 治疗。

（3）髓样癌：行全甲状腺切除或近全甲状腺切除术，同时行颈淋巴结清扫术。如甲状腺两叶内均有病灶，行双侧颈淋巴结清扫术。

（4）未分化癌：如病灶小、侵犯范围小，可行全甲状腺切除术。

7. 颈淋巴结清扫术分类

（1）中央区颈清扫术：仅清扫Ⅵ组淋巴结。

（2）根治性颈清扫术：清扫同侧所有淋巴结（Ⅰ~Ⅴ组，连同副神经、胸锁乳头肌和颈内静脉）。

（3）改良根治性颈清扫术：常规清扫根治性颈清扫术中的所有淋巴结，但保留至少一个结构（副神经、胸锁乳突肌和颈内静脉）。

（4）选择性颈清扫术：颈部淋巴结切除，但保留根治性颈清扫术的一个或多个淋巴结组。

（5）扩大颈清扫术：切除一个或多个未包含在根治性颈清扫术中的淋巴结或非淋巴结构。

8. DTC 术后 ^{131}I 治疗

（1）两个层次：①采用 ^{131}I 清除 DTC 术后残留的甲状腺组织，简称 ^{131}I 清甲。②采用 ^{131}I 清除手术不能切除的 DTC 转移灶，简称" ^{131}I 清灶"。

（2）除所有癌灶均 < 1cm 且无腺外浸润、无淋巴结和远处转移的 DTC 外，均可行 ^{131}I 清甲治疗。

（3）妊娠期、哺乳期、计划短期（6 个月）内妊娠者和无法依从辐射防护指导者，禁忌行 ^{131}I 清甲治疗。

9. 分化型甲状腺癌的复发危险度分层

（1）低危组（符合全部条件）：①无局部或远处转移。②所有肉眼可见的肿瘤均被清除。③肿瘤没有侵犯周围组织。④肿瘤不是侵袭型的组织学亚型，且没有血管侵犯。⑤清甲后行全身碘显像，甲状腺床以外没有发现碘摄取。

（2）中危组（符合任一条件）：①初次手术后病理检查可在镜下发现肿瘤有甲状腺周围软组织侵犯。②有颈淋巴结转移或清甲后行全身 ^{131}I 显像发现有异常放射性摄取。③肿瘤为侵袭性的组织学类型，或有血管侵犯。

（3）高危组（符合任一条件）：①肉眼下可见肿瘤侵犯周围组织或器官。②肿瘤未能完整切除，术中有残留。③伴有远处转移。④全甲状腺切除后，血清甘油三酯（TG）水平仍较高。⑤甲状腺癌家族史。

10. 分化型甲状腺癌 TSH 抑制治疗　甲状腺癌做近全或全切除者应终身服用甲状腺素片或左甲状腺素。高危复发患者 TSH 需抑制在 0.1mU/L 以下，中危患者 TSH 抑制在 0.1~0.5mU/L，低危患者 TSH 抑制在 0.5~2.0mU/L。

五、甲状旁腺功能亢进

1. 概述

（1）甲状旁腺功能亢进（简称"甲旁亢"）是体内一个或多个甲状旁腺过度分泌甲状旁腺激素（PTH）导致钙磷代谢紊乱，出现骨和/或肾、消化系统、心血管系统、神经系统病变等。

（2）根据发病原因不同，可分为原发性、继发性、三发性和异位性（假性）甲状旁腺功能亢进。

（3）原发性甲状旁腺功能亢进（PHPT）的常见病因为甲状旁腺腺瘤（最常见）、甲状旁腺增生、甲状旁腺癌。

2. 原发性甲状旁腺功能亢进的高度可疑人群

（1）反复发作的肾绞痛（肾或输尿管结石）或肾钙盐沉积者。

（2）不明原因的腰腿疼痛、自发性骨折、骨质疏松者。

（3）长骨骨干、肋骨、颌骨、锁骨巨细胞瘤，特别是多发者。

（4）原因不明的恶心呕吐、久治不愈的消化性溃疡、顽固性便秘和反复发作的胰腺炎。

（5）无法解释的精神症状，尤其是伴口渴、多尿和骨痛者。

3. 诊断

（1）实验室检查

1）血钙测定：是发现甲状旁腺功能亢进的首要指标，正常人的血钙值一般为 $2.1 \sim 2.5$ mmol/L，甲状旁腺功能亢进者可 >2.75 mmol/L。

2）PTH 测定：PTH 测定值升高是诊断甲状旁腺功能亢进最可靠的直接证据。

3）尿中环腺苷酸（cAMP）测定：原发性甲状旁腺功能亢进时，尿中环腺苷酸排出量明显增高。

（2）定位检查

1）超声是 PHPT 定位诊断的首选检查方法。

2）甲状腺核素扫描 ^{99m}Tc – 甲氧基异丁基异腈（^{99m}Tc – MIBI）是首选的术前定位方法。

4. 原发性甲状旁腺功能亢进的手术治疗

（1）适应证：①血清钙 >2.75 mmol/L 或血清游离钙 >1.28 mmol/L，同时伴有低血磷者。②PTH 明显增高。③影像学检查示骨病变。④肾功能低下。⑤尿路结石。⑥合并消化道病变者。⑦影像学检查提示甲状旁腺区占位。⑧临床怀疑癌变。⑨不能长期随访观察者。

（2）高钙危象的术前准备

1）大量输液，$4 \sim 6$ L/d，注意病情变化。

2）静脉输入利尿药物如呋塞米（速尿）、利尿酸钠等，$2 \sim 3$ 次/天，避免大量输液发生心力衰竭、肺水肿，同时可抑制肾小管回收钙。

3）维持酸碱离子平衡。

4）必要时应用降钙素。

（3）手术方式

1）甲状旁腺腺瘤：切除腺瘤，术中送冷冻切片病理检查。

2）甲状旁腺增生：甲状旁腺次全切除术、全甲状旁腺切除 + 自体移植术。

3）甲状旁腺癌：应整块切除，包括一定范围的周围正常组织。

（4）术后暂时性低血钙：术后 1 周内最明显。原因：①骨饥饿和骨修复。②暂时性甲状旁腺功能减退。③部分骨骼或肾对甲状旁腺的抵抗作用。

（5）常见并发症

1）神经损伤：喉返神经损伤常见。

2）甲状旁腺功能减退：表现为皮肤干燥、色素沉着、毛发稀疏、脱落、四肢麻木、手足抽搐、面神经叩击（Chvostek 征）、束臂加压试验（Trousseau 征）阳性。

3）病灶误切、遗漏。

4）出血及食管损伤。

5）高血钙持续和复发。

6）甲状旁腺癌治疗不当：①肿瘤残留。②肿瘤复发或良性肿瘤恶变。

六、其他颈部疾病

1. 颈淋巴结结核

（1）概述：颈淋巴结结核多见于儿童和青年人。常为结核分枝杆菌经扁桃体、龋齿侵入所致，约5%继发于肺和支气管结核病变。

（2）临床表现

1）颈部一侧或两侧有多个大小不等的肿大淋巴结：①初期，肿大的淋巴结较硬，无痛，可推动。②中期，发生淋巴结周围炎，各个淋巴结可互相融合成团，形成不易推动的结节性肿块。③后期，淋巴结发生干酪样坏死、液化，形成寒性脓肿，脓肿破溃后形成经久不愈的窦道或慢性溃疡。

2）少数患者可有低热、盗汗、食欲缺乏、消瘦等全身症状。

（3）诊断：如依据体征诊断困难，可行穿刺活检和CT等影像学检查。

（4）治疗

1）全身治疗：①补充营养和休息。②口服异烟肼6~12个月。③伴有全身症状或身体其他处有结核病变者，接受正规抗结核治疗。

2）局部治疗：①少数局限的、较大的、可推动的淋巴结，行手术切除。②形成寒性脓肿尚未穿破者，可行穿刺抽吸治疗，并向脓腔内注入5%异烟肼溶液作冲洗，并留适量溶液于脓腔内，每周2次。③形成溃疡或窦道，如继发感染不明显，可行刮除术，伤口不加缝合，开放引流。④寒性脓肿继发化脓性感染者，需先行切开引流，待感染控制后，再行刮除术。

2. 颈部肿块（图6-1-1）

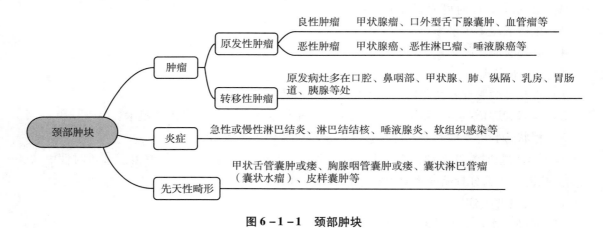

图6-1-1　颈部肿块

第二节　乳房疾病

一、急性乳腺炎

1. 概述　急性乳腺炎一般指急性哺乳期乳腺炎，是急性化脓性感染，患者多是产后哺乳的妇女，以初产妇多见，常发生在产后 3 ~ 4 周。

2. 病因

（1）乳汁淤积：有利于入侵细菌的生长繁殖。

（2）细菌入侵：乳头破损或皲裂，细菌沿淋巴管入侵是感染的主要途径。细菌也可直接侵入乳管，上行至腺小叶而致感染。致病菌主要是金黄色葡萄球菌。

3. 临床表现

（1）主要症状为患侧乳房肿胀疼痛、局部红肿、发热。疼痛可呈搏动性，可有寒战、高热、脉搏加快。常有患侧淋巴结肿大、压痛，白细胞计数明显增高。

（2）局部起初呈蜂窝织炎样表现，数天后可形成单房或多房性脓肿。脓肿可向外破溃，深部脓肿还可从乳房与胸肌间的疏松组织间穿破，形成乳房后脓肿。

4. 治疗　原则是清除感染、排空乳汁。

（1）脓肿未形成：给予抗生素治疗，首选青霉素，或用头孢菌素。青霉素过敏者，应用红霉素。避免使用四环素、氨基糖苷类、氟喹诺酮类、磺胺类和硝基咪唑类等影响婴儿的抗菌药物。

（2）脓肿形成：及时做切开引流。①为避免损伤乳管而形成乳瘘，做放射状切开。②乳晕下脓肿沿乳晕边缘做弧形切口。③深部脓肿或乳房后脓肿沿乳房下缘做弧形切口，经乳房后间隙引流。④切开后以手指分离脓肿的多房间隔，利于引流。⑤脓腔较大时，做对口引流。

5. 预防　避免乳汁淤积，防止乳头损伤，保持清洁。

二、纤维囊性乳腺病

1. 概述　纤维囊性乳腺病多见于 30 ~ 50 岁的妇女，是正常结构的排列紊乱，不属于癌前病变。主要与体内雌激素水平升高及雌、孕激素比例失调有关。

2. 临床表现

（1）症状：一侧或双侧乳房胀痛和肿块，部分患者有周期性。乳房胀痛于月经前明显，月经后减轻，严重者整个月经周期都有疼痛。少数有乳头溢液，多为浆液性或浆液血性液体。

（2）体征：一侧或双侧乳房内有大小不一、质韧的单个或多个结节，可有触痛，与周围分界不清，也可表现为弥漫性增厚。

3. 辅助检查　①影像学检查：B 超、钼靶摄片、MRI。②病理学检查：穿刺活检。

4. 治疗

（1）药物治疗：①丹那唑。②他莫昔芬（三苯氧胺）。③溴隐亭。

（2）手术治疗：辅助检查不能排除乳腺癌或肿块经药物治疗无明显消退时，手术活检。

三、乳腺纤维腺瘤

1. 概述　乳腺纤维腺瘤是来源于乳腺小叶内纤维组织和腺上皮的良性肿瘤，是乳腺最常见的良性肿瘤。高发年龄是 20 ~ 25 岁。

2. 临床表现　除肿块外，常无明显自觉症状。瘤体边界清楚，有包膜，触诊活动度佳，质韧，与皮肤及胸大肌无粘连，不引起腋窝淋巴结肿大；周围可存在乳腺增生。

3. 辅助检查　超声、钼靶摄片、细针吸取细胞学检查、空芯针穿刺。

4. 治疗 手术切除是治疗纤维腺瘤的唯一有效方法。手术方式有开放手术、乳腺微创旋切术。

四、乳腺癌

考点直击

【病历摘要】

女，50 岁。左乳肿块 1 年。患者 1 年前发现左乳房内有一肿块，约蚕豆大小，无疼痛，未就诊。1 年来肿块逐渐增大，偶有针刺样疼痛，无发热。发病以来饮食正常，大小便及睡眠均正常，体重无下降。既往体健，月经正常，无烟酒嗜好。15 年前正常分娩一子，未哺乳。无乳腺癌家族史。

查体：体温 36.0℃，脉搏 72 次/分，呼吸 18 次/分，血压 120/80mmHg。皮肤、巩膜无黄染，双侧颈部及锁骨上淋巴结未触及肿大。双肺未闻及干、湿啰音，心界不大，心率 72 次/分，心律整齐。腹平软，无压痛，肝脾肋下未触及。左乳外上象限扪及 4.0cm×3.5cm 质硬肿块，边界不清，与表面皮肤轻度粘连；左侧腋窝可扪及 4 枚肿大、质硬的淋巴结，最大者约 1.5cm×1.0cm，无融合，可推动。右乳及右侧腋窝未扪及肿物。

实验室检查：血常规示血红蛋白 120g/L，白细胞计数 $6.8×10^9$/L，中性粒细胞占比 0.66，血小板计数 $170×10^9$/L。便常规、尿常规均未见异常。

【病例分析】

1. 诊断 左乳腺癌。

2. 诊断依据

（1）50 岁女性，1 年前发现左乳房内有一肿块，逐渐增大。

（2）左乳外上象限扪及 4.0cm×3.5cm 质硬肿块，边界不清，与表面皮肤轻度粘连。

（3）左侧腋窝可扪及 4 枚肿大、质硬的淋巴结，无融合，可推动。

3. 鉴别诊断 ①乳腺纤维腺瘤。②纤维囊性乳腺病。③急性乳腺炎。④乳房肉瘤或乳管内乳头状瘤。

4. 进一步检查

（1）乳房钼靶 X 线片或 B 超检查。

（2）细针吸取细胞学检查或空芯针穿刺活检。

（3）胸部 X 线片。

（4）腹部 B 超检查。

5. 治疗原则

（1）手术治疗（左乳腺癌根治术或改良根治术）。

（2）化学治疗。

（3）放射治疗。

（4）根据病理应用内分泌治疗。

（5）免疫治疗、靶向治疗等辅助治疗。

1. 概述　乳腺癌是女性恶性肿瘤中发病率第一位的疾病。

（1）高危因素：①月经初潮早、经期 > 35 年、绝经年龄晚。②第一胎足月产时 > 35 岁。③产后未哺乳者。④雌二醇和孕酮（直接关系）分泌增多。⑤乳腺不典型增生。⑥一侧乳腺癌病史者。⑦遗传和家族史。⑧高脂肪饮食、肥胖等。

（2）常见病理类型

1）非浸润性癌：如导管原位癌、小叶原位癌等。

2）浸润性非特殊癌：最常见，如浸润性导管癌、浸润性小叶癌等。

3）浸润性特殊癌：①黏液癌（预后良好）。②小管癌（预后良好）。③髓样癌。④浸润性微乳头状癌（预后差）。⑤化生性癌（预后差）。

2. 临床表现

（1）乳房肿块：最常见，患者多以无痛性并进行性增大的乳房肿块首诊。肿块大小形态不一，不规则，表面欠光滑，边界欠清楚。

（2）乳头溢液：可呈乳汁样、清水样、血性、浆液性或脓性，溢液量可多可少，间隔时间不一致，可以是单管或多管性。

（3）乳头乳晕改变

1）乳头牵拉、回缩：在乳腺癌病程早期和晚期均可出现。

2）乳头乳晕湿疹样癌：表现为乳头皮肤糜烂、破溃、结痂、脱屑、灼痛、瘙痒感。

（4）皮肤改变：①"酒窝征"（累及乳房悬韧带导致）。②"橘皮样变"（癌细胞阻塞皮下淋巴管所致）。③"皮肤卫星结节"。④"菜花样"改变。⑤炎性乳腺癌皮肤呈炎性改变，同时伴有皮肤水肿。

（5）区域淋巴结：最常见的淋巴转移部位为同侧腋窝淋巴结。腋淋巴结转移晚期，可压迫腋静脉致上肢水肿。

3. 辅助检查

（1）乳腺钼靶摄片：用于乳腺癌的筛查和早期诊断，是乳腺疾病最基本和首选的检查。

（2）乳腺超声检查：适用于任何人群的乳腺检查。

（3）乳腺 MRI 检查：对乳腺癌的敏感性高达 94% ~ 100%。

4. 乳腺癌 TNM 分期（表 6 – 2 – 1）

表 6 – 2 – 1　乳腺癌 TNM 分期

分期	肿瘤情况	分期	转移情况
T_0	原发癌瘤未查出	N_0	同侧腋窝淋巴结无转移
Tis	原位癌	N_1	同侧腋窝有可推动的肿大淋巴结
T_1	肿瘤最大直径≤2cm	N_2	同侧腋窝肿大淋巴结融合，或与周围组织粘连
T_2	2cm < 肿瘤最大直径≤5cm	N_3	同侧锁骨上淋巴结、同侧胸骨旁淋巴结转移
T_3	肿瘤最大直径 > 5cm	M_0	无远处转移
T_4	癌瘤大小不计，侵犯皮肤或胸壁，包括炎性乳腺癌	M_1	有远处转移

5. 乳腺癌临床分期（表 6 - 2 - 2）

表 6 - 2 - 2　乳腺癌临床分期

临床分期	TNM 分期
0 期	$TisN_0M_0$
Ⅰ 期	$T_1N_0M_0$
Ⅱ 期	$T_{0\sim1}N_1M_0$、$T_2N_{0\sim1}M_0$、$T_3N_0M_0$
Ⅲ 期	$T_{0\sim2}N_2M_0$、$T_3N_{1\sim2}M_0$、$T_4N_{0\sim2}M_0$、$T_{0\sim4}N_3M_0$
Ⅳ 期	$T_{0\sim4}N_{0\sim3}M_1$

6. 治疗

（1）手术治疗：乳腺癌的手术方式见表 6 - 2 - 3。

表 6 - 2 - 3　乳腺癌的手术方式

手术方式	操作要点	说明
乳腺癌根治术	切除整个乳房、胸大肌、胸小肌及腋窝 Ⅰ、Ⅱ、Ⅲ 组淋巴结	乳腺癌标准术式，现已少用
乳腺癌扩大根治术	在乳腺癌根治术基础上，切除胸廓内动静脉及周围淋巴结（即胸骨旁淋巴结）	手术范围大，现较少使用
乳腺癌改良根治术	①保留胸大肌，切除胸小肌。②保留胸大、小肌	适用于 Ⅰ、Ⅱ 期乳腺癌，目前最常用
全乳房切除术	切除整个乳房，包括腋尾部及胸大肌筋膜，无淋巴结清扫	适用于原位癌、微小癌、年老体弱不宜做根治术者
保留乳房的乳腺癌切除术	完整肿块切除及腋淋巴结清扫，原发灶切除范围应包括肿瘤、肿瘤周围 1~2cm 组织，确保标本边缘无肿瘤细胞浸润	适用于 Ⅰ、Ⅱ 期乳腺癌，术后必须辅以放疗，术后外观效果好
前哨淋巴结清扫术及腋淋巴结清扫术	对腋淋巴结阳性者常规行腋淋巴结清扫术，范围包括 Ⅰ、Ⅱ 组腋淋巴结；阴性者，可先行前哨淋巴结活检术	对前哨淋巴结阴性者可不做腋淋巴结清扫术

（2）化学治疗：辅助化疗指征是浸润性乳腺癌伴腋淋巴结转移者。腋淋巴结阴性而有高危复发因素者，如原发肿瘤直径 >2cm，组织学分级差，雌、孕激素受体阴性，癌基因表皮生长因子受体 2（HER2）有过度表达者，也适宜用术后辅助化疗。

1）肿瘤分化差、分期晚：常用蒽环类与紫杉类联合化疗方案，如EC（表柔比星、环磷酰胺）- T（多西他赛或紫杉醇）方案。

2）肿瘤分化较好、分期较早：可用TC（多西他赛或紫杉醇、环磷酰胺）方案等。

（3）内分泌治疗：适用于雌激素受体阳性的乳腺癌患者。

1）选择性雌激素受体调节药，如他莫昔芬、托瑞米芬。

2）第三代芳香化酶抑制药，如阿那曲唑、来曲唑和依西美坦。

（4）辅助放疗：在保留乳房的乳腺癌手术后，放射治疗是重要组成部分，应于肿块局部广泛切除后给予适当剂量放射治疗。

（5）靶向治疗：曲妥珠单抗是目前最常用的抗 HER2 靶向治疗药物。

第三节　动脉性疾病

一、颅外颈动脉硬化狭窄性疾病

1. 概述　颅外颈动脉硬化狭窄性疾病指颈总动脉和颈内动脉粥样硬化狭窄或闭塞，可引起缺血性脑卒中或短暂性脑缺血发作。

2. 颈动脉狭窄程度的分级

（1）轻度狭窄：动脉内径缩小 < 30%。

（2）中度狭窄：动脉内径缩小 30% ~ 69%。

（3）重度狭窄：动脉内径缩小 70% ~ 99%。

（4）完全闭塞。

3. 临床表现

（1）有症状性狭窄：短暂性脑缺血发作、可复性缺血性神经功能障碍、缺血性脑卒中。

（2）无症状性狭窄：无任何神经系统的症状和体征。

4. 非手术治疗

（1）控制脑卒中的危险因素，如戒烟、控制血压等。

（2）若患者血脂升高，给予抗血小板治疗、降脂药物等。

5. 手术指征

（1）绝对手术指征：①有一次或多次短暂性脑缺血发作，表现为 24 小时内明显的局限性神经功能障碍或一过性黑矇，伴颈动脉狭窄。②有一次或多次轻度非致残性脑卒中，症状或体征持续超过 24 小时，伴颈动脉狭窄。

（2）相对适应证：①无症状性颈动脉狭窄。②有症状或无症状性颈动脉狭窄 < 70%，但血管造影或其他检查提示狭窄表面不光整、溃疡或有血栓形成。③颈动脉内膜切除术后严重再狭窄伴有症状。

6. 手术禁忌证　①患侧颈动脉完全闭塞。②有明显脑卒中后遗症。③患有明显影响生存的疾病。④严重脑卒中尚未恢复。

7. 手术方式　颈动脉内膜切除术（经典方式）、颈动脉支架植入术。

二、下肢动脉硬化闭塞症

1. 概述　下肢动脉硬化闭塞症指动脉内膜增厚、钙化、继发血栓形成等导致动脉狭窄甚至闭塞的一组慢性缺血性疾病，是全身动脉硬化病变的局部表现。

2. 临床表现　根据 Fontaine 法分为四期。

（1）Ⅰ期（轻微症状期）：患肢无症状或有轻微症状，如患肢怕冷、行走后易疲劳等。下肢动脉可扪及搏动，但行走一段距离后，下肢动脉搏动可减弱甚至消失。

（2）Ⅱ期（间歇性跛行期）：间歇性跛行是动脉硬化闭塞症的特征性表现，表现为行走一段距离后，由于狭窄的动脉无法满足肌肉血液灌注增加的需求，出现小腿酸痛，被迫休息一段时间后再继续行走。按最大跛行距离：＞200m为Ⅱa期，＜200m为Ⅱb期。

（3）Ⅲ期（静息痛期）：病变的动脉不能满足下肢血供静息状态下出现静息痛。疼痛多位于前半足或足趾端，夜间明显。患者常屈膝，整夜抱膝而坐。患肢常有营养性改变，皮肤蜡纸样，指甲生长缓慢且变性增厚，患足潮红但上抬时呈苍白色，小腿肌肉萎缩。

（4）Ⅳ期（溃疡和坏死期）：患者血液灌注无法满足最基本的新陈代谢，无法修复轻微的损伤而出现肢端坏疽。坏疽可逐渐增大，合并感染可加速组织坏死。

3. 非手术治疗　包括戒烟，避免足部损伤，控制血压、血糖、血脂、改善高凝状态，促进侧支循环形成。

4. 手术治疗

（1）经皮腔内血管成形、血管支架植入术（首选）：可处理髂动脉的狭窄、闭塞性病变，也用于治疗股动脉及其远侧动脉单个甚至多处狭窄或闭塞。

（2）内膜剥脱术：适用于短段的髂－股动脉闭塞病变者。

（3）动脉旁路手术：用于腔内手术难以重建血流的严重病变或腔内手术失败后。

（4）截肢术：适用于已经发生大片坏疽的患者。

（5）其他：包括大网膜移植术、静脉动脉化手术等。

三、腹主动脉瘤

1. 概述　腹主动脉瘤是腹主动脉局限或弥漫性扩张、膨大，最大直径超过正常的50%，累及的部位一般为肾动脉水平以下的腹主动脉和/或髂动脉。

2. 临床表现

（1）腹部搏动性肿块。

（2）疼痛：可无腹痛或腹部、腰背部胀痛，疼痛性质不一，瘤体巨大压迫甚至侵蚀椎体，可引起脊神经根痛，突发的剧烈腹背痛提示有腹主动脉破裂或形成主动脉夹层可能。

（3）压迫症状：表现为压迫胃肠道、胆道、肾盂、输尿管、下腔静脉而导致的相应器官的梗阻性症状。

（4）栓塞：瘤腔内血栓或钙化斑块可在血流的冲击下脱落，栓塞下肢动脉，导致肢体急慢性缺血坏死。

（5）破裂：是腹主动脉瘤最严重的并发症，可破向腹膜后形成腹膜后血肿，继而破入腹腔，表现为剧烈的腹背痛、失血性休克，也可直接破入腹腔或十二指肠形成腹主动脉－十二指肠瘘，或破入下腔静脉导致主动脉－腔静脉瘘等。

（6）其他：腹主动脉瘤内感染可导致发热、感染中毒症状等。

3. 辅助检查

（1）全主动脉髂动脉CT血管成像（CTA）、磁共振血管成像（MRA）：为有创检查，是诊断的金标准。

（2）超声多普勒：无创、方便、经济，可作为筛选检查。

（3）CT：可判断有无解剖异常，发现有无伴发的其他腹内疾病。

4. 手术适应证 ①瘤体直径≥5cm者；或瘤体直径<5cm，但不对称易于破裂者。②伴有疼痛，特别是突发持续性剧烈腹痛者。③压迫胃肠道、泌尿系统引起梗阻或其他症状者。④引起远端动脉栓塞者。⑤并发感染。⑥瘤体破裂，或与下腔静脉、肠管形成内瘘者，应急诊手术。

5. 手术方式

（1）开腹人工血管置换术：治疗彻底，疗效可靠、持久，但手术创伤大、风险高、并发症多、高危高龄患者难以耐受。

（2）腹主动脉瘤腔内覆膜支架隔绝术：手术创伤小，但费用高昂、技术难度较高。

四、主动脉夹层

1. 概述 主动脉夹层指主动脉内血流将其内膜撕裂，并进入动脉壁中层形成血肿，进一步撕裂动脉壁向远端延伸，从而造成主动脉真假两腔分离的病理改变，其起病急骤，病情严重，死亡率高。

2. 临床表现

（1）突发胸背部持续性剧烈疼痛，呈撕裂样或刀割样，向肩胛区、前胸、腹部以及下肢放射，可伴有面色苍白、出冷汗、四肢发凉、神志淡漠等休克样表现。

（2）高血压。若发生心包压塞、夹层破裂、冠状动脉血流供应障碍导致的急性心肌梗死，可表现为低血压。

（3）可有急性肝肾衰竭、急性下肢缺血、急性脑供血障碍等急性缺血症状。

（4）可破入心包导致心脏压塞，破入胸膜腔导致胸腔积血、呼吸困难，破入食管、气管等导致咯血、呕血等相应症状，夹层破裂导致失血性休克，死亡。

（5）其他包括压迫冠状动脉导致患者急性猝死，急性主动脉关闭不全导致急性肺水肿等。

3. 分型（表6-3-1）

表6-3-1 主动脉夹层的分型

DeBakey分型	内容	Stanford分型	内容
Ⅰ型	主动脉夹层范围从升主动脉至腹主动脉，以至更远	A型	凡涉及升主动脉者
Ⅱ型	病变仅涉及升主动脉	B型	仅涉及降主动脉及以远者
Ⅲ型	病变涉及降主动脉及以远，膈上者为Ⅲa型，膈下者为Ⅲb型	—	—

4. 分期 急性期（发病2周以内）、亚急性期（发病2周至2个月）、慢性期（发病超过2个月）。

5. 治疗

（1）药物治疗：无论何种类型的主动脉夹层均应首先以药物控制血压、心率和疼痛。

（2）手术治疗：①主动脉覆膜支架腔内修复手术是Stanford B型主动脉夹层的首选治疗。②Stanford A型主动脉夹层宜行开放手术治疗。

6. Stanford B型主动脉夹层的手术指征

（1）急性期：①主动脉夹层破裂出血。②并发进行性血胸。③严重内脏和/或肢体缺血。

④无法控制的疼痛和高血压。⑤药物治疗后主动脉夹层进行性扩展。

（2）慢性期：①主动脉夹层进展。②脏器缺血。③主动脉夹层破裂。④主动脉直径＞5cm或每6个月增大＞1cm。

7. 术后的治疗和随访 患者术后应严格控制血压（约100/70mmHg）和心室速率（60～70次/分），3～6个月定期门诊复查，避免体力活动。

第四节 周围静脉疾病

一、下肢静脉曲张

1. 概述 下肢静脉曲张是指大隐静脉、小隐静脉或交通支瓣膜关闭不全导致的静脉内血液倒流，远端静脉淤滞，继而静脉增粗、迂曲、成团状改变的一种疾病。

2. 临床表现 主要表现为下肢浅静脉扩张、迂曲，下肢沉重、乏力感，可出现踝部轻度肿胀和足靴区皮肤营养性变化，如皮肤色素沉着、皮炎、湿疹、皮下脂质硬化和溃疡形成。

3. 下肢静脉瓣膜功能检查方法

（1）特伦德伦堡（Trendelenburg）试验（表6-4-1）：患者仰卧，抬高下肢使静脉排空，在大腿上部扎止血带，阻断大隐静脉；让患者站立30秒，释放止血带，观察大隐静脉曲张的充盈情况。

表6-4-1 Trendelenburg 试验

充盈情况		意义
松解止血带前	松解止血带时/后	
大隐静脉空虚	大隐静脉自上而下逆向充盈	大隐静脉瓣膜功能不全，但大隐静脉与深静脉之间的交通支瓣膜功能正常
大隐静脉已部分充盈曲张	充盈曲张更为明显	大隐静脉瓣膜及其与深静脉之间交通支瓣膜均功能不全
大隐静脉即充盈曲张	曲张静脉充盈并未加重	大隐静脉与深静脉间交通支瓣膜功能不全，但大隐静脉瓣膜功能正常

（2）小隐静脉瓣膜及小隐静脉与深静脉之间交通支瓣膜功能试验：与Trendelenburg试验区别在于止血带置于腘窝处阻断小隐静脉血流。

（3）交通静脉瓣膜功能试验（Pratt试验）：患者平卧，抬高患肢，在大腿根部扎止血带，先从足趾向上至腘窝缠缚第一根弹力绷带，再自止血带处向下，扎上第二根弹力绷带，一边向下解开第一根弹力绷带，一边向下继续缠缚第二根弹力绷带。如果在两根弹力绷带之间的间隙内出现曲张静脉，即意味该处有功能不全的交通静脉。

（4）深静脉通畅试验（Perthes试验）：患者站立，在大腿根部扎止血带，阻断大隐静脉回流，嘱患者用力踢腿或做下蹲活动10～20次，使小腿肌泵收缩以促进静脉血液向深静脉系统回流。

1）若曲张的浅静脉明显减轻或消失，表示深静脉通畅。

2）若曲张静脉不减轻，张力增高甚至出现胀痛，表示深静脉不通畅。

（5）直腿伸踝试验（Homans 征）：嘱患者下肢伸直，被动或主动做踝关节过度背屈动作，如小腿剧烈疼痛提示深静脉血栓形成。

4. 鉴别诊断　①原发性下肢深静脉瓣膜功能不全。②下肢深静脉血栓形成后综合征。③先天性静脉畸形骨肥大综合征。④动静脉瘘。

5. 治疗

（1）非手术治疗：①穿弹力袜或用弹力绷带外部加压。②七叶皂苷类或黄酮类药物可以缓解下肢水肿、酸胀等症状。

（2）手术治疗：目的是去除曲张静脉和防止并发症。手术方式：①大隐静脉高位结扎加曲张静脉剥脱术。②微创手术，包括硬化治疗，射频治疗，激光治疗，刨吸治疗，内镜下交通静脉结扎术等。

6. 并发症及其处理

（1）血栓性浅静脉炎：可用抗凝及局部热敷治疗，伴感染时应用抗生素。炎症控制后，尽早手术。

（2）溃疡形成：卧床休息，抬高患肢，抗感染治疗等。感染控制后且溃疡有新鲜肉芽组织愈合时，应尽早手术，必要时行溃疡切除植皮术。

（3）曲张静脉破裂出血：抬高患肢和局部加压包扎，必要时缝扎止血或行静脉曲张手术治疗。

二、下肢深静脉血栓形成

1. 概述　下肢深静脉血栓形成指血液在下肢深静脉血管腔内由液体转化为固体，阻塞静脉管腔，引起静脉回流障碍，静脉壁呈炎性改变，远心端静脉高压致肢体肿胀、疼痛及浅静脉扩张等。

2. 易感因素

（1）导致静脉血流滞缓的因素：①手术、妊娠等原因导致的长期卧床休息。②脊髓麻醉或全身麻醉导致周围静脉扩张，静脉流速减慢。③左髂静脉受右髂总动脉和第三腰椎椎体的双向挤压，导致血流不畅。④髂外静脉有瓣膜，或先天性膜状闭塞等。

（2）导致静脉壁损伤的因素：①静脉内注射各种刺激性溶液和高渗溶液导致静脉炎和静脉血栓形成。②静脉局部挫伤，撕裂伤或骨折碎片创伤累及静脉，如股骨颈骨折损伤股总静脉等。

（3）血液高凝状态：①各种大型手术，术中术后因组织损伤引起血小板黏聚能力增强。②烧伤或严重脱水使血液浓缩。③癌细胞破坏组织同时，释放多种可提高血凝固度的活性物质。④大剂量使用止血药和脱水药。⑤服用某些药物，如避孕药等。

3. 临床表现

（1）患肢肿胀，呈非凹陷性水肿，皮肤泛红，皮温较对侧高，肿胀严重时，皮肤可出现水泡。

（2）患肢局部持续性疼痛、压痛，患肢胀痛。急性期可有低热。

（3）浅静脉发生代偿性扩张，后期可形成浅静脉曲张。

（4）下肢静脉系统回流严重受阻时，可出现股青肿，即患肢剧烈疼痛，皮肤发亮，伴有水泡或血泡，皮色呈青紫色，皮温低，足背动脉、胫后动脉不能触及搏动，伴有高热，精神萎靡，甚至休克。

4. 辅助检查 ①血液 D - 二聚体浓度。②下肢静脉造影（金标准）。③超声多普勒。

5. 治疗

（1）一般治疗：卧床休息，抬高患肢。急性期过后可穿弹力袜或弹力绷带加压包扎，进行轻度活动。

（2）药物治疗：以抗凝为主，治疗方案如下。

1）按体重皮下注射低分子量肝素，不需检测活化部分凝血活酶时间（APTT）等指标。

2）静脉注射普通肝素，需要检测 APTT。

3）皮下注射普通肝素，检测并调整剂量。

（3）手术治疗：髂 - 股静脉血栓病程不超过 48 小时者，可尝试行导管取栓或溶栓术。股青肿则常需要手术取栓。

（4）其他治疗：如下腔静脉滤网置入术等。

（5）出院后治疗：①口服维生素 K 拮抗药长期抗凝治疗。维持国际标准化比值（INR）在 2.0 ~ 3.0。②维生素 K 拮抗药有禁忌（妊娠）或合并癌症者长期应使用低分子量肝素治疗或抗 Xa 因子的新型抗凝药物。③长期物理治疗，如穿弹力袜或间歇性脚部充气压迫法等。

第五节　腹　外　疝

考点直击

【病历摘要】

男，66 岁。右下腹坠胀半年，加重 1 天。患者半年来，常有右下腹坠胀感，无腹泻，无黏液脓血便，未予诊治。1 天前搬重物时突感右下腹胀痛，无恶心、呕吐、腹泻。腹痛后未进食，未排便，小便正常。发病以来精神、食欲可，体重无明显变化。既往体健，近 5 年体检，血压在 160/90mmHg，未进一步检查及治疗。无外伤及腹部手术史，无肝病和心脏病病史。吸烟 50 余年，每天 10 ~ 20 支。无遗传病家族史。

查体：体温 37.3℃，脉搏 90 次/分，呼吸 18 次/分，血压 170/90mmHg。皮肤未见出血点和皮疹，浅表淋巴结未触及肿大，结膜无苍白，巩膜无黄染，甲状腺未触及肿大。双肺未闻及干、湿啰音。心界不大，心率 90 次/分，心律整齐，各瓣膜听诊区未闻及杂音。腹平软，无压痛，肝脾肋下未触及，移动性浊音（-），肠鸣音亢进。右腹股沟区可触及 8cm × 4cm 包块，触痛明显，无法还纳。双下肢无水肿。

实验室检查：血常规示血红蛋白 130g/L，红细胞计数 4.0×10^{12}/L，白细胞计数 10.5×10^9/L，中性粒细胞占比 0.65，血小板计数 195×10^9/L。尿常规（-）。

【病例分析】

1. 诊断　右侧腹股沟嵌顿性疝，高血压。

2. 诊断依据

（1）66 岁患者，半年来常有右下腹坠胀感，1 天前搬重物时突感右下腹胀痛。

（2）右腹股沟区可触及 8cm×4cm 包块，触痛明显，无法还纳。肠鸣音亢进。

（3）近 5 年体检，血压在 160/90mmHg，此次查体血压 170/90mmHg。

3. 鉴别诊断　①鞘膜积液。②腹股沟淋巴结肿大。③急性肠扭转。

4. 进一步检查

（1）包块透光试验。

（2）腹部（含包块）B 超检查。

（3）立位腹部 X 线平片检查。

（4）急诊腹部 CT 检查。

5. 治疗原则

（1）急症手术。

（2）戒烟。

（3）控制高血压。

一、腹股沟疝

1. 概述　腹外疝为腹腔内脏器通过先天或后天形成的解剖通道向外形成的突出结构。腹股沟疝是临床最多见的腹外疝类型，其中以斜疝多见。

2. 病因

（1）解剖：①精索、子宫圆韧带穿过腹股沟管。②股动静脉穿过股管造成此区域先天薄弱。③儿童腹股沟疝常因鞘状突闭合不全引起。

（2）腹内压力增加：如长期慢性咳嗽、慢性便秘、长期排尿困难等。

（3）腹壁局部薄弱：如老年人的组织胶原成分变化和腹壁肌肉萎缩。

（4）其他：如遗传、吸烟、肥胖、下腹部低位手术切口等。

3. 解剖要点

（1）腹股沟管：成人长度为 4～5cm，男性精索及女性腹股沟韧带由此通过。由两口四壁组成。

1）两口：内口为深环，外口为浅环。

2）四壁：①前壁，由皮肤、皮下组织及腹外斜肌腱膜组成，但外侧 1/3 有腹内斜肌覆盖。②后壁，为腹横筋膜，其内侧 1/3 有腹股沟镰。③上壁，有弓状下缘及部分联合腱。④下壁，有腹股沟韧带及腔隙韧带。

（2）直疝三角：外侧边为腹壁下动脉，内侧边为腹直肌外侧缘，底边为腹股沟韧带。

（3）肌耻骨孔：即包括股疝、斜疝、直疝发生的同一薄弱区域。其内侧为腹直肌外侧缘，外侧为髂腰肌，上侧为腹横筋膜和腹内斜肌，下侧为骨盆的骨性边缘。

4. 腹股沟斜疝、直疝和股疝的鉴别（表6-5-1）

表6-5-1　腹股沟斜疝、直疝和股疝的鉴别

鉴别要点	斜疝	直疝	股疝
年龄	儿童、青壮年及老年	多见于老年	多见于中老年妇女
突出途径	腹股沟管，可进阴囊	直疝三角，一般不进阴囊	经股管突出
疝外形	椭圆或梨形	半球形	半球形
回纳后压住内环	不再突出	仍突出	仍突出
精索与疝解剖关系	疝囊与精索关系密切，精索位于疝囊后方	疝囊与精索分离，关系不密切，精索位于疝囊前外方	—
疝囊颈与腹壁下动脉关系	疝囊颈位于腹壁下动脉外侧	疝囊颈位于腹壁下动脉内侧	—
嵌顿	较多	较少	最易嵌顿

5. 腹股沟斜疝与其他疾病鉴别诊断　①鞘膜积液。②精索囊肿或睾丸下降不全。③子宫圆韧带囊肿（可与疝同时存在）。

6. 手术方式

（1）传统疝手术

1）单纯疝囊高位结扎术：主要用于儿童腹股沟疝修补。

2）加强或修补腹股沟管前壁的方法：最常用 Ferguson 法，适用于腹横筋膜无显著缺损、腹股沟管后壁尚健全的病例。

3）加强或修补腹股沟管后壁的常用方法（表6-5-2）

表6-5-2　加强或修补腹股沟管后壁的常用方法

方法	适应证
Bassini 法	适用于腹横筋膜已哆开、松弛，腹股沟管后壁较为薄弱者，尤其适用于青壮年斜疝和老年人直疝
Halsted 法	与 Bassini 法相似
McVay 法	适用于后壁薄弱严重者、巨大斜疝、直疝，常用于股疝修补
Shouldice 法	适用于较大的成人腹股沟斜疝和直疝

（2）开放无张力疝修补术：包括平片无张力疝修补术、网塞充填式无张力疝修补术、各种腹膜前无张力修补术。适用于绝大多数非儿童腹股沟疝患者。

（3）腔镜无张力疝修补术：①经腹腔的腹膜前修补。②完全经腹膜外路径的修补。③腹腔内的补片修补。④单纯疝环缝合法（只用于较小儿童斜疝）。

7. 嵌顿性疝与绞窄性疝处理原则

（1）嵌顿性疝：若患者不能耐受手术且嵌顿时间在4小时内，局部无明显压痛，腹部无压痛，反跳痛，无明显肠坏死征象可首先手法复位。否则行急诊手术治疗。

（2）肠绞窄、肠坏死患者：行疝囊高位结扎术，不行无张力疝修补术。

8. 术后注意事项

（1）手术切口有无红肿、出血、渗液，局部皮肤、阴囊及大腿内侧有无出血。

（2）有无术后长期慢性疼痛。术后慢性疼痛一般为术中损伤或缝扎神经引起，少数为补片卡压精索引起，局部封闭治疗常可缓解疼痛，严重者须再次手术探查。

（3）对糖尿病，免疫力低下者需使用抗生素。

（4）有无补片感染。若补片感染需再次手术取出补片。

（5）术后 3 个月内禁止重体力活动。至少随访 1 年。

二、股疝

1. 概述 疝囊通过股环、经股管向卵圆窝突出的疝为股疝，多见于 40 岁以上妇女。妊娠是腹内压增高的主要原因。在腹外疝中，股疝最易嵌顿，嵌顿后可迅速发展为绞窄性疝。

2. 体征 常可在腹股沟韧带下方卵圆窝处触及半球形肿块，较小，边界清，一般质软，可伴触痛，部分患者平卧休息后疝内容物有时不能完全还纳。

3. 诊断要点

（1）隐静脉裂孔区域突然出现的肿块，直径一般 2～3cm。

（2）肿块常为不可复性，伴或不伴疼痛。

（3）影像学检查肿块边界清晰，包膜与腹腔相连，可包含肠管等内容物。

（4）肿块较大时可向腹股沟韧带的内上方延伸。

4. 手术方式

（1）组织修补法：常用 McVay 法。还纳疝内容物，高位结扎疝囊，用不可吸收线将后方的耻骨梳韧带和前方的腹股沟韧带与髂耻束或上方的联合肌腱间断缝合关闭股环。

（2）无张力修补术：可采用网塞充填式修补或腹膜前无张力疝修补。

5. 股疝修补的注意要点

（1）切开腹横筋膜时避免过深，以防直接切开腹膜进入腹腔。

（2）充分游离组织间隙。

（3）补片充分展平，完全覆盖肌耻骨孔。

三、切口疝

1. 概述 切口疝是腹壁手术常见的并发症之一，多见于腹部纵行切口，最常发生于经腹直肌切口。常见原因有手术操作不当，切口感染，引流物放置不当，创口愈合不良等。

2. 切口疝根据疝环大小分类（表 6-5-3）

表 6-5-3 切口疝根据疝环大小分类

类别	疝环最大直径/cm
小切口疝	<3
中切口疝	3～5

续表

类别	疝环最大直径/cm
大切口疝	5～10
巨大切口疝	>10

3. 表现 腹部切口疝的主要症状是腹壁切口处逐渐膨隆，出现肿块，站立或用力时更明显。可伴食欲减退、恶心、便秘等。

4. 治疗 ①适合手术治疗的患者，推荐择期手术。②不宜手术或暂不宜手术的患者推荐采用腹带限制切口疝的增大和发展。

四、脐疝

1. 分类

（1）小儿脐疝：脐环先天闭合不全或脐环薄弱，在腹内压力增大时发生。多为易复性疝，疝环较小，不易嵌顿。

（2）成人脐疝：多见于中年女性患者，肝硬化腹水易并发脐疝。疝环较小时易发生嵌顿，应及时手术。

2. 小儿脐疝的治疗方法

（1）非手术治疗：2岁以内的脐疝多能自行闭锁。

（2）手术治疗：2岁以内的脐疝嵌顿或穿破，5岁以上儿童的脐疝均应手术。

3. 脐疝修补术的注意事项

（1）小儿脐疝修补常采用全身麻醉，切除多余疝囊，用不可吸收线做全层筋膜水平褥式缝合关闭疝环，脐眼加压包扎。

（2）成人脐疝修补可使用组织缝合修补法。切除疝囊，缝合疝环，必要时可重叠缝合疝环两旁的组织。

第六节　腹部损伤

考点直击

【病历摘要】

男，24岁。高处坠落伤伴右上腹痛4小时。患者于4小时前不慎从3米高架上跌落，右侧下胸部着地。伤后自觉右上腹部胀痛难忍，不敢大口呼吸。自觉口渴、咽干、心悸，四肢发凉，被同事送入医院救治。

查体：体温37.2℃，脉搏120次/分，血压80/50mmHg。神志清楚，面色苍白，表情痛苦，头部冷汗，四肢发凉。胸廓无畸形，右下胸部局限性压痛明显，有片状淤血，未触及骨擦音和骨擦感。腹部外形基本正常，全腹压痛、反跳痛、肌紧张，以右上腹明显，移动性浊音阳性，肠鸣音减弱。

辅助检查：外周血血红蛋白 90g/L，白细胞计数 12×10^9/L，血小板计数 300×10^9/L。B 超示肝右膈面有液性暗区，肠间隙增宽。立位腹部平片未见膈下游离气体。

【病例分析】

1. 诊断 腹部闭合性损伤、肝破裂，失血性休克。

2. 诊断依据

（1）患者右侧下胸部着地，伤后自觉右上腹部胀痛难忍。

（2）脉搏 120 次/分，血压 80/50mmHg。面色苍白，表情痛苦，头部冷汗，四肢发凉。

（3）全腹压痛、反跳痛、肌紧张，以右上腹明显，移动性浊音阳性，肠鸣音减弱。

（4）血红蛋白 90g/L，白细胞计数 12×10^9/L，B 超示肝右膈面有液性暗区，肠间隙增宽。

3. 鉴别诊断 ①脾破裂。②肠破裂。③胸部闭合性损伤，肋骨骨折。④胸腹联合性损伤。

4. 进一步检查

（1）诊断性腹腔穿刺。

（2）胸部 X 线检查。

（3）必要时腹部 CT 检查。

（4）尿常规。

5. 治疗原则

（1）严密观察病情，监测生命体征。

（2）应用抗生素预防感染。

（3）扩容抗休克，行输液输血治疗。

（4）同步准备手术行剖腹探查，肝破裂止血、清除积血等。

一、概论

1. 分类

（1）依据是否有腹壁伤口分类

1）开放性损伤：①有腹膜破损者为穿透伤（多伴内脏损伤），反之为非穿透伤（偶伴内脏损伤）。②常受损部位依次为肝、小肠、胃、结肠、大血管等。

2）闭合性损伤：①可局限于腹壁，也可同时兼有内脏损伤。②常受损部位依次为脾、肾、小肠、肝、肠系膜等。

（2）依据受损伤脏器不同分类

1）实质脏器损伤：主要为肝、脾、胰、肾等，表现为腹腔内（或腹膜后）出血，腹痛呈持续性，一般不剧烈，腹膜刺激征也不严重。

2）空腔脏器损伤：主要为胃肠道、胆道等，表现为弥漫性腹膜炎，除胃肠道症状（恶心、呕吐、便血、呕血等）及稍后出现的全身性感染外，最为突出的是腹部有腹膜刺激征。

2. 腹部脏器损伤的判断

（1）考虑有腹内脏器损伤的情况：①早期出现休克。②持续性或进行性加重腹痛伴恶心、呕吐等消化道症状。③有固定的腹部压痛和肌紧张。④有气腹表现者（空腔脏器损伤）。⑤腹部出现移动性浊音。⑥有便血、呕血或尿血。

（2）判断脏器损伤类型：①有恶心、呕吐、便血、气腹者多为胃肠道损伤。②有排尿困难、血尿、外阴或会阴部牵涉痛者，提示泌尿系统脏器损伤。③有膈面腹膜刺激，表现为同侧肩部牵涉痛，提示上腹脏器损伤，以肝、脾破裂多见。④有下位肋骨骨折者，提示有肝、脾破裂可能。⑤有骨盆骨折者，提示有直肠、膀胱、尿道损伤的可能。

3. 辅助检查　①诊断性腹腔穿刺术和腹腔灌洗术。②X线检查。③B超检查。④腹部CT。⑤磁共振成像（MRI）。

4. 剖腹探查的指征

（1）腹痛和腹膜刺激征有进行性加重或范围扩大者。

（2）肠鸣音逐渐减弱、消失或出现明显腹胀者。

（3）全身情况有恶化趋势，出现口渴、烦躁、脉率增快或体温及白细胞计数上升者。

（4）红细胞计数进行性下降者。

（5）血压由稳定转为不稳定甚至下降者。

（6）胃肠出血者。

（7）积极救治休克而情况不见好转或继续恶化者。

二、肝脏与脾脏损伤

1. 肝脾损伤的临床特点（表6-6-1）

表6-6-1　肝脾损伤的临床特点

鉴别要点	肝损伤	脾损伤
分类	①真性破裂。②包膜下血肿	①真性破裂（临床最多见）。②被膜下破裂。③中央型破裂
临床表现	①腹腔内出血。②腹膜炎体征（胆汁外溢）。③黑便、呕血（胆道出血）	腹腔内出血
破裂部位	右肝破裂多于左肝	多位于脾上极和膈面，多数合并包膜、实质破裂
处理	边术前准备，边紧急手术：①彻底清创、确切止血、消除胆瘘、通畅引流。②若入肝血流被完全阻断后仍大量出血，说明肝静脉或腔静脉损伤，应联合阻断肝下下腔静脉	边术前准备，边紧急手术：①脾切除、脾破裂修补、脾片移植、腹腔镜探查。②保守治疗仅适用于轻度单纯性脾破裂

2. 延迟性脾破裂　指脾被膜下破裂形成的较大血肿，或少数脾真性破裂后被网膜等周围组织包裹形成的局限性血肿，因轻微外力作用，导致被膜或包裹组织胀破而发生大出血。一般发生在伤后2周，应立即手术。

3. 肝损伤的非手术治疗原则

（1）入院时神志清楚，能准确回答医师提出的问题和配合体格检查。

（2）血流动力学稳定，收缩压 > 90mmHg，心率 < 100 次/分。

（3）无腹膜炎体征。

（4）B 超或 CT 检查确定肝损伤为美国创伤外科协会（AAST）肝外科分级 Ⅰ ~ Ⅲ 级，或 Ⅳ 和 Ⅴ 级的严重肝损伤经重复 CT 检查确认创伤已稳定或好转，腹腔积血量未增加。

（5）未发现其他内脏合并伤。

4. 肝损伤的术后并发症

（1）感染：包括肝周脓肿和肝脓肿。

（2）胆瘘：术中遗漏肝创面较大胆管分支，或遗留失活肝组织坏死脱落后均可形成术后胆汁溢漏，形成胆瘘。

（3）术后出血：术中止血不彻底或凝血功能障碍所致。

（4）胆道出血：多源于肝损伤处动脉坏死、液化或感染造成血管与胆管的沟通，表现为周期性上腹痛、黄疸或呕血、黑便。首选放射介入血管造影检查并行选择性动脉栓塞治疗。

三、胰腺损伤

1. 概述　胰腺损伤多为腹部穿透性损伤或严重暴力钝性损伤，且多伴有其他脏器损伤。死亡率高。

2. 临床表现

（1）因胰液积聚于网膜囊内，可出现上腹明显压痛和肌紧张，膈肌受刺激可出现肩部疼痛。

（2）胰液外渗，经网膜孔或破裂的小网膜进入腹腔，可引起弥漫性腹膜炎伴剧烈腹痛。

（3）单纯胰腺钝性伤，无或仅有少量胰液外漏，临床表现可不明显。若渗液局限于网膜囊内，可形成胰腺假性囊肿。

3. 处理　高度怀疑或诊断为胰腺损伤者，立即手术治疗。手术原则为止血、清创、控制胰腺外分泌及处理合并伤。

（1）包膜完整的胰腺挫伤，放置局部引流。

（2）胰体部分破裂而主胰管未断者，行褥式缝合修补术。

（3）胰颈、体、尾部的严重挫裂伤或横断伤，行胰腺近端缝合、远端切除术。

（4）胰头损伤合并十二指肠破裂者，可施行十二指肠憩室化手术。

（5）胰头严重毁损无法修复者，行胰头十二指肠切除术。

4. 术后主要并发症　①胰瘘。②腹腔出血。③腹腔脓肿。④胰腺假性囊肿。⑤急性胰腺炎。⑥胰腺功能障碍。

5. 术后注意事项

（1）密切观察腹腔引流性状和量，并动态监测引流液淀粉酶水平。

（2）应用生长抑素或生长抑素衍生物抑制胰液分泌。

（3）预防性应用抗生素。

（4）胃肠减压，视胃肠道功能恢复状态，渐进性恢复饮食。

（5）腹部超声或 CT 检查监测，如发现腹水引流不畅，及早 B 超引导下穿刺引流。

四、小肠外伤

1. 概述　小肠在腹腔内占据的位置最大、分布面广、相对表浅，且缺少骨骼的保护，因此容易受到外伤。

2. 病因和分类

（1）闭合性肠损伤：可由直接或间接暴力（如腹部钝器伤、高处坠落或突然减速等）将小肠挤压于腰椎体而破裂。

（2）开放性肠损伤：主要为锐器致伤，如枪弹伤、弹片或弹珠伤等。

（3）医源性小肠外伤：如手术分离粘连时损伤肠管，腹腔穿刺时刺伤胀气或高度充盈的肠管，内镜操作的意外损伤等。

3. 临床表现

（1）肠壁挫伤或血肿在受伤初期可有轻度或局限性腹膜刺激症状。

（2）破裂、穿孔时，肠内容物外溢，腹膜受消化液的刺激，可表现为剧烈的腹痛，伴有恶心、呕吐。

（3）小肠破裂后部分患者有气腹表现。

（4）小肠外伤可合并腹内实质脏器破裂，造成出血及休克，也可合并多器官和组织损伤。

4. 辅助检查　①实验室检查（血常规、血生化等）。②腹腔穿刺（确诊率达 70%～90%）。③腹部平片。④腹部 B 超等。

5. 鉴别诊断　①胰腺损伤或急性胰腺炎。②胃和十二指肠损伤或溃疡穿孔。③阑尾穿孔。④结肠外伤。⑤肝破裂或脾破裂。

6. 手术探查指征

（1）有腹膜炎体征，或开始不明显但随时间的进展腹膜炎加重，肠鸣音逐渐减弱或消失。

（2）腹腔穿刺或腹腔灌洗检查阳性。

（3）X 线腹平片发现有气腹者。

（4）就诊较晚，有典型受伤史，呈现腹胀、休克者。

7. 术前注意事项　①液体复苏。②胃肠减压，留置导尿。③尽早使用抗生素，针对肠道细菌选用广谱抗生素。④麻醉前准备。

8. 手术方式　①肠修补术。②肠切除吻合术。③肠造口术。④腹腔冲洗术。

9. 肠切除术的适应证

（1）裂口较大或裂口边缘部肠壁组织挫伤严重者。

（2）小段肠管多处破裂者。

（3）肠管大部分或完全断裂者。

（4）肠管严重挫伤、血供障碍者。

（5）肠壁内或系膜缘有大血肿者。

（6）肠系膜损伤影响肠壁血液循环者。

五、结肠外伤

1. 概述　结肠外伤是较常见的腹内脏器损伤，较小肠外伤发生率低，以开放性损伤为主。

2. 病因

（1）开放性损伤：多为锐器所致。

（2）闭合性损伤：多为钝性暴力所致。

（3）医源性损伤：①结肠镜检查损伤。②钡剂灌肠损伤。③手术损伤。④化学性损伤。

（4）继发于血管损伤的结肠延期穿孔：多见于横结肠和乙状结肠。

3. 临床特点

（1）有外伤史或结肠镜检查史。

（2）主要是细菌性腹膜炎及全身感染中毒表现。

（3）严重腹痛、恶心、呕吐。

（4）黑便或便血，直肠指检可有血迹。

（5）腹式呼吸减弱或消失，严重腹胀。

（6）对疑有结肠外伤的患者，反复观察病情。

4. 处理原则　做好术前准备、早期手术、清除坏死肠段、彻底冲洗腹腔及充分引流。

5. 手术方式

（1）一期缝合修补：适用于裂口小，腹腔污染轻，全身情况良好者，尤其适合于肠系膜对侧裂口＜2cm者。

（2）一期切除吻合：适用于结肠伤口较大，缝合修补有困难，行缝合修补后有导致缝合口漏或肠道狭窄可能时，或相距很近的结肠有多个裂伤时，尤其适合于右半结肠，无合并其他内脏损伤的患者。

（3）损伤肠管缝合修补加外置：适用于怀疑缝合修补不可靠或原打算做肠外置术的病例。

（4）肠段切除、两端造口或近端造口、远端封闭：适用于复合损伤，局部肠段缺血坏死，腹腔污染明显的情况下。

六、腹膜后血肿

1. 概述　腹膜后血肿为腰腹部损伤的常见并发症，多合并有腹盆腔、腹膜后脏器的损伤，死亡率高。

2. 病因

（1）开放性损伤：常见于刀刺伤、火器伤和异物击伤，往往伴有腹腔内、腹膜后脏器及血管损伤。

（2）闭合性损伤：可因直接或间接暴力造成，多由高处坠落、挤压、车祸等所致腹膜后脏器（如肾、膀胱、十二指肠和胰腺等）损伤、骨盆或下段脊柱骨折和腹膜后血管损伤引起。

3. 临床表现

（1）腹痛是最常见的症状，部分患者有腹胀和腰背痛。

（2）突出表现为内出血征象和肠麻痹。

（3）伴尿路损伤者常有血尿。

（4）血肿进入盆腔者可有里急后重感，可借直肠指检触及骶前区伴有波动感的隆起。

（5）有时因后腹膜破损而使血液流至腹腔内。

4. 辅助检查

（1）实验室检查：初期白细胞稍高或正常，红细胞及血红蛋白可减低，后期白细胞明显增高，中性粒细胞增高。

（2）普通 X 线检查。

（3）B 超。

（4）CT：能较清楚地显示出血、血肿与其他组织的关系。当增强扫描时衰减值增加，提示活动性出血。

（5）血管造影和同位素扫描：提示出血的位置。

（6）B 超或 CT 引导下穿刺抽吸：确定诊断。

5. 分型

（1）中央型：血肿在中央，上下边界分别为横膈与骨盆上缘，侧方到腰肌内缘。

1）A 型常并发大血管损伤。

2）B 型常合并胰、十二指肠、肝、脾等破裂出血，并发胰及十二指肠周围血肿。

（2）肋腹型：血肿处于直肠与腰肌侧方，上下边界分别为髂嵴与膈肌下方。最常见的原因是肾损伤，其次是结肠损伤。

（3）盆腔型：血肿仅位于盆腔内，侧方位于髂嵴内。主要因骨盆骨折所致。

（4）复合型：血肿范围广，囊括以上至少两种。

6. 治疗原则

（1）保守治疗（抗休克和感染）：①实时 B 超检查血肿局限不再继续扩大。②一般情况好，症状轻。③脉搏、血压、体温正常。④血白细胞正常。

（2）剖腹探查：血肿继续扩大，病情不稳定，甚至恶化者。

（3）切开探查：上腹部或结肠旁的腹膜后血肿。

第七节　急　腹　症

一、概述

1. 定义　急腹症是以急性腹痛为临床表现的腹部病症，特点是起病急、变化多、进展快、病情重，需紧急处理。

2. 病因

（1）空腔脏器病变：穿孔、梗阻、炎症感染、出血。

（2）实质性脏器病变：破裂出血、炎症感染。

（3）血管病变：①腹主动脉瘤破裂。②肠系膜血管血栓形成或栓塞。③其他，如绞窄性疝等。

3. 辅助检查　①实验室检查（血、尿常规等）。②影像学检查（超声、X 线平片或透视、CT 或 MRI 等）。③内镜检查。④诊断性腹腔穿刺。⑤腹腔镜检查。

二、常见急腹症的诊断要点

1. 胃十二指肠溃疡急性穿孔　典型的"板状腹"体征，X 线检查见膈下游离气体。

2. 急性胆囊炎　进食油腻食物后发作右上腹绞痛，向右肩和右腰背部放射，Murphy 征阳性。

3. 急性胆管炎　上腹疼痛伴高热、寒战、黄疸。

4. 急性胰腺炎　左上腹持续剧烈疼痛，血清和尿淀粉酶明显升高。

5. 急性阑尾炎　转移性右下腹痛和右下腹固定压痛。

6. 急性小肠梗阻　腹痛、腹胀、呕吐和肛门停止排气排便。

7. 腹部钝性损伤　①实质性脏器破裂出血。②空腔脏器破裂穿孔。③血管损伤。

8. 妇产科疾病所致急性腹痛　①急性盆腔炎。②卵巢肿瘤蒂扭转。③异位妊娠。

三、急腹症的处理原则

1. 尽快明确诊断，针对病因采取相应措施。

2. 诊断尚未明确时，禁用强效镇痛剂。

3. 需要进行手术治疗或探查者，必须依据病情进行相应的术前准备。

4. 如诊断不能明确，但有下列情况需要行急诊手术探查。

（1）脏器有血运障碍，如肠坏死等。

（2）腹膜炎不局限有扩散倾向。

（3）腹腔有活动性出血。

（4）非手术治疗病情无改善或恶化。

5. 手术原则

（1）救命放在首位，其次是根治疾病。

（2）手术选择力求简单又解决问题。

（3）在全身情况许可的情况下，尽可能将病灶一次根治。病情危重者，可先控制病情待平稳后再行根治性手术。

第八节　腹膜、网膜和腹膜后间隙疾病

一、急性弥漫性腹膜炎

1. 分类

（1）继发性腹膜炎：常继发于腹腔内空腔脏器穿孔、外伤引起的腹壁或内脏破裂、腹腔内脏器炎症的扩散和其他腹部手术中的腹腔污染。致病菌以大肠埃希菌最常见。

（2）原发性腹膜炎：又称自发性腹膜炎。细菌通过血行播散、上行性感染、直接扩散、透壁性感染途径进入腹腔。腹腔内无原发病灶，致病菌多为溶血性链球菌，肺炎链球菌或大肠埃希菌。

2. 诊断（图 6 - 8 - 1）

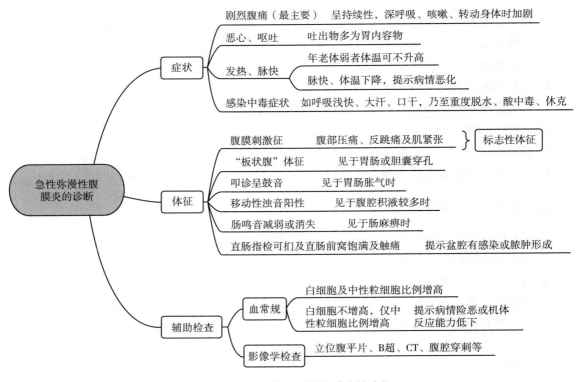

图 6 - 8 - 1　急性弥漫性腹膜炎的诊断

3. 治疗

（1）非手术治疗：①取半卧位。②禁食、胃肠减压。③纠正水、电解质紊乱。④应用抗生素。⑤补充热量和营养支持。⑥镇静、止痛、吸氧。

（2）手术治疗

1）适应证：①经非手术治疗 6～8 小时后，腹膜炎症状及体征不缓解反而加重者。②腹腔内原发病严重。③腹腔内炎症较重，有大量积液，出现严重的肠麻痹、中毒症状甚至休克。④腹膜炎病因不明确，且无局限趋势者。

2）麻醉方法：多选全身麻醉或硬膜外麻醉。

3）原发病的处理：如化脓坏疽的阑尾或胆囊应及时切除，胃十二指肠溃疡穿孔行穿孔修补术等。

4）彻底清洁腹腔：开腹后立即用吸引器吸净腹腔内的脓液及渗出液，清除食物残渣、粪便和异物等。

5）充分引流：留置腹腔引流管的指征如下。①坏死病灶未能彻底清除或有大量坏死组织无法清除。②预防胃肠道穿孔修补等术后发生渗漏。③手术部位有较多的渗液或渗血。④已形成局限性脓肿。

6）术后处理：继续禁食、胃肠减压、补液、应用抗生素和营养支持治疗，保证引流管通畅。

二、腹腔脓肿

1. 概述　脓液在腹腔内积聚，由肠管、网膜或肠系膜等内脏器官粘连包裹，与游离腹腔隔离，形成腹腔脓肿。

2. 膈下脓肿

（1）临床表现

1）全身症状：发热、脉率增快、乏力、盗汗、厌食、消瘦等。

2）局部症状：脓肿部位可有持续性疼痛。可出现呃逆、咳嗽、胸痛、胸腔积液、肺不张等。

3）体征：季肋区叩痛，局部皮肤凹陷性水肿，皮温升高。右侧膈下脓肿可有肝浊音界扩大。

（2）辅助检查

1）X线检查：显示胸膜反应、胸腔积液、肺下叶部分不张；膈下可见占位阴影；左膈下脓肿，胃底可受压移位。

2）超声检查：可在超声引导下穿刺抽脓、冲洗脓腔。

（3）手术治疗

1）经皮穿刺置管引流术：①适用于与体壁靠近的、局限性单房脓肿。②创伤小，一般不会污染游离腹腔。

2）切开引流术：较常采用经前腹壁肋缘下切口，适用于肝右叶上、肝右叶下间隙位置靠前及左膈下间隙靠前的脓肿。

3. 盆腔脓肿

（1）概述：盆腔处于腹腔的最低位，腹腔内的炎性渗出物或脓液易积聚于此而形成脓肿。

（2）诊断

1）急性腹膜炎治疗过程中，如阑尾穿孔术后，出现体温升高，典型的直肠或膀胱刺激征，里急后重，大便数频而量少，有黏液便，尿频，排尿困难等。

2）腹部体检多无阳性发现。

3）直肠指检可在直肠前壁触及向肠腔内膨起、有触痛、有时有波动感的肿物。

4）已婚女患者可作阴道检查，若考虑盆腔脓肿，可行后穹隆穿刺。

5）下腹部、经直肠或经阴道超声有助于明确诊断。

（3）治疗

1）脓肿较小或尚未形成时，可行非手术治疗。

2）脓肿较大时，需行手术治疗。可经直肠穿刺抽脓＋引流。已婚女患者可经后穹隆穿刺引流。

4. 肠间脓肿

（1）概述：肠间脓肿指脓液被包裹在肠管、肠系膜与网膜之间的脓肿。可能是单发的，也能可是多个大小不等的脓肿。

（2）临床表现：患者出现化脓性感染症状，并有腹胀、腹痛、腹部压痛或扪及肿块。

（3）辅助检查：腹部立位X线平片可见肠壁间距增宽及局部肠管积气，也可见小肠液气平面。

（4）治疗

1）非手术治疗：应用抗生素、物理透热及全身支持治疗。

2）手术治疗：非手术治疗无效或发生肠梗阻者，应行剖腹探查术，解除梗阻，清除脓液并行引流术。

第九节　胃、十二指肠疾病

考点直击

【病历摘要】

男，40岁，司机。反复发作上腹痛5年余，突发剧烈腹痛3小时。患者5年来常感上腹痛，寒冷、情绪波动时加重，有时进食后稍缓解。3小时前进食并饮少量酒后，突感上腹刀割样剧痛，迅速波及全腹，呼吸时加重。家族成员中无类似患者。

查体：体温38℃，脉搏96次/分，呼吸20次/分，血压120/80mmHg。急性病容，侧卧屈膝位，不断呻吟，心、肺未见异常，全腹平坦，未见肠型，全腹压痛、反跳痛，呈板状腹，肝浊音界叩诊不满意，肠鸣音弱。

实验室检查：血红蛋白120g/L，白细胞计数13×10^9/L，K^+4.0mmol/L、Na^+135mmol/L、Cl^-105mmol/L。

立位腹部X线片示右膈下可见游离气体。

【病例分析】

1. 诊断　消化性溃疡穿孔，急性弥漫性腹膜炎。

2. 诊断依据

（1）患者5年来常感上腹痛，3小时前进食并饮少量酒后，突感上腹刀割样剧痛，迅速波及全腹。

（2）急性病容，侧卧屈膝位，全腹压痛、反跳痛，呈板状腹，肝浊音界叩诊不满意，肠鸣音弱。

（3）体温38℃，白细胞计数13×10^9/L。

（4）立位腹部X线片示右膈下可见游离气体。

3. 鉴别诊断　①急性胰腺炎。②急性胆囊炎。③急性阑尾炎。

4. 进一步检查

（1）必要时行诊断性腹腔穿刺。

（2）腹部B超或CT检查。

（3）血、尿淀粉酶测定。

5. 治疗原则

（1）禁食、胃肠减压、抗感染、抗休克治疗。

（2）维持水、电解质及酸碱平衡，静脉应用抑酸药。

（3）做好术前准备，适时行穿孔修补术。

（4）术后正规抗溃疡药物治疗。

一、急性胃十二指肠溃疡穿孔

1. 概述　急性穿孔是胃十二指肠溃疡的常见并发症。起病急、变化快、病情重，需紧急处理。急性十二指肠溃疡穿孔多发生在球部前壁，胃溃疡穿孔多见于胃小弯。

2. 临床表现

（1）患者上腹突发"刀割样"剧痛，很快波及全腹。患者表情痛苦，一般取屈曲体位。

（2）腹式呼吸减弱或消失，全腹压痛，腹肌紧张呈"板状腹"，反跳痛明显，肠鸣音减弱或消失。

3. 腹部 X 线检查　是诊断腹部空腔脏器穿孔的首选方法。立位腹部 X 线片可见膈下新月形的游离气体，气体的形态和位置可随体位变动而变化。

4. 鉴别诊断

（1）急性胆囊炎：腹部体征局限于右上腹，超声检查可见胆囊壁增厚、模糊等表现。

（2）急性胰腺炎：血、尿淀粉酶升高，CT 平扫检查可见胰腺肿胀，周围渗出。

（3）急性阑尾炎：腹部体征局限于右下腹，无"板状腹"体征和膈下游离气体。

5. 手术方式　包括穿孔修补术（首选）、胃大部切除术和穿孔修补＋迷走神经切断术。穿孔时间短，腹腔污染轻微者可选择腹腔镜方式。

6. 穿孔修补术的注意事项

（1）对溃疡有怀疑恶变者要取穿孔处组织做病理检查。

（2）缝针贯穿全层胃壁时，不要缝到对面胃壁。

（3）穿孔处胃壁水肿明显，打结时要松紧适度，以免缝线切割组织。必要时可先覆盖大网膜，再结扎缝线可防止组织切割。

二、胃十二指肠溃疡大出血

1. 概述　因胃或十二指肠溃疡引起呕血、大量柏油样便，导致红细胞计数、血红蛋白和血细胞比容下降，患者心率加快、血压下降，甚至出现休克症状，称为胃十二指肠溃疡大出血。

2. 病因与病理　溃疡基底因炎症腐蚀到血管，导致其破裂出血。多为动脉性出血。十二指肠溃疡出血多位于球部后壁，胃溃疡出血多位于小弯。

3. 临床表现

（1）出血量少者可仅有黑便。出血量大且速度快者可伴呕血，色泽红。便血色泽可由黑色转呈紫色，便血前有头晕，眼前发黑，心悸、乏力。

（2）出血量更多者可出现晕厥和休克症状。短期内出血超过800ml，可表现为烦躁不安、脉搏细速、呼吸急促、四肢湿冷。

4. 胃镜下止血方法　①电凝止血。②喷洒药物止血。③血管夹或圈套止血。

5. 手术治疗适应证

（1）保守治疗无效者。

（2）出血速度快，短期内出现休克症状者。

（3）高龄患者伴有动脉硬化，出血自行停止可能性小。

（4）地处偏远，无血库或血源者。

（5）经保守治疗出血已停止，但短期内再次出血者。

6. 术前准备

（1）补充血容量，快速输入平衡盐溶液，同时进行输血配型试验。

（2）禁食水，放置胃管吸出残血，冲洗胃腔，直至胃液变清，以便观察后续出血情况。

（3）静脉或肌内注射凝血酶。静脉输注H_2受体阻断药或质子泵抑制药以抑制胃酸。静脉应用生长抑素类制剂。

7. 手术方式

（1）出血部位的贯穿缝扎术。十二指肠球部后壁溃疡出血，可以切开球部前壁，胃溃疡可以切开胃前壁，贯穿缝扎溃疡止血。

（2）胃大部切除术。

三、胃十二指肠溃疡瘢痕性幽门梗阻

1. 概述　胃十二指肠溃疡瘢痕性幽门梗阻见于胃幽门、幽门管或十二指肠球部溃疡反复发作，形成瘢痕狭窄。通常伴有幽门痉挛和水肿。溃疡引起幽门梗阻的原因有痉挛、水肿和瘢痕。

2. 临床表现

（1）初期表现为上腹部胀和不适，阵发性上腹部痛，同时伴有嗳气、恶心。

（2）症状加重，出现腹痛和呕吐，呕吐物为宿食，有腐败酸臭味，不含胆汁。

（3）出现脱水时，可见皮肤干燥、皱缩、弹性降低，眼眶凹陷；尿量减少，尿液浓缩，色泽变深。

（4）腹部检查上腹部可见胃型，振水音阳性。

3. 治疗

（1）先行保守治疗，放置胃管，进行胃减压和引流。同时补充液体、电解质，维持酸碱平衡和营养。

（2）经保守治疗后症状未缓解，表明多为瘢痕性梗阻，需行手术治疗以解除梗阻、消除病因，首选胃大部切除术。

四、胃大部切除术

1. 适应证　胃十二指肠溃疡保守治疗无效或者并发穿孔、出血、幽门梗阻、癌变者。

2. 切除范围　应切除远端2/3～3/4胃组织并包括幽门、近胃侧部分十二指肠球部。胃切

断线的解剖标志是小弯侧胃左动脉第一降支至大弯侧胃网膜左动脉的最下第一个垂直分支的连线，按此连线可以切除 60% 的远端胃组织。

3. 重建胃肠连续性

（1）毕（Billroth）Ⅰ式：指胃与十二指肠吻合，注意吻合口不得有张力。

（2）毕（Billroth）Ⅱ式：指十二指肠断端缝闭，胃和空肠吻合，分为结肠后和结肠前方式。

1）结肠前方式：将空肠袢直接于结肠前方提到胃断端做吻合。

2）结肠后方式：在横结肠系膜打孔，将空肠袢经此孔从结肠后提到胃断端做吻合。

（3）胃空肠 Roux-en-Y 术式：指十二指肠断端关闭，取 Treitz 韧带以远 10～15cm 空肠横断，远断端与残胃吻合，近断端与距前胃肠吻合口 45～60cm 的远断端空肠侧行端侧吻合。此术式可防止胆胰液流入残胃招致的反流性胃炎。

4. 术后早期并发症

（1）术后出血：包括胃肠道腔内出血和腹腔内出血。

（2）术后胃瘫：是胃手术后以胃排空障碍为主的综合征。通常发生在术后 2～3 天。需放置胃管进行引流、胃减压。

（3）术后胃肠壁缺血坏死、吻合口破裂或瘘：多见于高选择性迷走神经切断术。

（4）十二指肠残端破裂：见于十二指肠残端处理不当或毕Ⅱ式输入袢梗阻。

（5）术后梗阻：①毕Ⅱ式吻合术后可能会发生输入袢梗阻和输出袢梗阻。②吻合口梗阻多见于吻合口过小或吻合时内翻过多，加上术后吻合口水肿所致。

5. 术后远期并发症

（1）倾倒综合征：胃大部切除术后，由于失去了幽门的节制功能，导致胃内容物排空过快，产生一系列临床症状，称为倾倒综合征，多见于毕Ⅱ式吻合术。

1）早期：进食后半小时出现心悸、出冷汗、乏力、面色苍白等短暂血容量不足的相应表现。并伴有恶心、呕吐、腹部绞痛和腹泻。

2）晚期：发生在进食后 2～4 小时。主要表现为头晕、面色苍白、出冷汗、乏力，脉搏细数。

（2）溃疡复发：原因是胃大部切除术未能切除足够胃组织或迷走神经切断不完全。

（3）营养性并发症：术后由于残胃容量减少，影响消化吸收功能，常出现上腹部饱胀、贫血、消瘦等症状。

（4）残胃癌：因良性疾病行胃大部切除术后 5 年以上，残胃出现原发癌称为残胃癌。临床症状为进食后饱胀伴贫血、体重下降。

五、胃癌

1. 病因　①地域环境。②饮食生活因素。③幽门螺杆菌（HP）感染。④慢性疾病和癌前病变（胃息肉、慢性萎缩性胃炎等）。⑤遗传因素。

2. 病理分型（表6-9-1）

表6-9-1 胃癌的病理分型

时期	分型	特点
早期	Ⅰ型（隆起型）	癌灶突向胃腔
	Ⅱ型（表浅型）	癌灶比较平坦没有明显的隆起与凹陷，分为三个亚型：Ⅱa（浅表隆起型）、Ⅱb（浅表平坦型）、Ⅱc（浅表凹陷型）
	Ⅲ型（凹陷型）	表现为较深的溃疡
进展期	Ⅰ型（息肉型或肿块型）	为边界清楚突入胃腔的块状癌灶
	Ⅱ型（溃疡局限型）	为边界清楚并略隆起的溃疡状癌灶
	Ⅲ型（溃疡浸润型）	为边界模糊不清的溃疡，癌灶向周围浸润
	Ⅳ型（弥漫浸润型）	癌肿沿胃壁各层全周性浸润生长，边界不清

3. 好发部位
依次为胃窦、贲门、胃体、全胃或大部分胃，胃小弯多于胃大弯。

4. 扩散与转移

（1）直接浸润：易扩散至网膜、结肠、肝、脾、胰腺等邻近器官。

（2）淋巴转移：是胃癌的主要转移途径。终末期胃癌可经胸导管向左锁骨上淋巴结转移。

（3）血行转移：常见转移的器官有肝、肺、胰、骨骼等，以肝转移为多。

（4）腹膜种植转移：直肠前凹的转移癌，直肠指检可以发现。癌细胞腹膜广泛播散时，可出现大量癌性腹水。

5. 胃癌的TNM分期（表6-9-2）

表6-9-2 胃癌的TNM分期

分期	肿瘤情况	分期	转移情况
T_1	肿瘤侵及固有层、黏膜肌层或黏膜下层	N_0	无淋巴结转移
T_2	肿瘤浸润至固有肌层	N_1	1~2个区域淋巴结转移
T_3	肿瘤穿透浆膜下结缔组织而未侵犯脏腹膜或邻近结构	N_2	3~6个区域淋巴结转移
T_{4a}	肿瘤侵犯浆膜	N_3	7个以上区域淋巴结转移
T_{4b}	肿瘤侵犯邻近组织或脏器	M_0	无远处转移
—	—	M_1	有远处转移

6. 胃癌的临床分期（表6-9-3）

表6-9-3 胃癌的临床分期

临床分期	TNM分期
ⅠA期	$T_1 N_0 M_0$
ⅠB期	$T_1 N_1 M_0$、$T_2 N_0 M_0$

续表

临床分期	TNM 分期
ⅡA 期	$T_1N_2M_0$、$T_2N_1M_0$、$T_3N_0M_0$
ⅡB 期	$T_1N_3M_0$、$T_2N_2M_0$、$T_3N_1M_0$、$T_{4a}N_0M_0$
ⅢA 期	$T_2N_3M_0$、$T_3N_2M_0$、$T_{4a}N_1M_0$
ⅢB 期	$T_3N_3M_0$、$T_{4a}N_2M_0$、$T_{4b}N_{0\sim1}M_0$
ⅢC 期	$T_{4a}N_3M_0$、$T_{4b}N_{2\sim3}M_0$
Ⅳ期	$T_{1\sim4b}N_{0\sim3}M_1$

7. 临床表现

（1）早期胃癌多无明显症状，有时出现上腹部不适，进食后饱胀、恶心等非特异性的上消化道症状。

（2）随着病情发展，出现上腹疼痛加重、食欲缺乏、乏力、消瘦、体重减轻。

（3）部分患者可出现类似十二指肠溃疡的症状。

（4）特殊表现

1）贲门胃底癌可有胸骨后疼痛和进食哽咽感。

2）幽门附近的胃癌生长到一定程度，可导致幽门部分或完全性梗阻而发生呕吐，呕吐物多为隔夜宿食和胃液。

3）肿瘤破溃或侵犯胃周血管可有呕血、黑便等消化道出血症状，也有可能发生急性穿孔。

8. 辅助检查

（1）胃镜：能直接观察胃黏膜病变的部位和范围，并对可疑病灶钳取小块组织作病理学检查，是诊断胃癌的最有效方法。

（2）X 线钡剂造影：为诊断胃癌的常用方法。X 线征象主要有龛影、充盈缺损、胃壁僵硬胃腔狭窄、黏膜皱襞的改变等。

（3）CT：是手术前判断肿瘤 N 分期和 M 分期的首选方法。

（4）肿瘤标志物：部分胃癌患者的癌胚抗原（CEA）、CA19－9、CA125 等可见升高，可作为判断肿瘤预后和治疗效果的指标。

9. 早期胃癌的内镜下治疗　直径小于 2cm 的无溃疡表现的分化型黏膜内癌，可在内镜下行胃黏膜切除术或内镜黏膜下剥离术。

10. 手术治疗

（1）根治性手术：原则为彻底切除胃癌原发灶，按临床分期标准清除胃周围淋巴结，重建消化道。目前公认的胃癌根治手术的标准术式是 D_2 淋巴结清扫的胃切除术。

1）常用胃切除术：①全胃切除术，包括贲门和幽门的全胃切除。②远端胃切除术，包括幽门的胃切除术，保留贲门，标准为切除胃的 2/3 以上。③近端胃切除术，包括贲门的胃切除术，保留幽门。

2）切除范围：胃切断线要求距肿瘤肉眼边缘 5cm 以上；远侧部癌应切除十二指肠第一部3～4cm，近侧部癌应切除食管下端 3～4cm。

3）手术方式：①根治性远端胃切除术，切除胃的 3/4～4/5，幽门下 3～4cm 切断十二指肠，距癌边缘 5cm 切断胃，按照 D_2 标准清扫淋巴结，切除大网膜、网膜囊；消化道重建可选 Billroth Ⅰ式胃十二指肠吻合或 Billroth Ⅱ式胃空肠吻合。②根治性全胃切除术，多适用于胃体与胃近端癌，切除全部胃，幽门下 3～4cm 切断十二指肠，食管胃交界部以上 3～4cm 切断食管，按照 D_2 标准清扫淋巴结，切除大网膜、网膜囊，根据情况切除脾脏，消化道重建常行食管空肠 Roux-en-Y 吻合。③腹腔镜胃癌根治术，适用于临床 Ⅰ 期的胃癌。

（2）姑息性手术：指原发灶无法切除，针对由于胃癌导致的梗阻、穿孔、出血等并发症状而做的手术，如胃空肠吻合术、空肠造口等。

11. 胃癌的化学治疗 早期胃癌根治术后原则上不必辅助化疗，进展期胃癌根治术后无论有无淋巴结转移均需化疗。常用顺铂或奥沙利铂或紫杉烷类联合氟尿嘧啶类药物。

六、胃肠道间质瘤

1. 概述 胃肠道间质瘤是消化道最常见的间叶源性肿瘤，60%～70% 发生在胃，20%～30% 发生在小肠。分子学特点是 *KIT* 基因发生突变，*KIT* 基因编码 KIT 蛋白（CD117）是重要的诊断标志物。

2. 临床表现

（1）瘤体小时症状不明显，可有上腹部不适或类似溃疡病的消化道症状。瘤体较大可扪及腹部肿块。

（2）肿瘤浸润到胃肠道腔内常有消化道出血表现。小肠的间质瘤易发生肠梗阻。十二指肠间质瘤可压迫胆总管引起梗阻性黄疸。

3. 辅助检查

（1）钡剂造影：可见胃局部黏膜隆起，呈凸向腔内的类圆形充盈缺损。

（2）胃镜：可见黏膜下肿块，顶端可有中心溃疡。

（3）CT 和 MRI：有助于发现胃腔外生长的结节状肿块以及有无肿瘤转移。

4. 手术治疗（首选） 手术争取彻底完整切除，术中应避免肿瘤破裂。胃肠道间质瘤极少发生淋巴结转移，不必常规进行淋巴结清扫。

5. 分子靶向治疗

（1）术前治疗

1）目的：减小肿瘤体积，降低临床分期。

2）适应证：①术前估计难以达到根治切除。②肿瘤体积巨大（大于 10cm），术中易出血、破裂，可能造成医源性播散。③特殊部位的肿瘤（如胃食管结合部、十二指肠、低位直肠等），手术易损害重要脏器的功能。④肿瘤虽可以切除，但估计手术风险较大，术后复发率、死亡率较高。⑤估计需要进行多脏器联合切除手术。

（2）术后辅助治疗：使用伊马替尼预防复发。

（3）转移、复发或不可切除胃肠道间质瘤的治疗：伊马替尼是一线治疗药物。

第十节　小肠、结肠疾病

一、克罗恩病

1. 概述　克罗恩病是一种原因不明的慢性肠道炎性疾病，可累及胃肠道的任何部位，以回肠末端和盲肠、升结肠最多见。

2. 临床表现

（1）特征性表现：发作性腹痛、腹泻，伴有间歇期不等的无症状期。

（2）全身表现：如低热、体重减轻、贫血、乏力不适。

（3）肠道外表现：如皮肤病变（最常见）、关节炎和关节痛、葡萄膜炎和虹膜炎、肝炎、口腔炎等。

（4）体征：早期常无明显体征，随着疾病进展，部分患者可触及腹部包块，多见于右下腹与脐周。如并发肠梗阻，可闻及肠鸣音亢进，气过水声。如并发腹膜炎，可表现为腹膜刺激征。

3. 主要并发症

（1）肠梗阻：由于慢性炎症造成肠壁纤维化，引发肠腔狭窄。

（2）肠穿孔：极少见，多数与邻近器官形成内瘘，如小肠结肠瘘等。

（3）弥漫性腹膜炎：少见。

4. 常用药物

（1）水杨酸类柳氮磺吡啶和5－氨基水杨酸：适用于慢性期和轻、中度活动期患者。

（2）糖皮质激素：常用于中、重症或爆发型患者。

5. 手术指征　仅限于处理其并发症，如肠梗阻、肠穿孔致瘘或脓肿形成、肠穿孔致弥漫性腹膜炎、长期持续胃肠道出血、泌尿系统并发症，肛周疾病，不能除外癌变或内科治疗无效者。

二、肠梗阻

1. 分类（见图6－10－1）

2. 急性肠梗阻的病理生理改变

（1）局部变化：①梗阻近端肠蠕动增强，以克服肠内容物通过障碍；肠腔内因气体和液体的积存而膨胀。②急性完全性梗阻时，肠管迅速膨胀，肠壁变薄，肠腔压力不断升高。最初表现为静脉回流受阻，肠壁充血、水肿，继而出现动脉血运受阻，血栓形成。最后，肠管可因缺血、坏死而破溃、穿孔。

（2）全身变化：①水、电解质和酸碱平衡失调。②血容量下降。③休克。④呼吸和心脏功能障碍。

3. 临床表现

（1）症状

1）腹痛：机械性肠梗阻呈阵发性剧烈绞痛。绞窄性肠梗阻呈持续性剧烈腹痛。麻痹性肠

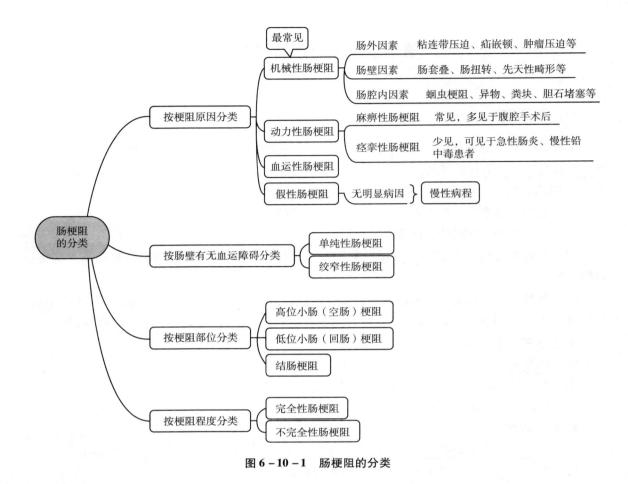

图 6 - 10 - 1　肠梗阻的分类

梗阻呈持续性胀痛或不适。

2）呕吐：①高位小肠梗阻出现较早，呕吐较频繁。早期呕吐物为食物或胃液，其后为胃液、十二指肠和胆汁。②低位小肠梗阻的呕吐出现较晚，主要为积蓄在肠内并经发酵、腐败呈粪样带臭味的肠内容物。③结肠梗阻少有呕吐。

3）腹胀：①高位小肠梗阻常表现为上腹尤其是上腹中部饱胀。②低位小肠梗阻为全腹性胀气，以中腹部为明显。③低位结肠梗阻呈全腹性广泛胀气。④闭袢性肠梗阻可出现局限性腹胀。

4）停止排气排便：完全性肠梗阻时，停止排气排便是主要症状。

（2）体征

1）视诊：机械性肠梗阻常可见肠型和蠕动波。麻痹性肠梗阻见腹胀均匀。

2）触诊：单纯性肠梗阻可有轻度压痛，但无腹膜刺激征；绞窄性肠梗阻时，可有固定压痛和腹膜刺激征，压痛的肿块常为有绞窄的肠袢。

3）叩诊：绞窄性肠梗阻时，移动性浊音可呈阳性。

4）听诊：机械性肠梗阻时，肠鸣音亢进，有气过水声或金属音。麻痹性肠梗阻时，肠鸣音减弱或消失。

4. 辅助检查

（1）立位腹平片：典型表现为出现多个肠祥内阶梯状气液平面。低位小肠梗阻，扩张的肠祥在腹中部，呈"阶梯状"排列；结肠梗阻时，扩大的肠祥分布在腹部周围，可见结肠袋，胀气的结肠阴影在梗阻部位突然中断，盲肠胀气最显著。

（2）CT：可显示肠梗阻的部位、程度和性质。

5. 单纯性与绞窄性肠梗阻的鉴别（表6−10−1）

表6−10−1　单纯性与绞窄性肠梗阻的鉴别

鉴别要点	单纯性肠梗阻	绞窄性肠梗阻
腹痛	阵发性腹痛为主	剧烈、持续性绞痛
腹胀	均匀全腹胀	不对称、麻痹性肠梗阻
肠鸣音	气过水音，金属音	气过水音
压痛	轻，部位不固定	压痛部位固定
腹膜刺激征	无	有
一般情况	良好	感染中毒症状
休克	无	感染中毒性休克
腹腔穿刺	阴性	血性液体或炎性渗出液
血性大便或呕吐物	无	可有
X线检查	小肠祥扩张呈梯形排列	孤立、位置形态不变的肠祥

6. 急性肠梗阻的基础治疗

（1）胃肠减压：多采用鼻胃管减压，持续负压吸引。

（2）纠正水、电解质紊乱和酸碱失衡：初期以晶体液为主，依据电解质丢失的情况补充电解质。

（3）抗感染：根据肠道细菌的分布特点选用敏感的抗菌药物。

（4）抑制胃肠道液体分泌：适当使用抑酸甚至生长抑素等药物。

（5）其他治疗：如解痉、镇痛等。

7. 术中判断肠管坏死的方法

（1）肠壁呈紫黑色并已塌陷。

（2）肠壁失去张力和蠕动能力，肠管扩大，对刺激无收缩反应。

（3）相应的肠系膜终末小动脉无搏动。

（4）在肠系膜血管根部注射1%普鲁卡因或酚妥拉明以缓解血管痉挛，将肠管放回腹腔，观察15～30分钟，如仍不能判断有无生机，可重复一次；最后确认无生机后方可考虑切除。

三、肠扭转和肠套叠

1. 肠扭转和肠套叠的鉴别（表 6 – 10 – 2）

表 6 – 10 – 2　肠扭转和肠套叠的鉴别

鉴别要点	肠扭转	肠套叠
病因	①先天性解剖异常，如肠系膜固定不全等。②继发性解剖异常，如腹部外伤手术等	①解剖因素，如盲肠活动度过度。②病理因素，如息肉、肿瘤等。③肠功能失调和蠕动异常等
好发部位	小肠和乙状结肠	①回盲部套叠（回肠套入结肠）。②小肠套叠（小肠套入小肠）。③结肠套叠（结肠套入结肠）
临床表现	突发剧烈持续性腹部绞痛，阵发性加剧，可放射至腰背部。呕吐频繁，腹部不对称隆起，可扪及压痛的扩张肠袢。肠鸣音减弱，可闻及气过水声	典型症状是阵发性腹痛，果酱样血便，腹部扪及腊肠形、表面光滑、有压痛的肿块
超声	可见肠管充气	多呈"靶环征"
X 线检查	立位腹平片可见肠管呈倒"U"字形	钡剂灌肠呈"杯口状"阴影
CT	可显示"旋涡征"、"鸟喙征"、"缆绳征"等	呈"彗星尾征"

2. 小肠扭转的手术治疗

（1）小肠扭转复位术：术中探查未见明确坏死病灶的受累肠管可按照扭转相反方向轻柔将肠管复位。

（2）小肠切除吻合术：如术中探查确定肠袢已坏死，应先结扎切断坏死肠管血管，再行复位后切除。

3. 肠套叠的治疗

（1）空气或钡剂灌肠：适用于回盲型或结肠型的早期。

（2）手术治疗：若灌肠不能复位，或病期已超过 48 小时，或怀疑有肠坏死，或灌肠复位后出现腹膜刺激征及全身情况恶化，行手术治疗。

1）先试行手术复位，复位后应仔细检查套叠处肠管有无肿块、结节、憩室、局灶性坏死等病变。

2）肠管有明显广泛坏死，应迅速行肠切除术。

3）患者全身状况不良或肠管条件较差时，可先切除肠段，将断端暂置切口外，关闭腹壁，以后再行二期肠吻合术。

4）回盲型肠套叠，手法复位后若未发现其他病变，可行阑尾切除并行盲肠及回肠末端固定术。

四、肠系膜血管病

1. 病因　主要是肠系膜血管急性血液循环障碍，导致肠管缺血坏死。主要原因分类：①肠系膜上动脉栓塞（最常见）。②肠系膜上动脉血栓形成。③肠系膜上静脉血栓形成。④非肠系膜血管阻塞性缺血。

2. 肠系膜上动脉栓塞

（1）危险因素：长期心房颤动、心室壁瘤、细菌性心内膜炎、风湿性心脏病和心脏瓣膜病、高血压、高血脂、长期吸烟等。

（2）临床表现：症状重，体征轻。早期剧烈腹痛，可合并恶心、呕吐和腹泻等胃肠道症状。但全身改变不明显，腹部平坦、柔软，可有轻度压痛，肠鸣音正常。随病情进展，肠黏膜缺血、坏死脱落，可出现血便。

3. 肠管缺血坏死的临床表现

（1）全身状况出现恶化趋势，如发热、心率增快、血压下降等。

（2）腹部压痛加重，伴有反跳痛和肌紧张，听诊肠鸣音减弱或消失。

（3）缺血导致肠黏膜坏死脱落，可出现消化道出血。

4. 辅助检查

（1）实验室检查：血液浓缩，白细胞升高，血气分析常提示代谢性酸中毒，血清淀粉酶和乳酸脱氢酶等酶学指标可升高。

（2）CT血管造影：对肠系膜缺血性疾病诊断的敏感性和特异性很高，为首选检查。肠管缺血坏死在CT中的表现：①肠腔扩张积液。②肠管壁增厚或变薄。③肠壁积气和门静脉积气。

（3）血管造影：是诊断肠系膜缺血性疾病的金标准。

（4）腹部平片：早期无特异性表现，晚期可出现气液平面，肠管积气扩张等肠梗阻的征象。

5. 治疗

（1）非手术治疗：包括液体复苏，稳定循环血容量，纠正水、电解质和酸碱平衡紊乱。

（2）手术治疗：①肠系膜上动脉栓塞可行介入或开腹手术取栓。②血栓形成可行血管内膜切除或"搭桥"手术改善病变肠管的血液供应。③出现肠坏死，行肠切除吻合术。④肠系膜静脉血栓形成者，切除范围应包括全部有静脉血栓形成的肠系膜。

五、短肠综合征

1. 概述　短肠综合征指小肠被广泛切除后，残存的功能性肠管不能维持患者营养需要的吸收不良综合征。

2. 临床表现

（1）早期：主要表现为腹泻、水和电解质失衡，以及营养不良。

（2）后期：出现体重下降、肌萎缩、贫血、低蛋白血症，各种维生素与电解质缺乏的症状。

3. 早期治疗

（1）控制腹泻，应用H_2受体阻断药或质子泵抑制药、离子交换剂、肠蠕动抑制药以及生长抑素等，以减少胃肠液、胆汁等的分泌刺激胃肠道的蠕动。

（2）补充液体、电解质以维持酸碱平衡，补充微量元素与维生素等，并给予肠外营养。

4. 后期处理

（1）营养支持：给予肠内营养支持治疗时，应该给予氨基酸类或短肽类制剂。

（2）肠康复治疗：在营养支持的基础上增用生长激素（重组人生长激素）、谷氨酰胺与膳食纤维。

（3）手术治疗：通过延长食物在肠道内停留的时间，增加吸收的量。常用方法是倒置肠段或将剩余肠段吻合成圈状。

（4）小肠移植。

六、肠瘘

1. 概述　肠瘘指肠管之间、肠管与其他脏器或者体外出现病理性通道。可分为肠内瘘和肠外瘘。

2. 病因　常见有手术、创伤、腹腔感染、恶性肿瘤、放射线损伤、化疗以及肠道炎症与感染性疾病等。肠外瘘主要发生在腹部手术后。

3. 肠外瘘的临床表现

（1）腹壁有一个或多个瘘口，有肠液、粪便、气体或胆汁等排出。

（2）瘘口部位皮肤糜烂或出血。

（3）较小的肠外瘘可仅表现为经久不愈的感染性窦道，于窦道口间歇性地有肠内容物或气体排出。

（4）严重的肠外瘘可直接在创面见到破裂的肠管和外翻的肠黏膜，即唇状瘘；若不能见到肠管，但有大量肠内容物流出，称管状瘘。

（5）若消化液大量丢失，可出现明显的水、电解质紊乱及酸碱代谢失衡。

（6）可致肠袢间脓肿、膈下脓肿或瘘口周围脓肿。

4. 辅助检查

（1）消化道造影：包括口服对比剂行全消化道造影和经腹壁瘘口行消化道造影，是诊断肠瘘的有效手段。

（2）超声：检查腹腔内有无脓肿及其分布情况。

（3）CT：是诊断肠瘘及其并发腹腔和盆腔脓肿的理想方法。

（4）立位腹平片：判断是否存在肠梗阻。

（5）内镜检查：慎用。

5. 鉴别诊断　①腹壁脓肿。②消化道穿孔。③肠道炎性疾病（溃疡性结肠炎等）。④缺血性结肠炎。⑤消化道肿瘤。

6. 支持治疗

（1）禁食、胃肠减压、建立并保持通畅的腹腔引流。

（2）抗感染，瘘口皮肤予以氧化锌软膏保护。

（3）维护器官功能，维持水、电解质平衡。

（4）应用生长抑素，减少瘘口肠液溢出量。

（5）早期给予全胃肠外营养。根据瘘口引流量，逐步从肠外＋肠内联合营养，过渡为完全胃肠内营养。

7. 手术方式　①肠瘘局部肠袢切除吻合术和肠管部分切除吻合术（最常用）。②肠袢浆膜层覆盖修补术。②带血管蒂肠浆肌层覆盖修补术。③肠瘘部外置造口术。④肠外瘘旷置术等。

第十一节　阑尾疾病

一、急性阑尾炎

考点直击

【病历摘要】

男，26 岁。腹痛 1 天，右下腹痛 4 小时。患者 1 天前进食后出现脐周隐痛，自服"胃药"及卧床休息后略缓解，4 小时前无明显诱因出现右下腹持续性疼痛，伴恶心、干呕，症状持续不缓解。发病以来睡眠稍差，未进食，未排便，尿少色深，体重无明显变化。既往体健，否认传染病接触史，无烟酒嗜好。

查体：体温 37.8℃，脉搏 100 次/分，呼吸 24 次/分，血压 120/80mmHg。急性病容，浅表淋巴结未触及肿大，口唇无发绀。胸廓无畸形，双侧呼吸动度一致，双肺呼吸音清，未闻及干、湿啰音。心界不大，心率 100 次/分，心律整齐，各瓣膜听诊区未闻及杂音。腹平，肝脾肋下未触及，右下腹肌紧张、压痛、反跳痛，肠鸣音 3 次/分。双下肢无水肿。

实验室检查：血常规示血红蛋白 134g/L，白细胞计数 $21.7 \times 10^9/L$，中性粒细胞占比 0.94，血小板计数 $220 \times 10^9/L$。

【病例分析】

1. 诊断　急性阑尾炎。

2. 诊断依据

（1）患者 1 天前进食后出现脐周隐痛，4 小时前无明显诱因出现右下腹持续性疼痛。

（2）体温 37.8℃，右下腹肌紧张、压痛、反跳痛，肠鸣音 3 次/分。

（3）白细胞计数 $21.7 \times 10^9/L$，中性粒细胞占比 0.94。

3. 鉴别诊断　①消化性溃疡穿孔。②泌尿系统结石。③急性胆囊炎。④急性胃肠炎。

4. 进一步检查

（1）尿常规。

（2）立位腹部 X 线片。

（3）腹部 B 超或 CT。

5. 治疗原则

（1）禁食水。

（2）急症手术探查。

（3）抗感染治疗。

---

1. 概述　急性阑尾炎是最常见的急腹症。主要病因是阑尾管腔的阻塞和细菌入侵。

2. 临床表现

（1）典型症状：转移性右下腹痛。

（2）伴随症状

1）早期常有食欲减退、恶心、呕吐等，部分患者有腹泻。

2）阑尾穿孔致腹膜炎时，可出现麻痹性肠梗阻表现，腹胀、排气排便减少或停止。

3）可出现乏力、发热、心悸等全身症状。

（3）体征：右下腹压痛，腹膜刺激征，阑尾周围脓肿形成可扪及右下腹痛性包块。可作为辅助诊断的其他体征：①结肠充气试验。②腰大肌试验。③闭孔内肌试验。④直肠指检。

3. 辅助检查

（1）腹平片：可见盲肠扩张和气液平面，偶见粪石及异物影。

（2）超声：可检出右下腹肿胀的阑尾、脓肿或积液。

（3）CT：有利于阑尾周围脓肿的诊断。

4. 鉴别诊断　①胃十二指肠溃疡穿孔。②右输尿管结石。③妇产科疾病。④急性肠系膜淋巴结炎。⑤急性胃肠炎等。

5. 并发症　腹腔脓肿，内、外瘘形成，化脓性门静脉炎。

6. 不同类型阑尾炎手术方式的选择（表6-11-1）

表6-11-1　不同类型阑尾炎手术方式的选择

类型	特点	术式	是否引流
单纯性阑尾炎	阑尾轻度肿胀、充血，表面少量纤维素性渗出，临床症状轻	右下腹麦氏切口，行阑尾切除术或腹腔镜下行阑尾切除术	否
化脓性阑尾炎	阑尾明显肿胀、充血，表面较多脓性渗出，周围可有脓性积液，临床症状较重	右下腹麦氏切口，行阑尾切除术	湿纱布蘸净脓液即可，一般无须引流
坏疽性阑尾炎	阑尾管壁部分或全坏死，外观暗紫色至黑色，腔内积脓，压力高，阑尾血运出现障碍		
穿孔性阑尾炎	急性坏疽性阑尾炎进一步发展而来，阑尾根部或尖端穿孔	右下腹经腹直肌切口。若阑尾根部坏疽穿孔，或盲肠水肿明显，可"8"字或"U"形缝合关闭阑尾开口处的盲肠壁	吸净脓液，必要时冲洗腹腔并放置引流
阑尾周围脓肿	急性阑尾炎化脓、坏疽、穿孔被大网膜包裹	①如脓肿局限，应用抗生素治疗，必要时超声引导下穿刺抽脓或置管引流。②如脓肿无法局限，超声定位后手术切开引流，同时处理阑尾	是

7. 术后并发症　①出血。②切口感染。③粘连性肠梗阻。④阑尾残株炎。⑤粪瘘等。

二、特殊类型阑尾炎

1. 新生儿急性阑尾炎　早期表现无特殊性，难以确诊，死亡率高。诊断时应仔细检查体征，尽早手术治疗。

2. 小儿急性阑尾炎

（1）临床特点：①病情发展较快、较重，早期出现高热、呕吐等症状。②右下腹体征不明显、不典型，局部压痛和肌紧张是重要体征。③穿孔率、死亡率较高。

（2）治疗原则：早期手术，纠正脱水，应用广谱抗生素等。

3. 妊娠期急性阑尾炎

（1）临床特点：压痛部位向右上腹移位；压痛、肌紧张和反跳痛均不明显，腹膜炎不易被局限而在腹腔内扩散。

（2）治疗：以早期阑尾切除术为主。围术期应加用孕酮。术后使用广谱抗生素。

4. 老年人急性阑尾炎　主诉不强烈，体征不典型，临床表现轻而病理改变重，体温和白细胞升高均不明显，易出现阑尾缺血坏死。应及时手术，同时处理伴发的内科疾病。

三、慢性阑尾炎（图6-11-1）

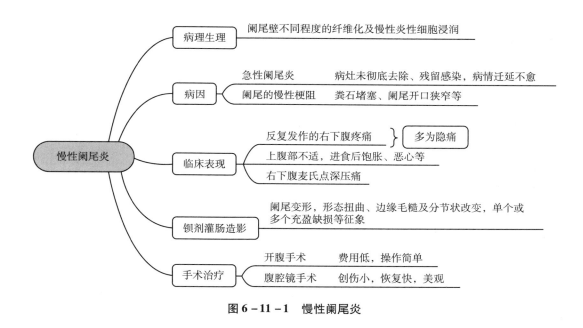

图 6-11-1　慢性阑尾炎

第十二节　肛管、直肠疾病

一、溃疡性结肠炎

1. 概述　溃疡性结肠炎是一种病因不明的慢性炎性肠病。多见于 20～35 岁人群。炎性病变多见于结直肠黏膜层和黏膜下层。

2. 临床表现

（1）血性腹泻（最常见），多为脓血便。

（2）腹痛表现为轻到中度的痉挛性疼痛。

（3）少数患者有里急后重。

3. 分型

（1）临床分型：初发型、慢性复发型。

（2）分期：活动期、缓解期。活动期严重程度分型见表6-12-1。

表 6-12-1　活动期严重程度分型

分型	排便/次·天$^{-1}$	脉搏/次·分$^{-1}$	体温/℃	血红蛋白	便血	ESR/mm·h^{-1}
轻度	<4	正常	正常	正常	轻或无	<20
重度	≥6	>90	>37.8	<75%正常值	重	>30

注：中度介于轻、重度之间。ESR，红细胞沉降率。

4. 内科治疗　以氨基水杨酸、糖皮质激素或免疫抑制药等为主，如美沙拉秦、泼尼松、硫唑嘌呤和6-巯基嘌呤等。

5. 手术危险因素　①无效的内科治疗。②使用糖皮质激素。③营养不良。④腹腔感染。⑤急诊手术。⑥活动期手术。

6. 急诊手术选择

（1）结直肠次全切除加回肠末端造口（最常用）。

（2）回肠断端造口及横结肠或乙状结肠造口：适用于中毒性巨结肠症不能耐受结肠大部切除者。

（3）回肠断端造口：适用于不能耐受以上两种手术者。

7. 择期手术选择

（1）乙状结肠直肠切除、结肠肛管吻合术：适用于病变局限于结肠远端和直肠的患者。

（2）全结肠切除、回直肠吻合术：严重直肠炎或直肠扩张性显著下降是其禁忌证。

（3）全结肠直肠切除、回肠造口术：是治疗溃疡性结肠炎的金标准及衡量其他术式的基础。

（4）其他术式：全结肠直肠切除、回肠贮袋造口术；全结肠直肠切除、回肛吻合术；全结肠直肠切除、回肠贮袋肛管吻合术。

8. 术后并发症　①造口缺血性坏死。②造口回缩。③造口脱垂。④造口出血。⑤造口旁脓肿或瘘管。⑥造口周围皮肤病。

二、结直肠息肉

1. 定义　息肉是一个形态学描述，凡从黏膜表面突出到肠腔的息肉状病变，在未确定病理性质前均称为息肉。

2. 临床表现

（1）多无明显症状，部分患者可有间断性便血或大便表面带血，多为鲜红色。

（2）继发炎症感染可伴多量黏液或黏液血便，可有里急后重，便秘或便次增多，长蒂或位置近肛者可有息肉脱出肛门。

（3）少数患者可有腹部闷胀不适、隐痛等症状。

（4）直肠指检可触及低位息肉。

3. 辅助检查　①钡剂灌肠检查。②结肠镜。

4. 治疗

（1）内镜下切除

1）适应证：确诊结直肠息肉，且无明显黏膜下层浸润。

2）常用术式：息肉切除术、内镜下黏膜切除术（EMR）、内镜黏膜下剥离术（ESD）。

3）术后并发症：肠穿孔、息肉残蒂出血。

（2）腹腔镜或开腹手术适应证：①息肉较大，内镜切除困难。②息肉有癌变，侵及黏膜下层深层。

三、家族性腺瘤性息肉病

1. 概述

（1）家族性腺瘤性息肉病是一种常染色体显性遗传疾病，癌变概率高，具有家族遗传性。

（2）最好发部位为直肠和乙状结肠。

（3）息肉特点：①多发性，结直肠内息肉弥漫性分布。②多态性，既有广基底型，又有带蒂型，有管状腺瘤，也有绒毛状腺瘤或混合腺瘤等。

2. 临床表现

（1）早期症状为出血、腹泻及黏液便，少数可有肠梗阻、穿孔。

（2）晚期可出现严重贫血、恶病质等。

（3）部分患者可伴有胃十二指肠息肉、十二指肠及壶腹周围癌。

3. 诊断标准　须符合下列条件之一：①腺瘤数 >100 个。②具有遗传倾向的患者，腺瘤数 >20 个。

4. 手术方式

（1）结直肠全切除、永久性回肠造口术：根治性最佳，复发及癌变少，但功能效果较差。

（2）结肠全切除、回直肠吻合术和结直肠次全切除、升结肠直肠吻合术：保留了肛门排便、控便功能，术后生活质量较好，但残余结肠、直肠有腺瘤复发及癌变可能。

（3）结肠全切除、直肠黏膜剥除、回肠储袋肛管吻合术：切除全部结直肠黏膜，消除息肉复发和癌变风险，同时保留部分排便和控便功能，但手术复杂耗时，技术要求高，并发症发生率高。

四、结肠癌

1. 概述　结肠癌是消化道最常见的恶性肿瘤之一。

2. 病理与分型（见图 6 - 12 - 1）

3. 转移途径

（1）淋巴转移：是结肠癌的主要转移途径。

（2）血行转移：肝转移最常见，其次为肺与骨组织。

（3）腹膜种植转移。

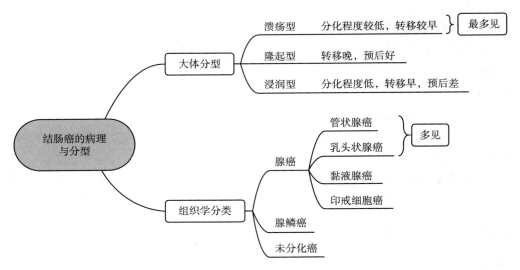

图 6 - 12 - 1　结肠癌的病理与分型

4. 结肠癌的 TNM 分期（表 6 - 12 - 2）

表 6 - 12 - 2　结肠癌的 TNM 分期

	TNM 分期	定义
原发肿瘤	T_x	原发肿瘤无法评价
	T_0	无原发肿瘤证据
	Tis	原位癌：局限于上皮内或仅侵犯黏膜固有层
	T_1	肿瘤侵犯黏膜下层
	T_2	肿瘤侵犯固有肌层
	T_3	肿瘤穿透固有肌层侵犯腹膜脏层
	T_{4a}	肿瘤穿透腹膜脏层
	T_{4b}	肿瘤直接侵犯或粘连于其他器官或脏器
区域淋巴结	N_x	区域淋巴结状况无法评价
	N_0	无区域淋巴结转移
	N_1	1~3 枚区域淋巴结转移
	N_{1a}	有 1 枚区域淋巴结转移
	N_{1b}	有 2~3 枚区域淋巴结转移
	N_{1c}	浆膜下、肠系膜、无腹膜覆盖结肠、直肠周围组织有肿瘤种植无区域淋巴结转移
	N_2	4 枚或更多的区域淋巴结转移
	N_{2a}	4~6 枚区域淋巴结转移
	N_{2b}	7 枚及更多区域淋巴结转移

续表

TNM 分期		定义
远处转移	M_x	远处转移无法评价
	M_0	无远处转移
	M_1	有远处转移
	M_{1a}	远处转移局限于单个器官或部位（如肝、肺、卵巢，非区域淋巴结）
	M_{1b}	远处转移分布于一个以上的器官/部位或腹膜转移

5. 结肠癌的临床分期（表 6 – 12 – 3）

表 6 – 12 – 3　结肠癌的临床分期

分期	TNM 分期
0 期	$TisN_0M_0$
Ⅰ 期	$T_{1\sim2}N_0M_0$
Ⅱ A 期	$T_3N_0M_0$
Ⅱ B 期	$T_{4a}N_0M_0$
Ⅱ C 期	$T_{4b}N_0M_0$
Ⅲ A 期	$T_{1\sim2}N_1/N_{1c}M_0$、$T_1N_{2a}M_0$
Ⅲ B 期	$T_{3\sim4a}N_1M_0$、$T_{2\sim3}N_{2a}M_0$、$T_{1\sim2}N_{2b}M_0$
Ⅲ C 期	$T_{4a}N_{2a}M_0$、$T_{3\sim4a}N_{2b}M_0$、$T_{4b}N_{1\sim2}M_0$
Ⅳ A 期	$T_{0\sim4b}N_{0\sim2b}M_{1a}$
Ⅳ B 期	$T_{0\sim4b}N_{0\sim2b}M_{1b}$

6. 临床表现

（1）早期多无明显症状，偶可出现下腹部隐痛不适，腹胀、排便习惯改变等。

（2）随病情发展，可出现下腹疼痛加重、排便不规则，甚至便中出现黏液或脓血便。

（3）进展期常伴有食欲减退、乏力、消瘦、体重减轻。

（4）部分患者可扪及腹部包块，或表现为明显腹胀、停止排便、排气等肠梗阻症状。

7. 左、右半结肠癌的鉴别（表 6 – 12 – 4）

表 6 – 12 – 4　左、右半结肠癌的鉴别

鉴别要点	左半结肠癌	右半结肠癌
血液供应	肠系膜下动脉	肠系膜上动脉
肠道内容物	固体、细菌多	液体、细菌少
病理类型	多为浸润型	常见肿块型

续表

鉴别要点	左半结肠癌	右半结肠癌
生长速度	较快	较慢
好发部位	乙状结肠	盲肠
临床表现	梗阻症状	中毒症状

8. 诊断

（1）大便隐血试验：作为普查筛检的方法。

（2）结肠镜：具确诊价值。凡 40 岁以上有以下任一表现者应列为高危人群，推荐行结肠镜检查：①Ⅰ级亲属有结直肠癌史者。②有癌症史或肠道腺瘤或息肉史。③大便隐血试验阳性者。

（3）X 线钡剂灌肠或气钡双重对比造影：可发现充盈缺损、肠腔狭窄、黏膜皱襞破坏等征象，显示癌肿部位和范围。

（4）超声、CT、MRI 及 CT 结肠成像检查：有助于发现转移灶和肿瘤周围浸润情况。

9. 结肠癌根治手术　要求整块切除肿瘤及其远、近两端 10cm 以上的肠管，并包括系膜和区域淋巴结。常用术式见表 6-12-5。

表 6-12-5　常用术式

常用术式	适应证	切除范围
右半结肠切除术	适用于盲肠、升结肠、结肠肝曲的癌肿	包括右半横结肠以近及回肠末段和相应系膜、胃第 6 组淋巴结，回肠与横结肠端端或端侧吻合
横结肠切除术	适用于横结肠癌	包括肝曲或脾曲的整个横结肠、大网膜及其相应系膜及胃第 6 组淋巴结，行升结肠和降结肠端端吻合
左半结肠切除术	适用于结肠脾曲和降结肠癌	包括横结肠左半以远及部分或全部乙状结肠，然后做结肠间或结肠与直肠端端吻合术
乙状结肠切除术	适用于乙状结肠癌	—

10. 腹腔镜手术的适应证

（1）术者具有足够的经验。

（2）肿瘤不位于直肠，且无严重的腹腔内粘连。

（3）非局部晚期肿瘤。

（4）不适用于肿瘤引起的急性肠梗阻或穿孔。

（5）需进行全腹腔探查。

11. 常用化疗方案

（1）顺铂联合氟尿嘧啶类药物：如 CF 方案（顺铂/5-FU）等。

（2）奥沙利铂联合氟尿嘧啶类药物：如 FOLFOX（奥沙利铂/CF/5-FU）等。

（3）紫杉烷类联合氟尿嘧啶类药物：如紫杉醇或多西紫杉醇联合 5-FU 或卡培他滨。

五、直肠癌

1. 概述　直肠癌是常见的恶性肿瘤之一。以腹膜返折为界分为上段直肠癌和下段直肠癌，按肿瘤位置分为低位直肠癌（距肛缘 5cm 以内）、中位直肠癌（距肛缘 5 ~ 10cm）和高位直肠癌（距肛缘 10cm 以上）。

2. 临床表现

（1）直肠刺激症状：便意频繁，排便习惯改变；便前肛门有下坠感、里急后重、排便不尽感，晚期有下腹痛。

（2）肠腔狭窄症状：癌肿侵犯致肠管狭窄，初时大便变细，当造成肠管部分梗阻后，有腹痛、腹胀、肠鸣音亢进等不全性肠梗阻表现。

（3）癌肿破溃感染症状：大便表面带血及黏液，甚至有脓血便。

3. 转移途径　①直接浸润。②淋巴结转移（主要途径）。③血行转移。④种植转移。

4. 直肠癌的 TNM 分期（表 6 – 12 – 6）

表 6 – 12 – 6　直肠癌的 TNM 分期

分期	肿瘤情况	分期	转移情况
T_0	原发癌瘤未查出	N_0	没有区域淋巴结转移
T_1	肿瘤侵及黏膜或黏膜下层	N_1	结肠或直肠周围有 1 ~ 3 个淋巴结转移
T_2	肿瘤浸润至固有肌层	N_2	结肠或直肠周围有 4 个或更多的淋巴结转移
T_3	肿瘤穿透固有肌层进入浆膜下或非腹膜化的直肠组织	M_0	无远处转移
T_4	肿瘤穿透脏腹膜或直肠浸润到其他组织器官（包括浆膜浸润到结肠的其他肠段）	M_1	有远处转移

5. 直肠癌的临床分期（表 6 – 12 – 7）

表 6 – 12 – 7　直肠癌的临床分期

临床分期	TNM 分期
Ⅰ 期	$T_{1~2} N_0 M_0$
Ⅱ 期	$T_{3~4} N_0 M_0$
Ⅲ 期	$T_{1~4} N_{1~2} M_0$
Ⅳ 期	$T_{1~4} N_{0~2} M_1$

6. 手术方式

（1）局部切除术：适用于肿瘤位于直肠中下段，瘤体小，T_1 期的直肠癌。主要术式包括经肛局部切除术、骶后入路局部切除术。

（2）根治性切除术：包括腹会阴切除术、低位前切除术和经腹直肠癌切除、近端造口、远端封闭手术。

1）经腹会阴直肠切除术（Miles 手术）：原则上适用于腹膜返折以下的直肠癌。切除范围包括乙状结肠远端、全部直肠、肠系膜下动脉及其区域淋巴结、全直肠系膜、肛提肌、坐骨直肠窝内脂肪、肛管及肛门周围约 5cm 直径的皮肤、皮下组织及全部肛管括约肌，于左下腹行永久性结肠造口。

2）低位前切除术（Dixon 手术）：又称直肠前切除术，是目前应用最多的直肠癌根治术，原则上适用于腹膜返折以上的直肠癌。一般要求癌肿距齿状线 5cm 以上，远端切缘距癌肿下缘 2cm 以上，以能根治、切除癌肿为原则。

3）经腹直肠癌切除、近端造口、远端封闭手术（Hartmann 手术）：适用于全身情况差，不能耐受 Miles 手术或急性梗阻不宜行 Dixon 手术的直肠癌患者。

六、痔

1. 分类

（1）内痔

1）病因：肛垫支持结构、静脉丛及动静脉吻合支发生病理性改变或移位。好发部位为截石位 3、7、11 钟点位。

2）表现：主要为出血和脱出，常见为无痛性间歇性便后出血，未发生血栓、嵌顿、感染时内痔无疼痛，可伴有排便困难。

3）分度（表 6-12-8）

表 6-12-8 内痔的分度

分度	特点
Ⅰ度	便时带血、滴血或喷射状出血，便后出血可自行停止，无痔脱出
Ⅱ度	常有便血，排便时有痔脱出，便后可自行还纳
Ⅲ度	偶有便血，排便或久站、咳嗽、劳累、负重时痔脱出，需用手还纳
Ⅳ度	偶有便血，痔脱出不能还纳或还纳后又脱出

（2）外痔

1）病因：齿状线远侧皮下静脉丛的病理性扩张或血栓形成。

2）表现：主要为肛门不适、潮湿不洁，时有瘙痒。发生急性血栓形成及皮下血肿时，可有肛门剧痛，称为血栓性外痔。

（3）混合痔：内痔通过丰富的静脉丛吻合支和相应部位的外痔相互融合。混合痔逐渐加重，呈环状脱出肛门外，在肛周呈梅花状，成为环状痔；若被痉挛的括约肌嵌顿，以致水肿、淤血甚至坏死，称为嵌顿性痔或绞窄性痔。

2. 常用检查体位

（1）左侧卧位：是直肠指检、结肠镜检查常用的体位。

（2）膝胸位：是检查直肠肛管和前列腺按摩的常用体位。

（3）截石位：是直肠肛管手术和双合诊时的常用体位。

（4）蹲位：常用于检查内痔和脱肛程度。

（5）弯腰前俯位：是肛门视诊常用的体位。

3. 直肠指检

（1）右手戴手套涂以润滑液，首先进行肛门周围指诊，检查肛周有无肿块、压痛、疣状物及外痔等。

（2）测试肛管括约肌的松紧度，正常时仅能伸入一指并感到肛门环收缩，在肛管后方可触及肛管直肠环。

（3）检查肛管直肠壁有无触痛、波动、肿块及狭窄，触及肿块时要确定大小、形状、位置、硬度、有无溃疡及活动度

（4）直肠前壁距肛缘 4 ~ 5cm，男性可触及前列腺，女性可触及宫颈。

（5）必要时做双合诊检查。

（6）观察指套有无血迹或黏液。

4. 鉴别诊断　①直肠癌。②直肠息肉。③直肠脱垂。

5. 痔的治疗（图 6 – 12 – 2）

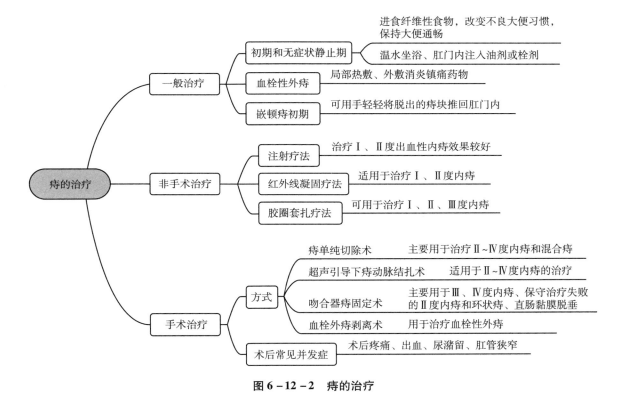

图 6 – 12 – 2　痔的治疗

七、直肠肛管周围脓肿

1. 概述　直肠肛管周围脓肿是发生在肛门、肛管和直肠周围软组织内或其周围间隙的急性化脓性感染，并形成脓肿，是常见的肛门直肠疾病。

2. 临床表现

（1）肛门周围脓肿：①肛周持续性跳动性疼痛。②病变处明显红肿，有硬结和压痛，脓肿

形成可有波动感，穿刺时抽出脓液。

（2）坐骨肛管间隙脓肿：①患侧持续性胀痛，逐渐加重为持续性跳痛，排便或行走时疼痛加剧，可有排尿困难和里急后重；全身感染症状明显，如头痛、乏力、发热等。②肛门患侧红肿，双臀不对称，局部触诊或直肠指检时患侧有深压痛，甚至波动感。

（3）骨盆直肠间隙脓肿：①全身中毒症状如发热、寒战、全身疲倦不适等；局部表现为直肠坠胀感，便意不尽，排便时尤感不适，常伴排尿困难。②直肠指检可在直肠壁上触及肿块隆起、压痛和波动感。

（4）其他：包括肛门括约肌间隙脓肿、直肠后间隙脓肿、高位肌间脓肿、直肠壁内脓肿（黏膜下脓肿）。直肠指检可触及痛性包块。

3. 非手术治疗　①抗生素治疗。②温水坐浴。③局部理疗。④口服缓泻剂或液体石蜡以减轻排便时疼痛。

4. 手术治疗　脓肿切开引流是治疗直肠肛管周围脓肿的主要方法。

（1）肛门周围脓肿切开引流术：在波动最明显处做与肛门呈放射状切口。

（2）坐骨肛管间隙脓肿切开引流术：在压痛明显处作一平行于肛缘的弧形切口。

（3）骨盆直肠间隙脓肿切开引流术：切开部位因脓肿来源不同而不同。

（4）其他部位的脓肿切开引流：①若位置较低，在肛周皮肤上直接切开引流。②若位置较高，在肛门镜下切开直肠壁引流。

八、肛瘘

1. 概述　肛瘘是肛管或腹膜返折以下直肠与肛周皮肤相通的肉芽肿性管道，由内口、瘘管、外口三部分组成。多起源于肛管直肠周围化脓性感染，少数为结核性或肛管创伤感染等所致。

2. 分类

（1）按瘘管数目分类：①单纯性肛瘘。②复杂性肛瘘。

（2）按瘘管位置高低分类：①低位肛瘘。②高位肛瘘。

（3）按瘘管与括约肌的关系分类：①肛管括约肌间型。②经肛管括约肌型。③肛管括约肌上型。④肛管括约肌外型。

3. 临床表现

（1）主要表现为外口流出少量脓性、血性或黏液性分泌物。

（2）较大的高位肛瘘常有粪便及气体排出。

（3）肛门部潮湿、瘙痒，有时形成湿疹。

（4）外口愈合，瘘管中有脓肿形成时，可感明显疼痛，同时可伴寒战、发热、乏力等全身感染症状。

4. 确定内口的检查方法

（1）肛门镜下有时可发现内口。

（2）自外口注入亚甲蓝溶液 1～2ml，观察填入肛管及直肠下端的白湿纱布条的染色部位，以判断内口位置。

（3）碘油瘘管造影是临床常用检查方法。

（4）MRI 扫描能显示瘘管位置及与括约肌的关系，部分患者可显示内口位置。

5. 手术治疗

（1）瘘管切开术：适用于低位肛瘘。

（2）挂线疗法：适用于距肛门 3～5cm，有内外口低位或高位单纯性肛瘘，或作为复杂性肛瘘切开、切除的辅助治疗。

（3）肛瘘切除术：适用于低位单纯性肛瘘。

九、肛裂

1. 概述 肛裂是齿状线下肛管皮肤层裂伤后形成的缺血性溃疡，方向与肛管纵轴平行，长 0.5～1.0cm，呈梭形或椭圆形，常引起肛周剧痛。

2. 临床表现 ①疼痛（主要症状）。②出血（常见症状）。③便秘。

3. 诊断 局部检查发现肛裂"三联征"，即肛裂、前哨痔和肛乳头肥大时可确诊。

4. 非手术治疗

（1）排便后用 1∶5000 高锰酸钾温水坐浴，保持局部清洁。

（2）口服缓泻剂或液体石蜡，增加饮水和多纤维食物。

（3）肛裂局部麻醉后，患者侧卧位，先用示指扩肛后，逐渐伸入两中指，维持扩张 5 分钟。

5. 手术疗法 包括肛裂切除术、肛管内括约肌切断术。

第十三节 肝脏疾病

一、细菌性肝脓肿

1. 概述 细菌性肝脓肿是指由化脓性细菌侵入肝脏形成的肝内化脓性感染病灶。致病菌以内源性细菌为主，60% 为肠道革兰阴性菌，常见有大肠埃希菌和肺炎克雷伯菌；常见的阳性球菌为金黄色葡萄球菌。

2. 临床表现 主要症状是寒战、高热、肝区疼痛和肝大，伴恶心、呕吐、食欲缺乏和周身乏力。巨大肝脓肿可使右季肋部饱满，局部皮肤可出现凹陷性水肿。并发胆道感染时，可出现黄疸、Murphy 征阳性。

3. 影像学检查

（1）超声（首选）：脓肿部位有典型的液性回声暗区或脓肿内液平面。根据超声征象，肝脓肿分期见表 6－13－1。

表 6－13－1 肝脓肿分期

分期	超声征象
早期（不典型期）	病灶区不典型，囊壁未形成，表现为边界不清的局限实性低回声，伴有坏死出血时内部可见点状粗大强回声、斑片状无回声

续表

分期	超声征象
中期（脓肿形成期、成熟期）	病灶可呈圆形、椭圆形液性暗区，囊壁较厚、不规则，边界不清，内壁不光滑
晚期（脓肿恢复期）	病灶随治疗缩小，呈不均质中强回声，为新生肝组织及坏死组织，囊壁厚而回声强

（2）胸部 X 线片：可见右膈肌升高，肝阴影增大或有局限性隆起，有时出现右侧反应性胸膜炎或胸腔积液。

（3）CT：可发现脓肿的大小及形态，显示脓肿在肝脏中的确切部位。

4. 鉴别诊断　①血管瘤。②肝囊肿感染。③阿米巴肝脓肿。④原发性肝癌。⑤肝脏转移瘤。

5. 药物治疗

（1）抗生素单独治疗疗程至少 6 周，如经有效引流，则在脓腔闭合且全身症状消失以后继续使用 7 天。

（2）充分引流并静脉使用抗生素至少 3 周，具体疗程视临床表现以及引流情况而定，然后改口服继续治疗 1~2 个月预防复发。

6. 经皮肝穿刺脓肿置管引流术　适用于单个较大的脓肿。

7. 手术治疗

（1）肝脓肿切开引流术：适用于肝脏多发脓肿或脓肿多发分隔，经皮穿刺无法解决发热者。

（2）腹腔镜肝脓肿引流术。

（3）肝叶切除术：适用于严重出血和长期治疗不愈的慢性坚壁肝脓肿。

二、肝棘球蚴病

1. 概述　肝棘球蚴病又称"肝包虫病"，属于人畜共患性寄生虫病。

2. 肝囊型棘球蚴病和肝泡型棘球蚴病的鉴别 （表 6 - 13 - 2）

表 6 - 13 - 2　肝囊型棘球蚴病和肝泡型棘球蚴病的鉴别

鉴别要点	肝囊型棘球蚴病	肝泡型棘球蚴病
致病源	细粒棘球绦虫的虫卵	多房棘球绦虫的虫卵
宿主	①终末宿主：犬。②中间宿主：羊、马、牛及人	①终末宿主：狐、狼。②中间宿主：啮齿类动物及人
感染器官	肝（70%）、肺（20%）	肝（100%），肝周围可浸润和转移至肺、脑
病理	①内囊为包虫的本体，内层为生发层外层为角质层。②外囊在内囊周围形成一层纤维包膜。③囊内容物有囊液、育囊、原头节、生发囊和子囊，呈膨胀性增长	病灶由众多约1mm大小囊泡组成，并呈外生浸润性生长。可直接侵犯邻近组织、肝和膈肌，并可向肺、脑转移，有寄生虫性肝癌或"虫癌"之称

续表

鉴别要点	肝囊型棘球蚴病	肝泡型棘球蚴病
临床表现	包虫压迫症候群，包虫囊破裂可导致过敏、播散种植和感染并发症	侵犯胆道导致梗阻性黄疸、门静脉高压症候群
影像学特征	呈"双层壁"、"蜂窝征"、"水上浮莲征"及弧状钙化影	病灶中心坏死液化腔，不规则点、片状钙化，病灶周边贫血区
免疫学诊断	较敏感，对耐热B抗原免疫反应具有相对特异性	敏感，对Em2或Em18抗原免疫反应特异性最高
治疗原则	手术摘除包虫，避免囊液外溢	根治性肝切除为主，长期药物治疗为辅，终末期患者可选择肝移植
预后	较好	较差

3. 包虫压迫症候群　①肝区受压，胀痛不适。②肝顶部巨大包虫可使膈肌抬高，影响呼吸。③肝门部包虫可压迫门静脉和胆道，引起梗阻性黄疸、脾大和腹水。④肝左叶包虫压迫胃影响食欲。

4. 肝囊型包虫病的手术方法　①肝包虫内囊摘除术。②肝包虫囊肿外囊完整剥除术。③肝部分切除术。④经皮肝穿刺引流囊液。⑤腹腔镜包虫内囊摘除术。

5. 术中注意事项

（1）切口部位和长度应充分显露囊肿。

（2）负压吸引下行囊肿穿刺，钳夹提起囊壁后再切开外囊，并用套管吸引器头迅速吸尽残腔囊液。

（3）应用局部杀虫剂。

（4）置管引流。

三、肝血管瘤

1. 概述　肝血管瘤是肝脏最常见的良性肿瘤，肝海绵状血管瘤是肝血管瘤最常见的类型。

2. 临床表现　①多无明显症状，瘤体增大后主要表现为肝大或压迫胃、十二指肠等邻近器官，引起上腹部不适、腹胀、嗳气、饱胀感等症状。②瘤体巨大时可触及腹部包块。

3. 影像学检查

（1）腹部超声（首选）：大部分瘤体呈中高回声团，形态规则，界限清晰，多无声晕。

（2）CT：平扫表现为肝脏圆形或椭圆形低密度灶，边缘清楚，增强后早期边缘结节样强化，后期强化向中央扩展。

（3）肝动脉造影（有创）：呈"树上挂果征"及"抱球征"等特征性表现。

4. 临床分类　按瘤体大小分类：①小血管瘤（<5cm）。②血管瘤（介于5cm和10cm之间）。③巨大血管瘤（>10cm）。

5. 治疗方法

（1）随访观察：适用于无手术指征者。

（2）手术切除：是根治肝血管瘤最有效的方法。

（3）**射频消融术**：具有微创、有效、简单和可重复性等优点。

（4）肝动脉栓塞术：创伤小，恢复快，但栓塞效果欠佳。

（5）肝移植：仅适用于巨大肝血管瘤极难切除且造成肝衰竭患者。

（6）其他：包括肝血管瘤捆扎术、肝动脉结扎术等。

6. 手术指征

（1）有与血管瘤直接相关的临床症状。

（2）瘤体在 10cm 以上且有继续增大趋势，或瘤体在 5～10cm 但短期内迅速增大。

（3）出现与血管瘤相关的并发症。

（4）不除外肝脏恶性肿瘤。

四、原发性肝癌

考点直击

【病历摘要】

男，60 岁，工人。右上腹痛 6 个月，加重伴食欲缺乏 3 个月。患者 6 个月前无明显诱因感右季肋下胀痛不适，疼痛可放射至右肩或右背，与饮食、体位无关。无恶心、呕吐或其他不适。自服"去痛片"可缓解，未予注意。近 3 个月来腹痛加重，服镇痛药效果不好，自觉右上腹饱满，似有包块，伴食欲缺乏、消化不良，偶有腹泻和低热（体温最高 37.4℃）。曾做腹部 B 超检查示肝占位。发病以来，精神可，睡眠可，大小便正常，体重减轻 3kg。既往有肝炎病史 30 年，否认其他病史。嗜烟 30 年，每天约 20 支。每天饮酒 10～20ml。无药物过敏史。已婚，家人体健，家族中无类似疾病或遗传性疾病病史。

查体：体温 37℃，脉搏 85 次/分，呼吸 20 次/分，血压 120/70mmHg。发育正常，营养可，查体合作，皮肤无黄染，未触及浅表肿大淋巴结，巩膜轻度黄染，结膜略苍白，无水肿，颈无抵抗，甲状腺不大。双肺叩诊音清，未闻及啰音，心率 85 次/分，心律整齐，未闻及杂音。腹软，无腹壁静脉曲张，右上腹饱满，轻度压痛，无肌紧张。肝大，肋下 5cm，边缘钝、质韧，有触痛，Murphy 征（－），脾未触及，腹部叩诊呈鼓音，无移动性浊音，肝上界叩诊在第 5 肋间，肝区叩痛，听诊可闻及肠鸣音，8 次/分，直肠指检未发现异常。

实验室检查：红细胞计数 $4.5 \times 10^9/L$，血红蛋白 82g/L，白细胞计数 $6.5 \times 10^9/L$，谷丙转氨酶（ALT）104U/L，总胆红素 35.0U/L，结合胆红素 14.0U/L，碱性磷酸酶（ALP）208U/L，γ-谷氨酰转肽酶（GGT）74U/L，甲胎蛋白 800μg/L，癌胚抗原（CEA）30mg/L。

腹部 B 超检查：肝右叶实性占位，直径约 6cm，肝内、外胆管不扩张。

【病例分析】

1. 诊断　原发性肝癌。

2. 诊断依据

（1）患者既往有肝炎病史。右上腹痛 6 个月，加重伴食欲缺乏 3 个月。

（2）巩膜轻度黄染，右上腹饱满，轻度压痛，无肌紧张。肝大，边缘钝、质韧，有触痛，肝区叩痛。

（3）谷丙转氨酶（ALT）104U/L，总胆红素35.0U/L，结合胆红素14.0U/L，碱性磷酸酶（ALP）208U/L，γ-谷氨酰转肽酶（GGT）74U/L，甲胎蛋白800μg/L。

（4）腹部B超检查示肝右叶实性占位。

3. 鉴别诊断　①转移性肝癌。②肝血管瘤。③肝脓肿。

4. 进一步检查

（1）肝炎病毒标志物检测，监测AFP变化。

（2）腹部增强CT检查或MRI检查。

（3）选择性肝动脉造影。

（4）必要时行肝脏穿刺活组织病理学检查。

5. 治疗原则

（1）手术治疗。

（2）介入治疗。

（3）靶向药物治疗。

（4）肝移植。

（5）营养支持及对症治疗。

1. 概述　原发性肝癌是临床上最常见的恶性肿瘤之一。病理组织学分为肝细胞癌、肝内胆管癌和混合型肝癌。

2. 肝癌的高危人群

（1）乙型肝炎表面抗原阳性者。

（2）有乙型肝炎或丙型肝炎病史者。

（3）有肝癌家族史。

（4）有长期大量饮酒史者。

（5）AFP低浓度持续阳性者。

3. 病因　①肝炎病毒感染。②酗酒等饮食生活因素。③黄曲霉毒素污染等环境因素。④家族及遗传因素。⑤接触化学致癌物如苯等其他因素。

4. 浸润和转移

（1）肝内转移：易侵犯门静脉及分支并形成瘤栓，脱落后在肝内引起多发性转移灶。

（2）肝外转移：①血行转移（肺转移多见）。②淋巴转移（肝门淋巴结转移多见）。③种植转移（少见）。

5. 临床表现

（1）早期无典型症状，可有饭后上腹饱胀、消化不良、恶心呕吐和腹泻等症状。随病情进展，可有腹痛症状。晚期可出现消瘦甚至恶病质表现。

（2）肝外转移灶症状：①肺转移引起咳嗽、咯血。②胸膜转移引起胸痛和血性胸腔积液。③骨转移引起骨痛或病理性骨折。

（3）体征：①肝脏呈不规则肿大，质地硬、表面凹凸不平，结节状或呈巨块，边缘清楚，常有程度不等的触压痛。②血管杂音。③黄疸，常在晚期出现。④门静脉高压征象。

6. 诊断标准 要求同时满足以下条件中的（1）＋（2）a 两项或者（1）＋（2）b＋（3）三项。

（1）具有肝硬化以及 HBV 和/或 HCV 感染的证据。

（2）典型的影像学特征

a. 如果肝脏占位直径≥2cm，CT 和 MRI 中有一项显示肝脏占位具有肝癌特征。

b. 如果肝脏占位直径为 1~2cm，CT 和 MRI 都显示肝脏占位具有肝癌特征。

（3）血清 AFP≥400μg/L 持续 1 个月或≥200μg/L 持续 2 个月，并能排除其他原因引起的 AFP 升高，如妊娠、生殖系胚胎源性肿瘤、活动性肝病及继发性肝癌等。

7. 肝癌的 TNM 分期（表 6-13-3）

表 6-13-3　肝癌的 TNM 分期

	TNM 分期	定义
原发病灶	T_x	原发肿瘤不能测定
	T_0	原发肿瘤无证据
	T_1	孤立肿瘤没有血管受侵
	T_2	孤立肿瘤，有血管受侵或多发肿瘤直径≤5cm
	T_{3a}	多发肿瘤直径＞5cm
	T_{3b}	孤立肿瘤或多发肿瘤侵及门静脉或肝静脉主要分支
	T_4	肿瘤直接侵及周围组织，或致胆囊或脏器穿孔
区域淋巴结	N_x	区域淋巴结不能测定
	N_0	无淋巴结转移
	N_1	区域淋巴结转移
远处转移	M_x	远处转移不能测定
	M_0	无远处转移
	M_1	有远处转移

8. 肝癌的临床分期（表 6-13-4）

表 6-13-4　肝癌的临床分期

临床分期	TNM 分期
Ⅰ期	$T_1 N_0 M_0$
Ⅱ期	$T_2 N_0 M_0$
ⅢA 期	$T_{3a} N_0 M_0$
ⅢB 期	$T_{3b} N_0 M_0$

续表

临床分期	TNM 分期
ⅢC 期	$T_4 N_0 M_0$
ⅣA 期	任何 T，$N_1 M_0$
ⅣB 期	任何 T，任何 N，M_1

9. 肝功能 Child‑Pugh 分级（表 6‑13‑5）

表 6‑13‑5　肝功能 Child‑Pugh 分级

指标	评分		
	1	2	3
肝性脑病	无	轻度	中度以上
腹水	无	少量，易控制	中等量，难控制
白蛋白/g·L^{-1}	>35	28~35	<28
PT 延长/秒	1~3	4~6	>6
血清总胆红素/μmol·L^{-1}	<34.2	34.2~51.3	>51.3

注：总分 5~6 分为肝功能良好（A 级）；7~9 分为中等（B 级）；10 分以上为肝功能差（C 级）。

10. 非手术治疗　肝动脉介入、局部消融治疗、系统放化疗、生物及分子靶向药物治疗。

11. 手术治疗

（1）肝切除术：是治疗肝癌首选和最有效的方法。

1）患者一般情况评估：①较好，无明显心、肺、肾等重要脏器器质性病变。②肝功能 Child‑Pugh 分级属 A 级；或 B 级，经短期护肝治疗后肝功能恢复到 A 级。③无广泛肝外转移性肿瘤。

2）可做根治性切除的情况：①单发的微小肝癌和小肝癌。②单发的向肝外生长的大肝癌或巨大肝癌，受肿瘤破坏的肝组织少于 30%，肿瘤包膜完整，周围界限清楚。③多发肿瘤，肿瘤结节少于 3 个，且局限在肝的一段或一叶内。

（2）肝移植：适用于肝癌合并肝硬化，肝功能 Child‑Pugh C 级，符合移植条件的患者。

（3）经肝动脉和/或门静脉区域化疗或经肝动脉化疗栓塞：用于治疗不可切除的肝癌或作为肝癌切除术后的辅助治疗。

第十四节　门静脉高压症

一、概述

1. 分型　按阻力增加的部位，可将门静脉高压症分为肝前、肝内和肝后三型。肝内型门静脉高压症又可分为窦前、窦后和窦型。

2. 病因（图 6 – 14 – 1）

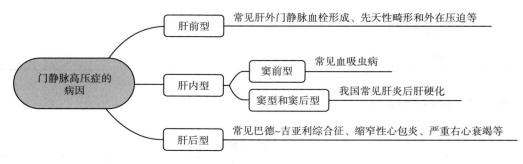

图 6 – 14 – 1　门静脉高压症的病因

3. 临床表现　主要表现为脾大和脾功能亢进、呕血和／或黑便、腹水。查体可见脐周腹壁血管曲张。出现消化道出血或脾功能亢进时，可有皮肤、睑结膜苍白等贫血表现。部分患者有肝掌及蜘蛛痣。

4. 辅助检查

（1）食管 X 线吞钡检查：钡剂充盈时，曲张的静脉使食管的轮廓呈虫蚀样改变；排空时，为蚯蚓样或串珠状负影。

（2）血管造影：可确定门静脉受阻部位及侧支回流情况。

（3）血常规：血细胞计数减少。

（4）腹部超声：可见腹水，肝密度及质地异常，门静脉内径扩张≥1.3cm。

（5）肝功能检查：白蛋白降低，球蛋白增高，凝血因子减少。

二、鉴别诊断（图 6 – 14 – 2）

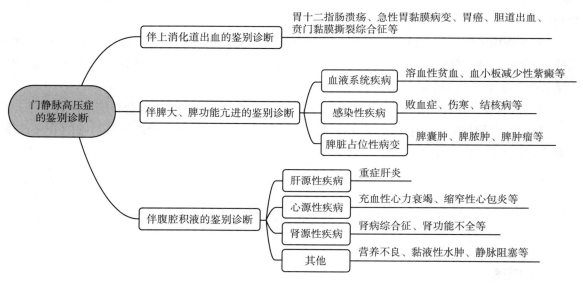

图 6 – 14 – 2　门静脉高压症的鉴别诊断

三、治疗方法

1. 非手术治疗

（1）补液、输血。

（2）药物治疗：①止血，首选血管收缩药，常用垂体后叶激素、生长抑素等。②预防感染。③抑酸、利尿、预防肝性脑病、护肝治疗等。

（3）内镜治疗：①内镜下硬化治疗（EIS）。②内镜下食管静脉曲张套扎术，是控制急性出血的首选方法。

（4）三腔二囊管压迫止血：适用于紧急情况下暂时止血。三腔管放置充气压迫一般不超过24小时。

（5）经颈静脉肝内门体分流术（TIPS）：可明显降低门静脉压力，用于治疗急性出血和预防再出血，适用于经药物和内镜治疗无效、外科手术后再出血以及等待肝移植的患者。

2. 手术治疗　适用于曾经或现在发生消化道出血，或静脉曲张明显和"红色征"出血风险较大，及一般情况尚可、肝功能较好（Child-Pugh A级、B级），估计能耐受手术者。肝功能 Child-Pugh C级者尽量采取非手术治疗。

（1）分流术：①非选择性门体分流术，肝性脑病发生率高。②选择性门体分流术，肝性脑病发生率低，但有大量腹水及脾静脉口径较小者不宜用。

（2）断流术：是治疗门静脉高压症急诊和择期手术的主要方式，以脾切除加贲门周围血管离断术最常用。

（3）复合手术：对患者肝功能要求高。

（4）脾切除：是治疗脾功能亢进最有效的方法。

（5）肝移植：用于肝硬化严重，肝功能差而药物治疗不能改善者。

第十五节　胆系疾病

考点直击

【病历摘要】

男，62岁。反复发作性右上腹绞痛2年，腹痛加重伴皮肤黄染、发热1天。患者2年前出现右上腹绞痛，当地医院诊为"急性胆囊炎，胆囊结石"，行胆囊切除术，术后绞痛症状一度缓解。之后又出现右上腹疼痛，多于进食油腻食物后引起，无发热及黄疸。1天前突感右上腹绞痛，伴寒战、发热，皮肤、巩膜黄染，急诊入院。既往体健。

查体：体温39.5℃，脉搏98次/分，呼吸20次/分，血压130/80mmHg。神志清楚，查体合作，皮肤、巩膜黄染，浅表淋巴结未触及肿大。心、肺未见异常。腹平坦，可见右上腹旁正中切口瘢痕，未见肠型及蠕动波，右上腹压痛，无肌紧张、反跳痛，未触及肿物，肝脾肋下未触及，肠鸣音正常。

实验室检查：总胆红素 36μmol/L，直接胆红素 19.9μmol/L，肝功能、电解质均在正常范围。血常规示血红蛋白 150g/L，白细胞计数 29.7×10⁹/L，中性粒细胞占比 0.89。

腹部 B 超检查示胆总管扩张，管内有结石。

【病例分析】

1. 诊断　急性梗阻性化脓性胆管炎，胆总管结石，胆囊切除术后。

2. 诊断依据

（1）患者曾行胆囊切除术，1 天前突感右上腹绞痛，伴寒战、发热，皮肤、巩膜黄染。

（2）腹平坦，可见右上腹旁正中切口瘢痕，未见肠型及蠕动波，右上腹压痛，无肌紧张、反跳痛。

（3）总胆红素 36μmol/L，直接胆红素 19.9μmol/L，白细胞计数 29.7×10⁹/L，中性粒细胞占比 0.89。

（4）腹部 B 超检查示胆总管扩张，管内有结石。

3. 鉴别诊断　①胆道损伤导致的狭窄、梗阻。②胆道下段肿瘤。③胆道蛔虫病。

4. 进一步检查（4分）

（1）腹部 CT 或磁共振胰胆管造影检查。

（2）尿常规和凝血功能检查。

（3）必要时内镜逆行胰胆管造影检查。

（4）癌胚抗原、CA19-9 等血肿瘤标志物检查。

5. 治疗原则

（1）抗感染治疗。

（2）急诊开腹检查，胆总管切开、探查、引流或内镜下行 Oddi 括约肌切开、引流、取石。

一、胆囊结石

1. 概述　胆囊结石好发于 40 岁以上人群，女性多于男性，其成因复杂，胆固醇结石的发生与胆汁中胆固醇过饱和、胆固醇成核过程异常，胆囊功能异常等有关。

2. 临床表现　胆囊结石症状取决于结石的大小和部位，以及胆囊管有无梗阻和胆囊有无炎症。约 50% 的胆囊结石患者终生无症状。

（1）典型症状

1）较大的胆囊结石可引起右上腹或剑突下胀满不适，嗳气和厌食油腻食物等消化不良症状，常按"慢性胃炎"诊治。

2）较小的结石每于饱餐、进食油腻食物后，结石阻塞胆囊管而引起胆绞痛和急性胆囊炎，表现为右上腹绞痛、恶心、呕吐、发热等不适。

3）胆囊结石长期嵌顿或阻塞胆囊管，胆囊黏膜可吸收胆汁中胆色素并分泌黏液直至达到和胆囊内压力平衡，形成胆囊积液，胆汁为透明白色，称为"白胆汁"。

4）胆囊壶腹或胆囊管结石嵌顿，压迫肝总管或胆总管，引起胆管狭窄，反复炎症发作引起胆囊胆管瘘，临床表现为反复发作的胆囊炎、胆管炎及梗阻性黄疸，称为米里奇（Mirizzi）综合征。

（2）体征：多数患者体征不明显，可有右上腹深压痛，部分患者可扪及肿大胆囊，如出现急性胆囊炎发作，可有右上腹压痛、反跳痛，Murphy 征阳性等表现。如合并 Mirizzi 综合征，引起梗阻性黄疸，可有皮肤及巩膜黄染表现。

3. 诊断　常用影像学检查方法见表 6 - 15 - 1。

表 6 - 15 - 1　胆囊结石的常用影像学检查方法

方法	特点	备注
超声	首选或筛查，简便易行，准确率高，是诊断胆囊结石最有效的影像学方法，对肝内胆管结石诊断率较高	易受胃肠道气体干扰，胆总管下段结石诊断率不高
腹部 CT	常用，诊断胆总管结石及胆道恶性肿瘤较超声灵敏	可排除肝脏、胆道、胰腺肿瘤，鉴别有无急性胰腺炎
内镜逆行胰胆管造影（ERCP）	可直接观察十二指肠乳头部情况，可收集十二指肠液、胆汁、胰液进行理化及脱落细胞学检查，可造影了解胆道及胰管情况，可行乳头切开取石、支架减黄等治疗	有创伤，花费高，有诱发急性胰腺炎、胆管炎、十二指肠穿孔、出血等风险
磁共振胰胆管造影（MRCP）	为非侵入性胰胆管成像技术，其诊断胆石症及胆道肿瘤的敏感性与特异性与 ERCP 无明显差异，临床广泛应用	无创、无须对比剂、无 X 线辐射、图像清晰，可全程显示胆管及胰管图像，可了解胆囊及胆管有无结石、狭窄及部位等

4. 治疗　对于有症状和/或并发症的胆囊结石，首选胆囊切除术治疗，腹腔镜胆囊切除术（图 6 - 15 - 1）是首选术式。儿童胆囊结石及无症状的成人胆囊结石，一般不做预防性胆囊切除术，可观察和随诊。

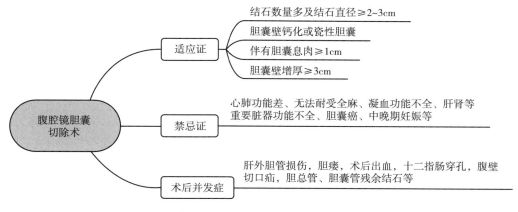

图 6 - 15 - 1　腹腔镜胆囊切除术

二、急性胆囊炎

1. 概述　急性胆囊炎是一种常见急腹症，女性居多。根据有无结石，可分为结石性胆囊炎和非结石性胆囊炎。急性结石性胆囊炎是胆囊结石最常见的并发症，多由结石嵌顿及肠道细菌入侵所致。

2. 临床表现　常在进脂肪餐后或夜间发作，表现为右上腹部的剧烈绞痛或胀痛，疼痛常放射至右肩、背部，伴恶心呕吐，合并感染化脓时伴高热。Murphy 征阳性，是急性胆囊炎的典型体征。

3. 辅助检查

（1）实验室检查：血白细胞及中性粒细胞比例明显增高，提示胆囊化脓甚至坏疽。

（2）超声：是急性结石性胆囊炎的首选影像学诊断方法。

（3）腹部 CT：可排除胆总管下段结石及胆源性胰腺炎。

4. 处理原则

（1）急性单纯性胆囊炎病情有缓解趋势者，可采取禁食、解痉、应用抗生素、补液等治疗措施，待病情缓解后择期手术治疗。

（2）急性化脓性或坏疽穿孔性胆囊炎者，需急诊处理。

1）若胆囊未穿孔，患者可耐受手术，可行胆囊切除术。若患者不能耐受手术，可行经皮经肝胆囊置管引流术或胆囊造瘘术。

2）若胆囊已穿孔，应切除胆囊，充分清理腹腔并引流。

5. 手术方式

（1）开腹胆囊切除术：是急性胆囊炎、胆囊结石的常规术式。

（2）腹腔镜下胆囊切除术：较开腹创伤小，可探查周围组织及器官情况。

（3）经皮经肝胆囊置管引流术：适用于一般情况差、高龄、合并心肺等重要器官障碍，诊断为急性化脓性胆囊炎的患者。

（4）胆囊造瘘术：适用于因医疗条件受限无法行经皮经肝胆囊置管引流术的患者。

三、肝内外胆管结石

1. 概述　肝内外胆管结石的发生与胆汁细菌感染、胆道狭窄或畸形引起胆汁淤积，引流不畅、寄生虫感染等有关。

2. 肝内外胆管解剖

（1）肝内胆管：由毛细胆管开始，逐渐逐级汇集为肝段、肝叶胆管，最后汇集为左肝管和右肝管；肝内胆管和肝内门静脉分支及肝动脉分支伴行。

（2）肝外胆管

1）肝总管：左右肝管在肝门处呈 Y 形汇合成肝总管，右肝管与肝总管成角较小，左肝管与肝总管成角较大，是肝内胆管结石好发于肝左叶的解剖学基础。

2）胆总管：起自胆囊管与肝总管汇合处，向下至十二指肠乳头，全程 4～8cm，分为十二指肠上段、十二指肠后段、胰腺段及十二指肠壁内段。胆总管末端与主胰管汇合形成肝胰壶腹（Vater 壶）腹，开口于十二指肠，其外被覆 Oddi 括约肌，对于控制胆管开口及预防十二指肠液反流有重要意义。

3. 临床症状

（1）肝内胆管结石

1）早期：如结石局限于肝内某段或叶，常无明显临床症状，或有上腹部隐痛不适、厌油腻饮食或轻度黄疸，合并胆系感染可有寒战、发热、黄疸、右上腹绞痛等。

2）晚期：如合并胆汁性肝硬化可有腹水形成、肝功能不全、消化道出血等。

（2）肝总管或胆总管结石

1）如结石未引起胆道梗阻，可无明显症状。

2）如结石引起胆总管梗阻，可有右上腹胀满不适、消化不良、黄疸等表现。

3）如合并胆系感染，可有右上腹绞痛、寒战、高热、黄疸表现。

4. 体征

（1）肝内胆管结石

1）无胆道梗阻及感染者，多无明显体征，部分患者可有肝区叩击痛或肝大。

2）有急性梗阻并感染者，多有皮肤巩膜黄染，右上腹及右肋缘下压痛、肌紧张或肝大。

3）晚期如合并肝功能不全，可有移动性浊音、肝掌、蜘蛛痣等。

（2）肝外胆管结石：如有梗阻性黄疸或胆管炎，可有皮肤巩膜黄染、右上腹压痛及反跳痛，严重者可有弥漫性腹膜炎及感染性休克。

5. 术前准备

（1）保肝治疗，改善肝脏储备，如拟行肝切除，可行肝脏体积测定，评估残肝体积。

（2）评估心肺功能。

（3）如胆红素明显升高，可考虑行经皮经肝胆管引流（PTCD）或经内镜鼻胆管引流（ENBD）减黄，并经鼻肠管行胆汁回输。

（4）补充维生素 K_1，纠正凝血功能紊乱。

（5）加强营养支持。

（6）控制胆道感染。

6. 手术原则

（1）肝内胆管结石：①尽可能取尽结石。②切除结石部位及感染病灶。③解除胆道狭窄，通畅胆汁引流。④为术后辅助治疗创造条件。

（2）肝外胆管结石：对于单纯的肝外胆管结石可使用十二指肠镜取石。

7. 术后并发症　胆道残石、胆瘘、术后出血、感染。

四、急性梗阻性化脓性胆管炎（AOSC）

1. 概述　AOSC 是因急性胆管梗阻并继发化脓性感染所致，是胆道感染疾病中的严重类型，死亡率高。

2. 病因

（1）胆管结石：是引起 AOSC 的最常见原因。

（2）胆道寄生虫：包括胆道蛔虫（常见）、胆道华支睾吸虫等。

（3）肿瘤：主要是胆道及壶腹周围的肿瘤。

（4）胆管狭窄：常见胆总管下端狭窄、肝门部胆管及肝内胆管狭窄，狭窄的上段胆管扩张，多伴有结石存在。

3. 临床表现

（1）肝内胆管梗阻合并感染者，腹痛轻微，一般无黄疸，以高热寒战为主要临床表现。

（2）肝外胆管梗阻合并感染主要表现为查科（Charcot）三联征（上腹部剧痛、寒战高热和黄疸）；胆管梗阻和感染进一步加重时，还出现休克和神志改变，称为 Reynolds 五联征。

（3）体征：皮肤黏膜黄染，剑突下和右上腹压痛，腹肌紧张，肝区叩痛，有时可触及肝大和肿大胆囊，Murphy 征阳性。

4. 辅助检查

（1）影像学检查：首选超声。腹部 CT 可明确梗阻部位和原因。

（2）实验室检查：白细胞计数明显升高，中性粒细胞比例升高伴核左移。常可有低氧血症、代谢性酸中毒、低血钾等。

5. 非手术治疗　①抗休克治疗。②抗感染治疗。③纠正代谢性酸中毒。④应用糖皮质激素。⑤预防肾功能不全。⑥胃肠减压、镇痛解痉等。

6. 手术治疗　一般选择胆总管切开减压、T 管引流。

（1）PTCD 操作简单，能及时减压，对较高位胆管或非结石性阻塞效果较好，但引流管容易脱落和被结石堵塞，且需注意凝血。

（2）ENBD 创伤小，能有效地减低胆道内压，并能根据需要放置 2 周或更长时间。但对高位胆管梗阻引起的胆管炎引流效果不肯定。

7. 术后主要并发症　多器官功能衰竭、胆道出血、胆瘘、十二指肠穿孔、腹腔感染、肺部感染。

五、胆囊癌

1. 概述　胆囊癌是常见的胆管系统肿瘤，起病隐匿，常合并胆囊结石。病理类型可分为腺癌（最多见）、腺鳞癌、鳞癌、黏液癌、未分化癌等。恶性程度高，以淋巴转移最常见。

2. 胆囊癌的高危因素

（1）50 岁以上的女性胆囊结石患者。

（2）胆结石病程 >5～10 年或结石直径 >2～3cm。

（3）胆囊颈部结石或米里齐（Mirizzi）综合征。

（4）超声提示胆囊壁不均匀、局限性增厚或萎缩。

（5）胆囊腺肌症、胆囊息肉样病变，尤其发生在颈、体部，直径 >1cm 者。

（6）瓷样胆囊者。

（7）曾行胆囊造瘘术者。

（8）异常胰胆管连接者。

3. 胆囊息肉样病变恶变的危险因素

（1）单发病变，直径 >10mm，蒂粗大者，尤其位于胆囊颈部或底部。

（2）多发病变，伴有胆囊结石，有症状，年龄 >50 岁。

（3）病变有增大趋势或形态有变化。

（4）超声检查病变有丰富血供提示为恶性新生物。

（5）CA19 - 9、CEA 明显升高且除外其他胃肠道肿瘤者。

（6）胆囊息肉样病变，有明显症状且反复发作者。

4. 临床表现

（1）早期无特异性症状。伴慢性胆囊炎或胆囊结石发作时，可出现腹痛、恶心呕吐、腹部压痛等。

（2）肿瘤侵犯至浆膜或胆囊床，出现右上腹痛，可放射至肩背部。胆囊管受阻时可触及肿大的胆囊。

（3）晚期能触及右上腹肿物，常伴腹胀、食欲差、消瘦、贫血、肝大，甚至出现黄疸、腹水、全身衰竭。

5. 胆囊癌的 TNM 分期（表 6 - 15 - 2）

表 6 - 15 - 2　胆囊癌的 TNM 分期

TNM 分期		定义
原发肿瘤	Tis	原位癌
	T_{1a}	侵犯固有层
	T_{1b}	侵犯肌层
	T_{2a}	腹腔侧肿瘤侵及肌周结缔组织，未超出浆膜层
	T_{2b}	肝脏侧肿瘤侵及肌周结缔组织，未超出浆膜层
	T_3	穿透浆膜层和/或直接侵犯肝脏和/或一个邻近器官或结构
	T_4	侵及门静脉或肝动脉主干，或直接侵入两个或更多肝外器官或结构
局部淋巴结	N_0	无区域淋巴结转移
	N_1	1 ~ 3 枚区域淋巴结转移
	N_2	≥4 枚区域淋巴结转移
远处转移	M_0	无远处转移
	M_1	有远处转移

6. 胆囊癌 AJCC 分期（表 6 - 15 - 3）

表 6 - 15 - 3　胆囊癌 AJCC 分期

AJCC 分期	TNM 分期
0 期	$TisN_0M_0$
Ⅰ 期	$T_1N_0M_0$
Ⅱ A 期	$T_{2a}N_0M_0$
Ⅱ B 期	$T_{2b}N_0M_0$

续表

AJCC 分期	TNM 分期
ⅢA 期	$T_3 N_0 M_0$
ⅢB 期	$T_{1\sim3} N_1 M_0$
ⅣA 期	$T_4 N_{0\sim1} M_0$
ⅣB 期	任何 T、$N_2 M_0$，任何 T、任何 N、M_1

7. 手术方式

（1）单纯胆囊切除术：适用于 AJCC 0 期和 Ⅰ 期胆囊癌。

（2）胆囊癌根治性切除术：适用于 ⅡA、ⅡB、ⅢA 期胆囊癌。

（3）胆囊癌扩大根治术：适用于部分ⅢB、ⅣA 或ⅣB 期胆囊癌

（4）姑息性手术：适用于不能切除的胆囊癌。

六、胆管癌

1. 概述 胆管癌是一种起源于胆管上皮的恶性肿瘤，男女发病比例为1.4∶1。转移途径有局部浸润、血管侵犯、淋巴转移、神经侵犯和腹腔种植等。病理类型以腺癌多见。

2. 病因 ①地域环境因素。②原发性硬化性胆管炎。③肝内胆管结石。④胆道手术史。⑤胆道系统先天性畸形。⑥胆管寄生虫病。⑦病毒性肝炎和肝硬化。⑧HIV、糖尿病等。

3. 分类 按解剖学部位分类。

（1）肝内胆管癌。

（2）肝外胆管癌：上段胆管癌、中段胆管癌、下段胆管癌。

4. 临床表现

（1）肝外胆管癌早期出现无痛性黄疸，呈进行性加重，常伴皮肤瘙痒，可伴发急性胆管炎。

（2）壶腹区域癌肿可以阻塞胰管，出现胰腺炎症状，如中上腹剧烈疼痛等。

（3）肝内胆管癌早期常表现为腹部不适、乏力、消化不良等非特异性症状，亦可表现为胆石症、胆管炎、肝脓肿等疾病的临床症状。晚期可出现腹痛、消瘦、腹部包块，贫血、营养不良、腹水等症状。

5. 三种常见黄疸的鉴别（表 6 – 15 – 4）

表 6 – 15 – 4 三种常见黄疸的鉴别

鉴别要点	梗阻性黄疸	肝细胞性黄疸	溶血性黄疸
病史	结石者反复腹痛伴黄疸，肿瘤者常伴消瘦	肝炎或肝硬化病史	有溶血病因可查，有类似发作史
临床表现	黄疸波动或进行性加重，胆囊肿大，皮肤瘙痒	肝区胀痛或不适，消化道症状明显，肝、脾大	贫血、血红蛋白尿、脾大
胆红素	直接胆红素升高为主	直接、间接胆红素均升高	间接胆红素升高为主

续表

鉴别要点	梗阻性黄疸	肝细胞性黄疸	溶血性黄疸
DBil/TBil	>5 ~60%	>30% ~40%	<15% ~20%
尿胆红素	（+ ）	（+ ）	（-）
尿胆原	减少 消失	轻度增加	增加
ALT、AST	可增	明显增高	正常
其他检查	影像 现胆道梗阻病变	肝功能检查异常	网织红细胞升高等溶血的实验室表现

6. 肝门部胆管 分型（Bismuth – Corlett 分型）

（1）Ⅰ型：肿 位于左、右肝管汇合部以下的肝总管。

（2）Ⅱ型：肿 局限于左、右肝管汇合部及肝总管。

（3）Ⅲ型：肿 侵犯一侧肝内胆管，累及<u>右</u>肝管者为<u>Ⅲa</u>型，累及<u>左</u>肝管者为<u>Ⅲb</u>型。

（4）Ⅳ型：肿 侵及左、右肝管。

7. 手术方式

（1）肝内胆管癌 肝叶切除附加淋巴结清扫术。

（2）中段胆管癌 肿瘤局部切除、淋巴结清扫、肝总管空肠 Roux-en-Y 吻合术。

（3）下段或中下 胆管癌：胰头十二指肠切除术。

（4）肝门部胆管 标准手术方式为肝叶切除＋肝外胆管切除＋区域淋巴结及神经丛廓清＋肝管–空肠 Roux-en-Y 合术。

第十六节　胰腺疾病

一、急性胰腺炎

1. 概述　急性胰腺炎（AP）指胰腺消化酶被异常激活后对胰腺本身及其周围脏器和组织产生消化作用而引起的炎性疾病，按严重程度可分为轻型急性胰腺炎和重症急性胰腺炎。

2. 病因　急性胰腺炎的基本病因与 Vater 壶腹部阻塞引起胆汁反流入胰管和各种因素造成胰管内压力过高、胰管破裂、胰液外溢等有关。胆道疾病是急性胰腺炎最常见的病因。其他病因包括饮酒、高脂血症、暴饮暴食、医源性创伤、外伤、高钙血症等。

3. 病理分型

（1）急性水肿性胰腺炎：胰腺呈局限性或弥漫性水肿，体积增大，质地变硬，被膜明显充血，可见被膜下脂肪散在坏死或有皂化斑。

（2）急性出血坏死性胰腺炎：胰腺除肿胀外，包膜下有淤血，腺体可见大片出血，坏死灶呈深红色或灰黑色。

4. 临床表现

（1）AP 的主要症状是腹痛，常于饱餐和饮酒后突然发作，腹痛剧烈，多位于左上腹，向左肩及左腰背部放射。胆源性者腹痛始于右上腹，向左侧转移。病变累及全胰时，疼痛范围呈束带状向腰背部放射。常伴腹胀、恶心、呕吐，呕吐后腹痛不缓解。

（2）急性水肿性胰腺炎时压痛多限于上腹部，常无明显肌紧张。重症急性胰腺炎腹部压痛明显，可伴有肌紧张和反跳痛，可累及全腹。肠鸣音减弱或消失，腹腔渗液量大者移动性浊音阳性。

（3）合并胆道感染常伴寒战、高热。胰腺坏死伴感染时，主要为持续性高热。

（4）胆道结石嵌顿或肿大胰头压迫胆总管可出现黄疸。

（5）重症胰腺炎可见脉搏细速、血压下降，乃至休克。早期休克主要由低血容量所致，后期继发感染使休克原因复杂化且难以纠正。

（6）少数严重患者胰腺的出血可经腹膜后途径渗入皮下，在腰部、季肋部和下腹部皮肤出现大片青紫色瘀斑，称 Grey-Turner 征；若出现在脐周，称 Cullen 征。

（7）血钙降低时，可出现手足抽搐。

5. 辅助检查

（1）血清、尿淀粉酶测定

1）血清淀粉酶在发病数小时开始升高，24 小时达高峰，4～5 天后逐渐降至正常；尿淀粉酶在 24 小时才开始升高，48 小时到高峰，下降缓慢，1～2 周后恢复正常。

2）淀粉酶的高低不反映病情严重程度。重症急性胰腺炎淀粉酶值可正常或降低。胆石症、消化性溃疡穿孔、胆囊炎、肠梗阻等疾病血清淀粉酶也可升高。

（2）血清脂肪酶：明显升高，具有特异性。

（3）CT 扫描：是最具诊断价值的影像学检查。在胰腺弥漫性肿大的基础上出现质地不均、液化和蜂窝状低密度区，可诊断为胰腺坏死。

6. 诊断标准

应符合以下 3 项中任意 2 项：①与急性胰腺炎临床表现相符合的腹痛。②血清淀粉酶和/或脂肪酶活性至少高于正常上限值 3 倍。③符合急性胰腺炎的影像学改变。

7. 局部并发症

（1）急性液体积聚：发生于胰腺炎早期，位于胰腺内或胰周。

（2）胰腺及胰周组织坏死：指胰腺实质的弥漫性或局灶性坏死，伴有胰周脂肪坏死。

（3）假性囊肿：指急性胰腺炎后形成的由纤维组织或肉芽囊壁包裹的胰液积聚。

（4）胰腺脓肿：发生于急性胰腺炎胰腺周围的包裹性积脓，含少量或不含胰腺坏死组织。

8. 治疗方案

（1）急性胆源性胰腺炎：明确是否有胆道梗阻。

1）若存在胆道梗阻，首选十二指肠镜下行 Oddi 括约肌切开取石及鼻胆管引流术；内镜治疗失败者，可开腹手术行胆囊切除、胆总管切开引流、胆道镜探查及取石，胰腺受累明显者可加行小网膜囊胰腺区引流。

2）若胆道无梗阻，先行非手术治疗，待胰腺炎病情稳定后，行腹腔镜胆囊切除术。

（2）高血脂性急性胰腺炎：①采用小剂量低分子量肝素和胰岛素，增加脂蛋白酶的活性，加速乳糜微粒的降解。②快速降脂技术包括血脂吸附和血浆置换。

（3）酒精性急性胰腺炎：减少胰液分泌、胃酸分泌、改善十二指肠酸化状态。

（4）高钙血症性急性胰腺炎：大多与甲状旁腺腺瘤继发甲状旁腺功能亢进有关，需降钙治疗、避免使用钙剂、相应的甲状旁腺切除手术。

（5）其他病因：及时针对病因治疗。

9. 非手术治疗　①液体复苏、维持水电解质平衡和加强监护。②禁食、胃肠减压。③抑酸治疗和抑制胰液分泌。④镇痛。⑤营养支持，早期以全肠外营养治疗为主，肠道功能恢复后，尽早予以肠内营养。⑥预防和治疗感染。

二、慢性胰腺炎

1. 概述　慢性胰腺炎（CP）是各种原因引起的胰腺实质慢性持续性炎性损害，可导致胰腺实质纤维化、胰管扩张、胰管结石或钙化等不可逆性形态改变。长期酗酒和吸烟是慢性胰腺炎最常见的危险因素。

2. 分型　①慢性阻塞性胰腺炎。②慢性钙化性胰腺炎。③慢性炎症性胰腺炎。

3. 临床表现

（1）典型表现为腹痛，持续性上腹隐痛，位于上腹剑突下或稍左，向腰背部放射。病情加重后疼痛间隙期缩短。

（2）腹胀、不耐油腻食物、脂肪泻、糖尿病和消瘦等。

（3）若胰头纤维增生压迫胆总管下段，出现黄疸。

4. 鉴别诊断　慢性胰腺炎间隙期应与胃或十二指肠溃疡、慢性结肠炎、胆道疾病、胰腺癌等相鉴别。

5. 非手术治疗　①戒烟酒。②饮食控制。③补充消化酶。④控制血糖。⑤缓解疼痛，可用长效抗胆碱药。⑥营养支持。

6. 手术治疗

（1）胆道结石伴胆总管下段狭窄，行胆总管切开取石，胆总管空肠 Roux-en-Y 吻合。

（2）胰管多处狭窄伴阶段性胰管扩张，将扩大胰管全程纵行切开取出胰石，胰管空肠侧侧全口 Roux-en-Y 吻合。

（3）胰腺体尾部纤维化或伴有癌变者，行远端胰腺切除术。

（4）胰头多发结石、胰头肿大纤维化伴梗阻性黄疸或伴有癌变者，行胰十二指肠切除术。

（5）全胰腺广泛炎症和多发分支胰管结石，通过局部切除或胰管切开等方式不能达到治疗目的者，可考虑全胰切除术。

三、胰腺假性囊肿

1. 概述　胰腺假性囊肿多因胰腺急性、慢性炎症或胰腺外伤所致胰液外溢致周围组织纤维增生而成，因囊壁无上皮细胞覆盖，故称为假性囊肿。

2. 临床表现　胰腺假性囊肿可无症状，压迫胃、十二指肠可引起恶心、呕吐。查体在上腹部触及半球形、光滑、不移动、囊性感的肿块。合并感染时有发热和腹部压痛。

3. 辅助检查

（1）超声检查：表现为包膜完整的无回声区。

（2）CT 检查：可显示囊肿与周围的解剖关系。

（3）内镜逆行胰胆管造影术（ERCP）：可显示主胰管有无扩张，有无受压或狭窄，以及囊肿是否与主胰管相通。

4. 鉴别诊断

（1）胰腺潴留性囊肿：属于胰腺真性囊肿。

（2）胰腺囊性肿瘤：①胰腺浆液性囊性肿瘤。②胰腺黏液性囊性肿瘤。③胰腺导管内乳头状黏液性肿瘤。④胰腺实性假乳头状瘤。

5. 并发症　囊内出血、囊肿破裂、囊内感染、囊肿压迫周围组织及器官等。

6. 治疗　长径＜6cm、无症状的胰腺假性囊肿可动态观察，不做治疗。

（1）手术适应证：①出现出血、感染、破裂、压迫等并发症。②出现腹痛、黄疸等。③合并胰管梗阻或与主胰管相通。④多发性囊肿。⑤与胰腺囊性肿瘤鉴别困难。⑥连续随访观察，影像学检查提示囊肿不断增大。

（2）常用手术方法

1）内引流术：囊壁成熟后（6 周以上）可做内引流术，常用囊肿空肠 Roux-en-Y 吻合术，若囊肿位于胃后壁，可直接将囊肿与胃后壁吻合。

2）外引流术：主要用于假性囊肿继发感染经皮穿刺置管引流术失败、囊肿破裂等。

3）胰腺假性囊肿切除术：适用于有症状的小囊肿或内、外引流效果不佳的多发性假性囊肿。

四、胰腺癌

1. 概述　胰腺癌是常见的恶性肿瘤，死亡率高，包括胰头癌（最多见）和胰体尾部癌。约 90% 是起源于胰管上皮的腺癌。

2. 病因　胰腺癌的危险因素包括吸烟、肥胖、酗酒、慢性胰腺炎、糖尿病、苯胺及苯类化合物接触史等。部分患者有遗传背景。

3. 临床表现

（1）上腹疼痛、不适：常为首发症状。中晚期肿瘤侵及腹腔神经丛，出现持续性剧烈腹痛，向腰背部放射。

（2）黄疸：呈进行性加重，是胰头癌最主要的临床表现。伴皮肤瘙痒，小便深黄，大便陶土色。

（3）其他：消化道症状，如食欲降低、腹胀、腹泻或便秘等。消瘦、乏力，晚期可见恶病质。

（4）体征：初期无明显体征。胆总管下段梗阻时，可触及无痛性肿大胆囊，称为库瓦西耶征（Courvoisier 征）。晚期可触及腹部肿块。癌细胞腹膜广泛播散时，可出现大量癌性腹水。

4. 辅助检查

（1）超声：可显示胰腺内部结构、胆道有无梗阻及梗阻部位、梗阻原因。

（2）CT：是检查胰腺最佳的无创方法。

（3）磁共振胆胰管成像（MRCP）：可显示胰、胆管梗阻的部位和胰胆管扩张的程度。

（4）ERCP：胰腺癌时可见主胰管狭窄、管壁僵硬、中断、移位、不显影；分支胰管阻塞、扩张；主胰管和胆总管呈双管征。

5. 胰腺癌的 TNM 分期（表 6 - 16 - 1）

表 6 - 16 - 1　胰腺癌的 TNM 分期

TNM 分期		定义
原发肿瘤	T_x	无法评估原发肿瘤
	T_0	无原发肿瘤的证据
	Tis	原位癌
	T_1	肿瘤最大径≤2cm
	T_2	肿瘤最大径>2cm，且≤4cm
	T_3	肿瘤最大径>4cm
	T_4	肿瘤侵犯腹腔动脉、肠系膜上动脉和/或肝总动脉，无论肿瘤大小
区域淋巴结	N_x	无法评估区域淋巴结
	N_0	无区域淋巴结转移
	N_1	区域淋巴结转移数目介于 1~3 个
	N_2	区域淋巴结转移数目≥4 个
远处转移	M_0	无远处转移
	M_1	有远处转移

6. 胰腺癌的临床分期（表 6 - 16 - 2）

表 6 - 16 - 2　胰腺癌的临床分期

分期	TNM 分期
0 期	Tis $N_0 M_0$
Ⅰ A 期	$T_1 N_0 M_0$
Ⅰ B 期	$T_2 N_0 M_0$
Ⅱ A 期	$T_3 N_0 M_0$
Ⅱ B 期	$T_{1 \sim 3} N_1 M_0$
Ⅲ 期	$T_{1 \sim 3} N_2 M_0$，T_4、任何 N、M_0
Ⅳ 期	任何 T、任何 N、M_1

7. 根治性手术切除指征

（1）年龄<75 岁，全身状况良好。

（2）临床分期为Ⅱ期以下的胰腺癌。

（3）无肝脏转移，无腹水。

（4）术中探查癌肿局限于胰腺内，未侵犯肠系膜门静脉和肠系膜上静脉等重要血管。

（5）无远处播散和转移。

8. 手术方式

（1）肿瘤位于胰头、胰颈部行胰十二指肠切除术。

（2）肿瘤位于胰腺体尾部行胰体尾加脾切除术。

（3）肿瘤较大，范围包括胰头、颈、体时行全胰切除术。

（4）术前判断不可切除的胰腺癌的患者，如同时伴有黄疸，消化道梗阻，可行姑息性手术（如胆肠、胃肠吻合）。

9. 手术原则

（1）无瘤原则：①肿瘤不接触原则。②肿瘤整块切除原则。③肿瘤供应血管的阻断等。

（2）足够的切除范围。

（3）安全的切缘：胰腺（胰颈）、胆总管（肝总管）、胃、十二指肠、腹膜后（肠系膜上动静脉的骨骼化清扫）、其他软组织切缘（如胰后）等。

（4）淋巴结清扫：理想的组织学检查应包括至少 10 枚淋巴结。

10. 术后常见并发症

（1）胰瘘：应用生长抑素，充分引流，营养支持，防治感染。

（2）术后出血

1）腹腔出血：量少可应用止血药物并严密观察，量大时手术止血。

2）消化道出血：应用止血药物，抑酸，胃肠减压，可经胃管注入冰肾上腺素盐水洗胃，还可经胃镜止血，血管造影栓塞止血，经保守治疗无效者可手术治疗。

（3）胃瘫：①充分胃肠减压，加强营养心理治疗或心理暗示治疗。②应用胃肠道动力药物。③治疗基础疾病和营养代谢的紊乱。④可试行胃镜检查，反复快速向胃内充气排出，可2~3天重复治疗。

五、壶腹周围癌

1. 概述 壶腹周围癌主要包括壶腹癌、胆总管下端癌和十二指肠癌。主要组织类型是腺癌。

2. 诊断 常见临床症状为黄疸、腹痛及消瘦。

（1）壶腹癌：黄疸出现早，可呈波动性。大便潜血可为阳性。合并感染可出现发热、腹痛、黄疸。十二指肠镜可见十二指肠乳头隆起的菜花样肿物。

（2）胆总管下端癌：恶性程度较高。黄疸呈进行性加重，出现陶土色大便。胰管末端受累时可伴胰管扩张。

（3）十二指肠腺癌：黄疸出现较晚，且不深，进展较慢。大便潜血可为阳性，患者常有轻度贫血。

3. 治疗 对无手术禁忌和转移者可行胰十二指肠切除术（Whipple 手术），远期效果较好。

六、胰岛素瘤

1. 概述 胰岛素瘤在功能性胰腺神经内分泌肿瘤中最为常见，女性多于男性，多为单发良性，直径一般为 1~2cm，肿瘤可分布在胰头、体、尾。

2. 临床表现 低血糖常是首发症状，可影响中枢神经系统，表现为头痛，复视，焦虑，饥饿，行为异常，神志不清，昏睡以至昏迷，或一过性惊厥、癫痫发作；也可引起儿茶酚胺过度释放，出现出汗、心悸、震颤、脉速和面色苍白等。

3. 定性诊断

（1）惠普尔（Whipple）三联征：①空腹或运动时出现低血糖症状。②症状发作时血糖低于 2.2mmol/L。③进食或静脉注射葡萄糖可迅速缓解症状。

（2）如无低血糖症状发作，可进行 72 小时饥饿诱发试验。患者饥饿后诱发出低血糖症状，并满足以下 6 条即可诊断：①血糖 $\leqslant$ 2.22mmol/L。②胰岛素水平 $\geqslant$ 6μU/ml。③C 肽水平 $\geqslant$ 200pmol/L。④胰岛素原水平 $\geqslant$ 5pmol/L。⑤β-羟丁酸 $\leqslant$ 2.7mmol/L。⑥血/尿中无磺脲类药物的代谢产物。

4. 定位诊断

（1）非创伤性检查：超声、CT 和 MRI 诊断胰岛素瘤阳性率低。

（2）有创检查：①选择性动脉造影（阳性可见灯泡征）。②动脉钙刺激静脉采血检查。

5. 功能性胰腺神经内分泌肿瘤的分类 （表 6－16－3）

表 6－16－3　功能性胰腺神经内分泌肿瘤的分类

肿瘤类型	细胞类型	分泌激素	临床表现	部位
胰岛素瘤	B	胰岛素	低血糖	胰岛
胃泌素瘤	G	胃泌素	胰源性溃疡	胰岛、胃、十二指肠
胰高血糖素瘤	A	胰高血糖素	糖尿病，坏死性迁移性红斑	胰岛，个别为肺、肾
血管活性肠肽瘤	D_1	血管活性肠肽	胰性腹泻	胰岛、神经节母细胞
生长抑素瘤	D	生长抑素	抑制综合征	胰岛、小肠
胰多肽瘤	PP	胰多肽	无症状或有腹泻	胰岛
神经降压素瘤	NT	神经降压素	低血压	血管舒张等胰交感神经链
类癌	EC	5-羟色胺	类癌综合征	胰岛、消化道

6. 手术方式

（1）肿瘤摘除术（最常用）。

（2）局部切除大于 2cm 的肿瘤，可将肿瘤连同周围一部分正常胰腺组织一起切除，行胰体尾切除常需同时切脾。

（3）胰十二指肠切除术适用于胰头钩突部的巨大肿瘤、多发肿瘤和恶性胰岛素瘤。

（4）恶性胰岛素瘤术中应尽量切除原发病灶和转移淋巴结，以及肝表面易摘除的转移灶。

（5）胰岛增生的病例，可切除 85% ~90% 的胰腺。

（6）若无法找到肿瘤，不宜行盲目胰体尾切除，应终止手术，关腹前作门、脾静脉的分段取血以备术后测定胰岛素。

第十七节　脾脏疾病

一、概述

脾是体内最大的淋巴器官，约占全身淋巴组织总量25%，内含大量的淋巴细胞和巨噬细胞，其功能与结构又与淋巴结有许多相似之处，故脾又是一个重要的免疫器官。

二、脾切除的适应证

1. 外伤性脾破裂、门静脉高压症脾功能亢进。

2. 脾原发性疾病及占位性病变

（1）游走脾（异位脾）：主要表现为腹部可推动的肿块和压迫邻近脏器所引起的症状。若并发脾蒂扭转，可致急性梗死，表现为急性剧烈腹痛，可伴休克。

（2）脾囊肿：①真性囊肿有皮样囊肿、淋巴管囊肿或寄生虫性囊肿等。②假性囊肿可为损伤后陈旧性血肿或脾梗死后局限性液化而成等，多位于脾被膜下。③小的非寄生虫性、非肿瘤性脾囊肿不需治疗。

（3）脾肿瘤：①良性肿瘤有血管瘤、内皮瘤，行手术切除效果好。②恶性肿瘤多为肉瘤，如未扩散，首选脾切除加放射治疗或化学疗法。

（4）脾脓肿：除抗生素治疗外，如脾已与腹壁粘连，可在超声或CT引导下行穿刺抽脓或置管引流术，也可行脾切除治疗。

（5）其他：如副脾、脾结核、脾梗死等，必要时可行脾切除。

3. 造血系统疾病　如遗传性球形红细胞增多症、遗传性椭圆形红细胞增多症、丙酮酸激酶缺乏、珠蛋白生成障碍性贫血、自身免疫性溶血性贫血、免疫性血小板减少性紫癜、慢性白血病、多毛细胞白血病、霍奇金淋巴瘤。

三、脾切除术后常见并发症

1. 腹腔内大出血　常见原因是脾窝创面严重渗血，脾蒂结扎线脱落，或术中遗漏结扎的血管出血。

2. 膈下感染预防措施包括术中彻底止血，避免损伤胰尾发生胰瘘，术后膈下置管有效引流。

3. 血栓-栓塞性并发症　术后早期应用低分子量肝素等抗凝剂预防治疗。

4. 脾切除术后凶险性感染　脾切除后机体免疫功能削弱和抗感染能力下降，对感染的易感性增高。

第十八节 消化道出血

一、上消化道出血

1. 病因 上消化道疾病及全身性疾病均可引起上消化道出血。临床上最常见的病因为消化性溃疡、食管胃底静脉曲张破裂、急性糜烂出血性胃炎（常由服用非甾体抗炎药、大量饮酒或应激引起）、胃癌、肝内局限性慢性感染、肝肿瘤、肝外伤等。

2. 临床表现

（1）呕血与黑便：其颜色视出血的部位、出血量的多少以及在胃内停留时间的长短而不同。

（2）循环障碍：表现为头晕、心悸、乏力，突然起立发生晕厥、肢体冷感、心率加快、血压偏低等。严重者呈休克状态。

（3）血液学改变：急性出血患者为正细胞正色素性贫血，由于出血后骨髓代偿性增生，可暂时出现大细胞性贫血，慢性失血则为小细胞低色素性贫血。出血 24 小时内网织红细胞即见增高，出血停止后逐渐降至正常。

（4）氮质血症：大出血后，由于大量血液蛋白质分解产物被肠道吸收，血中尿素氮可暂时升高，称为肠源性氮质血症。

（5）发热：可能与周围循环衰竭，导致体温调节中枢功能障碍等因素有关。

3. 辅助检查

（1）胃镜检查：是目前明确上消化道出血病因的首选检查方法。

（2）X 线钡剂造影检查：主要适用于有胃镜检查禁忌或不愿进行胃镜检查者。检查一般在出血停止后进行。

4. 处理

（1）初步处理

1）监测生命体征，建立有效的静脉输液通道，滴注平衡盐溶液或乳酸钠等渗盐水，同时行血型鉴定、血常规等检查。

2）药物止血可静脉注射维生素 K_1、纤维蛋白原、凝血酶等。

（2）病因处理

1）治疗应激性溃疡或急性糜烂性胃炎，可静脉注射 H_2 受体阻断药或质子泵抑制剂。人工合成生长抑素止血效果显著。

2）对诊断不明的上消化道大出血，经过积极的初步处理后，血压、脉率仍不稳定，应考虑早期行剖腹探查，一般选择上腹部正中切口或经右腹直肌切口。

二、下消化道出血

1. 病因 引起下消化道出血的常见病因依次为大肠癌、肠息肉、炎性肠病、肠憩室、肠壁血管性疾病等。

2. 临床表现　　以便血最常见，显性出血常表现为果酱样便、暗红色便或鲜红色便。

3. 辅助检查

（1）结肠镜：是诊断大肠及回肠末端病变的首选检查方法。

（2）X线钡剂灌肠：多用于诊断大肠、回盲部及阑尾病变。

（3）选择性动脉造影：对于严重的急性出血，尤其怀疑来自小肠时，选择肠系膜上动脉造影是较为可靠的诊断方法。

4. 治疗

（1）非手术治疗

1）对急性大出血患者，监测生命体征变化、中心静脉压与尿量，纠正水、电解质与酸碱平衡失调，有效补充血容量并维持血液循环，同时静脉注射止血药物。

2）止血措施包括选择性动脉介入治疗、经结肠镜止血。

（2）手术治疗：①出血量较大，出血难以控制，或经检查未能明确出血部位与病变性质者，行急诊剖腹探查手术。②良性病变，出血部位明确，经非手术治疗效果不满意的良性病变，可择期手术。

第七章　骨科临床常见病

第一节　常见部位骨折

一、上肢骨折

1. 锁骨骨折

（1）症状：外伤后锁骨区疼痛、肿胀，患肩下沉，健侧手扶托患侧前臂，头部向患侧偏斜。

（2）体征：局部皮下瘀血、瘀斑，有局限性压痛、骨擦感，可扪及骨折端，有时可见骨折端刺破皮肤。

（3）臂丛神经损伤：臂丛神经由 $C_{5\sim8}$ 及 T_1 神经组成。

1）上臂丛损伤（$C_{5\sim7}$）：表现为肩外展障碍及三角肌萎缩（C_5），屈肘障碍及肱二头肌萎缩（C_6），拇、示指指腹麻木及肱三头肌肌力减弱（C_7）。

2）下臂丛损伤（C_8、T_1）：屈指肌萎缩与功能障碍（C_8），手内肌萎缩与功能障碍（T_1）。

3）全臂丛损伤：整个上肢肌肉瘫痪，肌张力低，除上臂内侧以外的上肢感觉丧失，腱反射消失，有时出现 Horner 征。

（4）X 线检查：常规拍摄上胸部锁骨正位片。

（5）锁骨骨折的 Allman 分型：①Ⅰ型，锁骨中段 1/3 骨折。②Ⅱ型，锁骨外侧 1/3 骨折。③Ⅲ型，锁骨内侧 1/3 骨折。

（6）治疗

1）成人的无移位骨折及儿童的青枝骨折，上肢悬吊制动 3~6 周。

2）大部分中段骨折，可采用手法复位，横形"8"字绷带固定。

3）切开复位内固定的指征：①患者不能忍受"8"字绷带固定的痛苦。②复位后再移位，影响外观。③合并神经、血管损伤。④开放性骨折。⑤陈旧骨折不愈合。⑥锁骨外端骨折合并喙锁韧带撕裂。

2. 肱骨近端骨折

（1）解剖概要：肱骨近端包括肱骨大结节、小结节和肱骨外科颈。肱骨外科颈为肱骨大结节、小结节移行为肱骨干的交界部位，该部位是松质骨和密质骨的交接处，易发生骨折。解剖颈下有臂丛神经、腋血管通过，骨折后易合并血管神经损伤。

（2）症状：患侧肩关节疼痛，活动受限。

（3）体征：患者常用另一手托扶患臂。肩部肿胀，局部明显压痛及轴向叩击痛，或可闻及骨擦音，有时可扪及骨折断端并出现骨擦感，移位或成角严重的患者可见畸形。伤后 24 小时可在肩部及上臂见到瘀斑。

（4）肱骨近端骨折的 Neer 分型：根据骨折的解剖部位（肱骨头、大结节，小结节和肱骨干）和骨折块移位的程度（以移位 >1cm 或成角畸形 >45°作为标准）分型。

1）一部分骨折：无论骨折部位多少，但无移位，或未超过上述标准。

2）两部分骨折：仅一个部位发生骨折且移位。

3）三部分骨折：肱骨近端 4 个解剖部位中，有 2 个部位骨折并且移位。

4）四部分骨折：肱骨近端 4 个部分都发生骨折移位，形成四个分离的骨块。

（5）治疗

1）无移位骨折：可采用吊带悬吊固定。

2）两部分骨折：①肱骨解剖颈骨折，老年患者行人工半肩关节置换术，年轻患者切开复位加螺钉或克氏针内固定。②外科颈骨折，行闭合复位。③肱骨大结节骨折，通过三角肌劈开入路显露骨折，采用张力带或螺钉内固定。④肱骨小结节骨折，若移位超过 1cm，或阻碍肩关节内旋，行切开复位内固定术。

3）三部分骨折：行切开复位。

4）四部分骨折：①外展嵌插型骨折，闭合复位经皮克氏针或螺钉内固定。②典型四部分骨折行人工肩关节置换术。

3. 肱骨干骨折和肱骨髁上髁间骨折（表 7 – 1 – 1）

表 7 – 1 – 1　肱骨干骨折和肱骨髁上、髁间骨折

鉴别要点	肱骨干骨折	肱骨髁上、髁间骨折
症状	伤后上臂疼痛、肿胀、畸形、瘀斑，患肢活动障碍，有反常活动和骨擦感	外伤后局部疼痛肿胀伴功能障碍，可出现手部及手指麻木、活动困难
体征	①患侧上臂肿胀、瘀斑，局部明显压痛及轴向叩击痛，可有骨擦感，骨传导音减弱或消失。②合并桡神经损伤，可见垂腕，各指掌指关节不能背伸、伸拇，前臂旋后障碍，手背桡侧皮肤感觉减退或消失	肘部剧烈疼痛，压痛广泛，肿胀严重，有皮下瘀斑，纵轴叩击痛（＋），有骨擦音及异常活动。肘关节呈半伸位，前臂旋前，肘部横径明显增宽，鹰嘴部向后突出，可触及骨折块，骨擦感明显。肘关节功能障碍
X 线检查	肱骨干正侧位	肘部正侧位
治疗	①保守治疗：手法复位外固定。②手术治疗：接骨板螺钉内固定、外固定架固定、髓内钉固定	①外固定，预后差。②切开复位内固定

4. 前臂双骨折

（1）临床表现：伤后前臂疼痛、肿胀、畸形及功能障碍。检查可发现骨擦音及假关节活动。骨传导音减弱或消失。

（2）诊断

1）孟氏（Monteggia）骨折：指尺骨上 1/3 骨干骨折合并桡骨小头脱位。

2）盖氏（Galeazzi）骨折：指桡骨干下 1/3 骨折合并尺骨小头脱位。

（3）治疗：①手法复位外固定。②切开复位内固定。

5. 桡骨远端骨折

（1）症状：明确腕部外伤史，跌倒后手掌撑地，伤后患侧腕关节疼痛，活动受限明显。

（2）体征：腕部可见肿胀、瘀斑，有移位的骨折常表现为"银叉畸形"及"枪刺刀畸形"。可有骨擦感和正中神经损伤症状。

（3）桡骨远端骨折的AO分型（表7-1-2）：分为关节外骨折（A型）、部分关节内骨折（B型）、完全关节内骨折（C型）。

表7-1-2 桡骨远端骨折的AO分型

分型		内容
A型	A1型	尺骨骨折，桡骨完整
	A2型	桡骨简单骨折或嵌插骨折，伴背侧旋转，即Colles骨折；伴掌侧旋转，即Smith骨折
	A3型	桡骨骨折或粉碎骨折
B型	B1型	桡骨矢状面部分关节内骨折
	B2型	桡骨背侧缘部分关节内骨折，即Barton骨折，伴腕关节背侧脱位
	B3型	桡骨掌侧缘部分关节内骨折，即反Barton骨折，伴腕关节掌侧脱位
C型	C1型	桡骨干骺端及关节内简单骨折
	C2型	桡骨干骺端粉碎骨折，关节内简单骨折
	C3型	桡骨关节粉碎骨折，伴干骺端简单骨折或粉碎骨折

（4）桡骨远端骨折的治疗（表7-1-3）

表7-1-3 桡骨远端骨折的治疗

类型		治疗方法
A型	无移位	石膏外固定
	可复位、稳定骨折	闭合复位、石膏外固定
	难复位/不稳定骨折	经皮克氏针固定、外固定支架、切开复位内固定
B型	无移位	石膏外固定
	可复位、稳定骨折	闭合复位、石膏外固定
	难复位/不稳定骨折	切开复位内固定术
C型	可复位、稳定骨折	闭合复位、石膏外固定
	可复位、不稳定骨折	经皮克氏针固定、外固定支架、掌侧锁定钢板
	粉碎骨折（C2，C3）	锁定钢板内固定术、外固定支架

二、下肢骨折

1. 股骨颈骨折

（1）按骨折部位分类（表7-1-4）。

表 7-1-4 按骨折部位分类

项目	股骨头下骨折	经股骨颈骨折	股骨颈基底骨折
骨折线位置	股骨头与股骨颈的交界处	股骨颈中部，常呈斜形	股骨颈与大转子之间
特点	易并发股骨头缺血坏死	易并发股骨头缺血坏死	骨折易愈合，不易坏死

（2）按骨折方向分类

1）内收骨折：指远端骨折线与两侧髂嵴连线的夹角（Pauwels 角）大于 50°，容易再移位，属于不稳定性骨折。

2）外展骨折：指远端骨折线与两侧髂嵴连线的夹角小于 30°，不易再移位，属于稳定性骨折。

（3）Garden 分型

1）Ⅰ型：不全骨折，股骨颈下方骨小梁完整，该型包括所谓"外展嵌插骨折"。

2）Ⅱ型：完全骨折，但无移位。

3）Ⅲ型：完全骨折，部分移位。

4）Ⅳ型：完全骨折，完全移位。

（4）诊断：中、老年人有跌倒受伤史，伤后感髋部疼痛，下肢活动受限，不能站立和行走，应怀疑股骨颈骨折。检查可见患肢外旋畸形、缩短。

（5）治疗

1）内固定术：①空心加压螺钉内固定。②多针内固定。③滑动式钉板系统。

2）人工股骨头置换术。

3）人工全髋关节置换术。

4）带血运的骨瓣植骨内固定术。

2. 股骨转子间骨折

（1）Tronzo-Evans 分型（表 7-1-5）

表 7-1-5 Tronzo-Evans 分型

分型	特点	稳定性	比例
Ⅰ型	顺转子间骨折，骨折无移位	稳定性骨折	11.1%
Ⅱ型	小转子骨折，轻度移位，可获得稳定的复位	稳定性骨折	17.4%
Ⅲ型	小转子粉碎性骨折，不能获得稳定的复位	不稳定性骨折	45.1%
Ⅳ型	Ⅲ型骨折＋大转子骨折	不稳定性骨折	20.1%
Ⅴ型	逆转子间骨折，由于内收肌的牵引，存在移位的倾向	不稳定性骨折	6.3%

（2）临床表现：受伤后，转子区出现疼痛、肿胀、瘀斑，下肢不能活动。检查发现转子间压痛，下肢外旋畸形明显，可达 90°，有轴向叩击痛。测量可发现下肢短缩。

（3）X 线检查：骨盆正位和患髋侧位片。

（4）非手术治疗：对有手术禁忌证者，采用胫骨结节或股骨髁上外展位骨牵引。

（5）手术治疗

1）闭合复位和切开复位

2）内固定：①动力髋螺钉。②髓内钉。③人工关节置换术。

3.股骨干骨折

（1）股骨干骨折的 AO 分型（表 7 - 1 - 6）：A 型为简单骨折、B 型为存在楔形骨折块的粉碎性骨折、C 型为复杂骨折

表 7 - 1 - 6　股骨干骨折的 AO 分型

分型		内容
A 型	A1 型	简单螺旋形骨折
	A2 型	简单斜形骨折
	A3 型	简单横形骨折
B 型	B1 型	螺旋楔形骨折
	B2 型	弯折楔形骨折
	B3 型	多块楔形骨折块骨折
C 型	C1 型	复杂螺旋粉碎骨折
	C2 型	多节段骨折
	C3 型	复杂粉碎性骨折

（2）非手术治疗：① 3 岁以下儿童采用垂直悬吊皮肤牵引。②成人及 3 岁以上儿童多采用手术内固定，存在手术禁忌证者，可行胫骨结节或股骨髁上持续骨牵引 8～10 周。

（3）手术治疗：①髓内钉固定技术。②钢板、螺钉固定技术。③儿童多采用弹性钉内固定。

4.股骨远端骨折

（1）临床表现：膝关节和股骨远端部位有肿胀、畸形和压痛。骨折端有异常活动和骨擦感。

（2）合并周围结构损伤：①腓肠肌收缩致远端骨折块向后成角、移位，股四头肌收缩致骨折断端短缩。②腘动脉损伤。③坐骨神经、胫神经及腓总神经损伤。

（3）保守治疗

1）指征：①无明显移位的稳定骨折。②老年人骨质疏松嵌插骨折及全身情况不能耐受手术者。

2）方案：患肢行胫骨结节牵引 6～8 周。

（4）手术治疗

1）适应证：①有移位的关节内骨折。②开放性骨折需清创治疗。③伴有血管神经损伤。④同侧胫骨干骨折，形成"漂浮膝"。⑤双侧股骨骨折，不能耐受长期卧床牵引治疗。⑥多发伤患者。

2）治疗目的：解剖复位、坚强内固定和早期进行康复锻炼。

5. 髌骨骨折

（1）临床表现：伤后膝前肿胀，有时可扪及骨折分离出现的凹陷。

（2）X 线检查：膝关节正、侧位片。

（3）髌骨骨折的类型和治疗原则（表 7-1-7）

表 7-1-7　髌骨骨折的类型和治疗原则

类型		治疗
关节外下极骨折	简单骨折	拉力螺钉加张力带钢丝或钢丝环扎到胫骨结节
	粉碎骨折	经骨缝合撕脱的韧带，并在髌骨和胫骨结节之间环扎
累及部分关节面，纵向骨折	无移位	非手术治疗
	移位，简单骨折	拉力螺钉加钢丝环扎
	多片骨折，星形骨折	钢丝环扎加张力带钢丝
累及全部关节面	横行骨折	克氏针加张力带钢丝
	超过 3 个骨折块	拉力螺钉、克氏针加张力带钢丝
	完全粉碎，不能整复	髌骨切除

6. 胫骨平台骨折

（1）症状：伤后出现膝部疼痛，膝关节肿胀和下肢不能负重。

（2）体征：胫骨近端和膝关节局部触痛，出现反常活动，偶尔有骨擦音和骨擦感，骨折移位严重时可触及骨折断端。膝关节主动、被动活动受限。

（3）Schatzker 分型

1）Ⅰ型：外侧平台劈裂骨折，无关节面塌陷。骨折移位时常有外侧半月板撕裂，或半月板嵌入骨折间隙。

2）Ⅱ型：外侧平台劈裂，关节面压缩骨折。

3）Ⅲ型：外侧平台单纯压缩骨折。

4）Ⅳ型：胫骨内侧平台骨折。常合并膝关节脱位、血管损伤。

5）Ⅴ型：双侧平台骨折。易合并血管神经损伤。

6）Ⅵ型：双侧平台骨折加胫骨干与干骺端分离。常合并膝部软组织严重损伤、筋膜室综合征和严重神经血管损伤。

（4）治疗

1）Ⅰ型：①无明显移位者，行下肢石膏托或膝关节支具固定 4~6 周。②移位明显者，行切开复位，松质骨螺钉内固定或支撑钢板固定。

2）Ⅱ型：应切开复位，撬起塌陷的骨块，同时植骨，松质骨螺钉钢板固定。

3）Ⅲ型：①移位不明显者，行下肢石膏或膝关节支具固定 4~6 周。②若骨折块塌陷明显，或有膝关节不稳定者，行手术切开复位，撬起骨折块，在骨折块下植骨、钢板内固定。

4）Ⅳ型：①无移位者，行石膏或膝关节支具固定 4~6 周。②伴有骨折塌陷，合并交叉韧带损伤者，切开复位、恢复平台的平整及交叉韧带张力，或重建交叉韧带。③骨折块复位后遗留的间隙，植骨填充，钢板内固定。

5）Ⅴ型：行切开复位，钢板、螺栓或松质骨螺钉固定。

6）Ⅵ型：行切开复位，胫骨平台解剖钢板或 T 形钢板固定。

7. 胫腓骨干骨折

（1）分类：①胫腓骨干双骨折。②单纯胫骨干骨折。③单纯腓骨干骨折。

（2）并发症：①胫骨上 1/3 骨折，可致胫后动脉损伤。②胫骨中、下 1/3 的骨折使营养动脉损伤，易发生延迟愈合或不愈合。③骨筋膜室综合征。④腓骨颈有移位的骨折可引起腓总神经损伤。

（3）治疗

1）保守治疗：主要手段是石膏和支具，主要用于低能量损伤所致的闭合性简单骨折，骨折稳定、移位轻。

2）手术治疗：保守治疗后出现再移位、多次闭合复位不满意时，改为手术治疗；高能量损伤所致骨折、骨折移位明显、粉碎骨折等，若无手术禁忌，均应手术。

8. 踝关节骨折

（1）常见临床分型：①旋后内收型。②旋后外旋型。③旋前外展型。④旋前外旋型。

（2）手术治疗指征：①闭合复位无法获得解剖复位。②骨折移位明显或距骨移位。③骨折不稳定。

三、脊柱骨折

1. 概述　脊柱骨折包括颈椎、胸椎、胸腰段及腰椎的骨折，以胸腰段骨折最多见。

2. 分类

（1）颈椎骨折分类：颈椎骨折按患者受伤时颈椎所处的位置（前屈、直立和后伸）分为四种类型。

1）屈曲型损伤：①压缩型骨折，多见于骨质疏松者。②骨折 – 脱位，因过度屈曲导致后纵韧带断裂，暴力使脱位椎体的下关节突移行于下位椎体上关节突的前方，称为关节突交锁。

2）垂直压缩型损伤：①Jefferson 骨折，即寰椎的前、后弓双侧骨折。②爆裂型骨折，为下颈椎（$C_{3\sim7}$）椎体粉碎性骨折，多见于 C_5、C_6 椎体。

3）过伸损伤：①无骨折 – 脱位的过伸损伤。②枢椎椎弓根骨折，又名缢死者骨折。

4）齿状突骨折。

（2）胸腰椎骨折分类（见图 7 – 1 – 1）

3. 诊断

（1）严重外伤史。

（2）主要临床症状：①局部疼痛。②站立及翻身困难。③腹膜后血肿刺激腹腔神经丛，使肠蠕动减慢，常出现腹痛、腹胀，甚至肠麻痹症状。④如有瘫痪，则表现为四肢或双下肢感觉、运动障碍。

（3）并发症：可合并颅脑、胸、腹和盆腔脏器损伤。

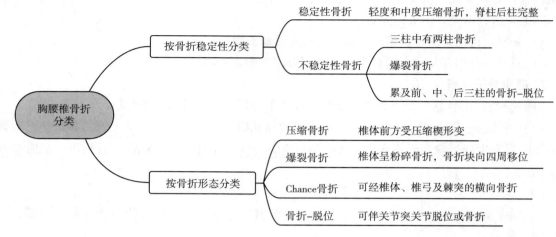

图 7 - 1 - 1　胸腰椎骨折分类

（4）体征：检查脊柱和四肢，注意体位、压痛、畸形、感觉、肌力、反射。

（5）影像学检查：X 线平片（首选）、CT、MRI 等。

4. 治疗

（1）原则：①有严重多发伤者，优先抢救生命。②有骨折脱位者，尽快复位固定。③有脊髓压迫者，及早手术解除压迫。④防治并发症。

（2）手术指征：①颈、胸、腰椎骨折脱位有关节突交锁。②影像学检查显示有骨折碎片进入椎管内压迫脊髓。③截瘫平面不断上升。④非手术治疗效果不佳。

四、骨盆骨折

1. 诊断

（1）强大暴力外伤史：如车祸、高空坠落。

（2）严重多发伤：常见血压低或休克。血尿考虑尿道、膀胱或肾损伤。诊断性腹腔穿刺吸出不凝血考虑有内脏损伤。

（3）典型体征：①骨盆分离和挤压试验阳性。②肢体长度不对称。③会阴部瘀斑是耻骨和坐骨骨折的特有体征。

（4）影像学检查：X 线检查、CT。

2. 常见并发症　腹膜后血肿、盆腔内脏器损伤、神经损伤、脂肪栓塞与静脉栓塞。

3. 急救处理　①监测血压、脉搏。②快速建立输血补液通道。③及早行 X 线、CT 检查。④患者自主排尿或导尿，判断有无尿道损伤。⑤诊断性腹腔穿刺。⑥超声检查。

4. 骨盆骨折的处理

（1）骨盆边缘性骨折：无移位者不必特殊处理。

（2）骶尾骨骨折：骶骨明显移位者需手术治疗；无移位者以卧床休息为主，骶部垫气圈或软垫。

（3）单纯性耻骨联合分离：轻者可用骨盆兜悬吊固定，耻骨联合分离 >2.5cm 者行手术治疗。

（4）骨盆环双处骨折伴骨盆环断裂：行手术复位及内固定，必要时辅以外固定支架固定。

第二节　常见部位关节脱位

一、肩关节脱位

1. 概述　肩关节脱位是指肩胛盂与肱骨头失去正常的解剖对合关系，肩关节是人体活动度最大的关节，最常发生脱位，以前脱位最多见。

2. 发生机制　肩关节脱位以间接传导暴力所致多见，跌倒时肘或手掌撑地，肩关节位于外展、外旋、后伸位，肱骨头向肩关节前下方突破关节囊发生前脱位；后脱位可见于跌倒时手伸展内旋着地，或暴力直接作用于肩部前方所致。

3. 临床表现

（1）症状：患侧肩关节肿胀疼痛，关节活动受限，健侧手常扶持患肢前臂，头倾向患侧。

（2）体征：①方肩畸形。②弹性固定。③关节窝空虚。④Dugas 征阳性。

4. 常见并发症　①复发性肩关节脱位。②肩袖撕裂。③腋神经损伤。④肱骨近端骨折。⑤肩关节僵硬或强直。

5. 治疗　包括急性期复位、固定和恢复期的功能锻炼。

（1）手法复位：给予镇静镇痛药物，切忌暴力强行复位。

（2）切开复位指征：①闭合复位不成功。②肩胛盂骨折移位。③合并大结节骨折且肱骨头复位成功后大结节骨折片不能复位。④肱骨头移位明显。

二、肘关节脱位

1. 解剖概要　肘关节由肱骨下端、尺骨鹰嘴窝、桡骨头及关节囊、内外侧副韧带构成，主要完成屈伸活动及轻度的尺偏、桡偏活动。

2. 发生机制

（1）跌倒时肘关节处于半伸直位，手掌着地，暴力沿尺、桡骨向近端传导，尺骨鹰嘴处产生杠杆作用，前方关节囊撕裂，使尺、桡骨向肱骨后方脱出，发生后脱位。

（2）当肘关节处于内翻或外翻位时遭受暴力，可发生尺侧或桡侧侧方脱位。

（3）当肘关节处于屈曲位时，肘后方遭受暴力可使尺、桡骨向肱骨前方移位，发生肘关节前脱位。

3. 临床表现　①肘关节后脱位时，肘部疼痛、肿胀、活动障碍，肘后突畸形，前臂半屈位，有弹性固定，肘后空虚感，肘后三角关系改变。②侧方脱位可合并神经损伤。

4. 治疗

（1）保守治疗：①手法复位。②石膏托或支具固定、三角巾悬吊。

（2）手术治疗：肘关节在功能锻炼时，如屈曲位超过30°，有明显肘关节不稳或脱位趋势时，应手术重建肘关节韧带。

三、桡骨头半脱位

1. 发生机制　桡骨头半脱位多发在 5 岁以下的儿童，因桡骨头发育尚不完全，环状韧带薄弱，当腕、手被向上提拉、旋转时，肘关节囊内负压增加，使薄弱的环状韧带或部分关节囊嵌入肱骨小头与桡骨头之间，取消牵拉力以后，桡骨头不能回到正常解剖位置，而是向桡侧移位，形成桡骨头半脱位。

2. 临床表现　儿童的手、腕有被动向上牵拉受伤史，患儿感肘部疼痛，活动受限，前臂处于半屈位及旋前位。肘部外侧有压痛。

3. 治疗　手法复位，成功标志是有轻微的弹响声，肘关节旋转、屈伸活动正常。复位后不必固定。

四、手部关节脱位

1. 发生机制　①复合暴力。②可能存在关节囊松弛基础。

2. 类型　①远侧指间关节脱位。②近侧指间关节脱位。③掌指关节脱位。④腕掌关节脱位。⑤腕关节脱位。

3. 治疗注意事项

（1）不同部位选择不同治疗方法。

（2）注意软组织修复重建恢复关节稳定性。

五、髋关节脱位

1. 髋关节后脱位（最常见）

（1）机制：髋关节后脱位大部分发生于交通事故，坐于汽车内的人处于屈膝及髋关节屈曲内收位，股骨轻度内旋。

（2）分型（表 7 - 2 - 1）

表 7 - 2 - 1　髋关节后脱位的分型

分型	特点
Ⅰ型	单纯脱位或伴有髋臼后壁小骨折片
Ⅱ型	股骨头脱位，合并髋臼后壁一大块骨折
Ⅲ型	股骨头脱位，合并髋臼后壁粉碎性骨折
Ⅳ型	股骨头脱位，合并髋臼后壁和顶部骨折
Ⅴ型	股骨头脱位，合并股骨头骨折

（3）临床表现：①有明显暴力外伤史。②有明显疼痛，髋关节不能主动活动。③患肢短缩，髋关节呈屈曲、内收、内旋畸形。④可在臀部摸到脱出的股骨头，大转子上移明显。⑤可合并坐骨神经损伤，以腓总神经损伤为主，出现足下垂、趾背伸无力和足背外侧感觉障碍等。

（4）治疗

1）Ⅰ型损伤：①常用 Allis 法，即提拉法复位。②固定、功能锻炼。

2）Ⅱ～Ⅴ型损伤：主张早期切开复位与内固定。

2. 髋关节前脱位

（1）机制：髋关节前脱位多发生于交通事故和高处坠落伤，髋关节处于外展、外旋位时受到轴向直接暴力。

（2）临床表现：①有强大暴力外伤史。②患肢呈外展、外旋和屈曲畸形。③腹股沟处肿胀，可摸到股骨头。

（3）治疗：①在全身麻醉或椎管内麻醉下手法复位。②固定、功能锻炼。

3. 髋关节中心脱位

（1）机制：来自侧方的暴力，直接撞击在股骨粗隆区，使股骨头水平向内移动，穿过髋臼内侧壁而进入骨盆腔；若受伤时下肢处于轻度内收位，则股骨头向后方移动，产生髋臼后部骨折；若下肢处于轻度外展与外旋位，则股骨头向上方移动，产生髋臼爆破型粉碎性骨折。

（2）临床表现：①多见于交通事故或高空坠落。②后腹膜间隙内常出血很多，可出现出血性休克。③髋部肿胀、疼痛、活动障碍，大腿上段外侧方常有大血肿，肢体短缩情况取决于股骨头内陷的程度。④可合并腹部内脏损伤。

（3）治疗：及时处理休克及腹部脏器损伤。股骨头内移较明显的，需用股骨髁上骨牵引，但常难奏效，需根据髋臼骨折类型早期切开复位同时固定髋臼骨折。

第三节　骨关节退行性疾病与感染

一、骨关节炎

1. 概述　骨关节炎的病变特点为关节软骨的退行性变和关节周围继发性骨质增生，多累及负重大、活动多的关节，如膝关节、髋关节、脊柱等部位。

2. 分类及病因

（1）原发性：发病原因不明，无明确的全身或局部诱因，可能与遗传和体质因素有关，常见于 50 岁以上的中老年人。

（2）继发性：可发生于青壮年，可继发于创伤、炎症、关节不稳定、慢性反复的积累性劳损或先天性疾病等。

3. 病理　最早、最重要的病理改变是关节软骨发生磨损和代谢异常。

4. 临床表现

（1）早期关节疼痛轻微，活动后加剧，休息可缓解；晚期出现静息痛和夜间痛。

（2）关节晨僵，活动后可缓解；在气压降低或空气湿度增加时加重，持续时间一般较短，不超过 30 分钟。

（3）手部关节肿大变形明显，出现赫伯登结节（Heberden）结节和布夏尔结节（Bouchard）结节；部分膝关节因骨赘形成或关节积液也会造成关节肿大。

（4）关节活动时出现骨擦感（音），多见于膝关节。

（5）关节疼痛、活动度下降、肌肉萎缩、软组织挛缩可引起关节无力，行走时软腿或关节交锁，不能完全伸直或活动障碍。

5. 辅助检查

（1）实验室检查：伴有滑膜炎可出现 C 反应蛋白（CRP）和红细胞沉降率轻度升高。

（2）X 线检查：①早期可为阴性，随软骨逐渐磨损，关节间隙变窄，边缘有骨赘形成，软骨下骨硬化，在邻近关节面的松质骨内可见囊性变，有时可见游离体，关节积液时可见关节囊肿胀。②晚期关节间隙基本消失，关节变形，力线偏移，可出现半脱位。

6. 鉴别诊断 ①类风湿关节炎。②痛风性关节炎。③强直性脊柱炎。④化脓性关节炎。

7. 治疗

（1）非药物治疗：①避免可能加剧软骨磨损的生活方式。②控制饮食和功能锻炼。③热疗、水疗、按摩等物理治疗。④采用手杖、拐杖、助行器等减少受累关节负重。

（2）药物治疗：包括 NSAIDs、选择性 COX-2 抑制药、激素类药物等。

（3）手术治疗：关节镜手术、关节周围截骨术、关节融合术、人工关节置换术。

二、强直性脊柱炎

1. 概述 强直性脊柱炎为主要累及脊柱、中轴骨骼和四肢大关节，并以椎间盘纤维环及其附近结缔组织纤维化和骨化及关节强直为病变特点的慢性炎性疾病；与 HLA-B27 强关联。

2. 病理 病变一般自骶髂关节开始，缓慢沿着脊柱向上伸延，累及椎间小关节的滑膜和关节囊，以及脊椎周围的软组织，至晚期可使整个脊柱周围的软组织钙化、骨化，导致严重的驼背。

3. 临床表现

（1）好发于 16～30 岁的青、壮年，男性占 90%，有明显的家族遗传史。

（2）早期主要表现下腰痛或骶髂部不适、疼痛或发僵，也可表现为臀部、腹股沟酸痛或不适，可向下肢放射；症状在静止、休息时加重，活动后缓解。

（3）晚期脊柱僵硬可致躯干和髋关节屈曲，最终发生驼背畸形，严重者可强直大于 90°屈曲位，不能平视，视野仅限于足下。

4. 辅助检查

（1）实验室检查：血小板升高、贫血、红细胞沉降率增快和 C 反应蛋白升高，HLA-B27 检测有一定辅助作用。

（2）X 线检查：①早期骶髂关节骨质疏松，关节边缘呈虫蚀状改变，间隙不规则增宽，软骨下骨有硬化致密改变；以后关节面渐趋模糊，间隙逐渐变窄，直至双侧骶髂关节完全融合。②椎间小关节形成广泛而严重的骨化性骨桥表现，称为"竹节样脊柱"。③晚期累及髋关节呈骨性强直。

5. 鉴别诊断 ①类风湿关节炎。②髂骨致密性骨炎。

6. 治疗 目的是解除疼痛，防止畸形和改善功能。

（1）早期疼痛时可给予非甾体抗炎药，症状缓解后，鼓励行脊柱功能锻炼，保持适当姿势，防止驼背。

（2）有严重驼背而影响生活时，可行腰椎截骨矫形，髋关节强直者可行髋关节置换术。

三、类风湿关节炎

1. 概述　类风湿关节炎是一种病因尚未明了的以关节病变为主的非特异性炎症，以慢性、对称性、多滑膜关节炎和关节外病变为主要表现，属于<u>自身免疫性疾病</u>；好发于手、腕、足等小关节，反复发作，呈对称分布。

2. 病理

（1）早期滑膜充血、水肿，单核细胞、淋巴细胞浸润；滑膜边缘部分增生形成肉芽组织血管翳，并逐渐覆盖于关节软骨表面、软骨下骨，使骨小梁减少，骨质疏松。

（2）后期关节面间肉芽组织逐渐纤维化，形成纤维性关节僵直，进一步发展为骨性强直。

3. 临床表现

（1）好发于 20~45 岁女性。

（2）早起有乏力，全身肌肉痛，低热和手足麻木、刺痛等全身症状，以及反复发作的、对称性、多发性小关节炎。

（3）受累关节以<u>近端指间关节</u>、掌指关节、腕、肘、肩、膝和足趾关节最为多见；颈椎、颞颌关节、胸锁和肩锁关节也可受累，并伴活动受限；髋关节受累少见。

（4）关节炎常表现为<u>对称性</u>、持续性肿胀和压痛，晨僵常可持续 1 小时以上。

（5）最常见的关节畸形是腕和肘关节强直、掌指关节的半脱位、手指向尺侧偏斜和呈"天鹅颈"样表现。

4. 辅助检查

（1）实验室检查：血红蛋白减少，白细胞计数正常或降低，淋巴细胞计数增加；大部分患者类风湿因子阳性；红细胞沉降率加快，C 反应蛋白增高，血清 IgG、IgA、IgM 增高等。

（2）X 线检查：①早期关节周围软组织肿大，关节间隙增宽，关节周围骨质疏松，随病变发展关节周围骨质疏松更明显，关节面边缘模糊不清，关节间隙逐渐变窄。②晚期关节间隙消失，出现骨性强直。

5. 诊断标准　确诊需具备 4 条或 4 条以上标准：①晨起关节僵硬至少 1 小时（≥6 周）。②3 个或 3 个以上关节肿胀（≥6 周）。③腕、掌指关节或近侧指间关节肿胀（≥6 周）。④对称性关节肿胀（≥6 周）。⑤皮下结节。⑥手、腕关节 X 线平片有明确的骨质疏松或骨侵蚀。⑦类风湿因子阳性（滴度 >1∶32）。

6. 鉴别诊断　①风湿性关节炎。②强直性脊柱炎。③痛风。

7. 治疗（见图 7-3-1）

四、急性血源性骨髓炎

1. 概述　急性血源性骨髓炎多发生于<u>儿童及青少年</u>，以骨质吸收、破坏为主；常发生在胫骨近端和股骨远端，其次为肱骨与髂骨；最常见的致病菌为<u>溶血性金黄色葡萄球菌</u>。

2. 临床表现

（1）最典型的全身症状为恶寒、高热、呕吐，呈脓毒症样发作。

（2）儿童可有烦躁、不宁、呕吐与惊厥。重者有昏迷与感染性休克。

（3）患区红、肿、热、痛，可出现水肿，有明显压痛，可有反应性关节积液。

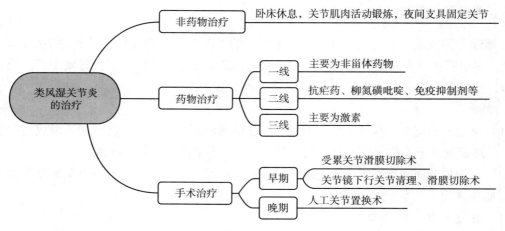

图 7 - 3 - 1　类风湿关节炎的治疗

3. 辅助检查

（1）实验室检查：白细胞计数增高，中性粒细胞可占 90% 以上；红细胞沉降率加快；C 反应蛋白升高；血培养及局部脓肿分层穿刺培养可呈阳性。

（2）X 线检查：①软组织肿胀。②骨质破坏。③死骨。④骨膜增生。

4. 鉴别诊断　①蜂窝织炎和深部脓肿。②风湿病与化脓性关节炎。③骨肉瘤和尤因肉瘤。

5. 治疗

（1）早期联合应用抗生素。

（2）手术治疗

1）目的：①引流脓液，减少脓毒症症状。②阻止急性骨髓炎转变为慢性骨髓炎。

2）时机：最好在抗生素治疗后 48～72 小时仍不能控制局部症状时进行手术。

3）方式：钻孔引流术或开窗减压。

（3）全身辅助治疗：降温、补液、补充能量、输血等。

（4）局部辅助治疗：石膏托固定。

五、化脓性关节炎

1. 概述　化脓性关节炎为关节内化脓性感染，多见于儿童，好发于髋、膝关节；常见的致病菌为金黄色葡萄球菌，细菌进入关节内的途径包括血源性传播、直接蔓延、开放性关节损伤发生感染及医源性感染。本节只介绍血源性化脓性关节炎。

2. 临床表现

（1）起病急，有寒战高热症状，可出现谵妄与昏迷。

（2）病变关节迅速出现疼痛与功能障碍，浅表的关节常处于半屈曲位，深部的关节处于屈曲、外旋、外展位。

（3）膝部病变关节腔内积液明显，可见髌上囊明显隆起，浮髌试验可为阳性。

（4）若脓液穿透至软组织内，蜂窝织炎表现严重，深部脓肿穿破皮肤后会成为瘘管。

3. 辅助检查

（1）关节液检查：外观可为浆液性（清晰）、纤维蛋白性（混浊）或脓性（黄白色），镜检可见多量脓细胞，或涂片作革兰染色可见成堆阳性球菌。

（2）X线表现：①早期只可见关节周围软组织肿胀阴影，膝部侧位片可见明显的髌上囊肿胀，儿童可见关节间隙增宽。②骨骼改变首先为<u>骨质疏松</u>，而后因关节软骨破坏出现关节间隙进行性变窄，软骨下骨质破坏使骨面毛糙，并有<u>虫蚀状骨质破坏</u>。③骨质破坏进展迅速，并有骨质增生使病灶周围骨质变为浓白，后期可出现关节挛缩畸形，关节间隙狭窄，甚至有骨小梁通过成为骨性强直。

4. 鉴别诊断　①关节结核。②风湿性关节炎。③类风湿关节炎。④创伤性关节炎。⑤痛风。

5. 治疗　①早期足量全身性使用抗生素。②关节腔内注射抗生素。③经关节镜治疗。④关节腔持续性灌洗。⑤关节切开引流。⑥作持续性关节被动活动。⑦后期有陈旧性病理性脱位者可行矫形手术，髋关节强直者可行全髋关节置换手术。

六、骨与关节结核

1. 概述　骨与关节结核是由结核分枝杆菌侵入骨或关节而引起的一种继发性感染性疾病，主要继发于原发肺结核或胃肠道结核，通过血液传播引起，是最常见的肺外继发性结核。

2. 临床表现

（1）患者常有肺结核或家庭结核病史。

（2）起病缓慢，症状隐匿，可无明显全身症状或只有轻微结核中毒症状。

（3）关节病变大多为单发性，少数为多发性，对称性罕见。

（4）脊柱结核主要表现为疼痛、肌肉痉挛、神经功能障碍等。

（5）结核进一步发展，导致病灶部位积聚大量脓液、结核性肉芽组织、死骨和干酪样坏死，称为寒性脓肿。

（6）晚期病变静止后可有各种后遗症：①关节腔粘连导致关节功能障碍。②畸形，如关节屈曲挛缩畸形、脊柱后凸畸形。③小儿骨骺破坏导致肢体不等长等。

3. 辅助检查

（1）实验室检查

1）血液学：可有轻度贫血；白细胞计数一般正常，有混合感染时增高；活动期红细胞沉降率明显增快；CRP水平与炎症反应程度相关。

2）细菌学：脓或关节液涂片镜检找到抗酸杆菌或<u>结核分枝杆菌培养阳性</u>可确诊结核病，但阳性率较低。

3）免疫学：①<u>结核菌素试验（PPD）</u>，不能简单用于确诊或否定结核。②γ-干扰素释放试验，可用于结核病或结核潜伏感染者的诊断。

（2）病理检查：病变部位穿刺活检及手术后病理组织学和微生物学检查是<u>确诊的重要方法</u>。

（3）影像学检查

1）X线检查：一般在起病6~8周后有改变，特征性表现为区域性骨质疏松和周围少量钙化的骨质破坏病灶，周围可见软组织肿胀影。

2）CT：可确定病灶的位置、死骨的情况、软组织病变的程度，显示病灶周围的寒性脓肿；引导穿刺抽脓。

3）超声：可探查深部寒性脓肿的位置和大小，定位穿刺抽脓。

4）关节镜检查：对诊断滑膜结核有价值。

4. 治疗

（1）全身治疗：①休息、加强营养、纠正贫血等支持治疗。②抗结核药物治疗。

（2）局部治疗：①石膏固定、支具固定、牵引等局部制动。②抗结核药物局部注射。

（3）手术治疗：①脓肿切开引流术。②病灶清除术。③关节融合术、截骨术、人工关节置换术等。

第四节　骨　肿　瘤

一、良性骨肿瘤

1. 骨样骨瘤

（1）概述：骨样骨瘤是一种孤立性、圆形的、成骨性的良性肿瘤，以疼痛为主，较少见；常发生于儿童和少年，好发部位以下肢长骨为主。

（2）临床表现：主要症状是疼痛，有夜间痛，进行性加重；若病损在关节附近，可出现关节炎症状，影响关节功能。

（3）手术治疗：将瘤巢及其外围的骨组织彻底清除，可防止复发。

2. 骨软骨瘤

（1）概述：骨软骨瘤是一种常见的、软骨源性的良性肿瘤，是位于骨表面的骨性突起物，顶面有软骨帽，中间有髓腔；多发生于青少年，常见于长骨干骺端。

（2）临床表现：①可长期无症状，多无意中发现骨性包块。②若肿瘤压迫周围组织或其表面的滑囊发生炎症，可产生疼痛。③查体所见肿块较 X 线平片显示大。

（3）X 线检查：单发或多发，在干骺端可见从皮质突向软组织的骨性突起，其皮质和松质骨以窄小或宽广的蒂与正常骨相连，彼此髓腔相通，皮质相连续，突起表面为软骨帽，不显影，厚薄不一，有时可呈不规则钙化影。

（4）手术切除指征：①肿瘤生长过快，有疼痛或影响关节活动功能。②影响邻骨或发生关节畸形。③压迫神经、血管以及肿瘤自身发生骨折。④肿瘤表面滑囊反复感染。⑤病变活跃有恶变可能。

3. 软骨瘤

（1）概述：软骨瘤是一种松质骨的、透明软骨组织构成的、软骨源性的良性肿瘤，好发于手和足的管状骨；位于骨干中心者称为内生软骨瘤，较多见；偏心向外突出者称骨膜软骨瘤或外生性软骨瘤，较少见。

（2）临床表现：以无痛性肿胀和畸形为主。

（3）X线检查：①内生软骨瘤显示髓腔内有椭圆形透亮点，呈溶骨性破坏，皮质变薄无膨胀，溶骨区内有间隔或斑点状钙化影。②骨膜下软骨瘤在一侧皮质形成凹形缺损，并可有钙化影。

（4）手术治疗：采用刮除或病段切除植骨术，预后好。

二、骨巨细胞瘤

1. 概述　骨巨细胞瘤为交界性或行为不确定的肿瘤，可分为巨细胞瘤和恶性巨细胞瘤。巨细胞瘤是一种良性的、局部侵袭性的肿瘤，恶性巨细胞瘤表现为原发性骨巨细胞瘤的恶性肉瘤，或原有骨巨细胞瘤的部位发生恶变（继发性）。骨巨细胞瘤好发于 20 ~ 40 岁女性，常见于长骨干骺端和椎体。

2. 临床表现

（1）主要症状为疼痛和肿胀，局部包块压之有乒乓球样感觉和压痛，病变的关节活动受限。

（2）侵袭性强的肿瘤可穿破骨皮质致病理性骨折。

（3）典型的 X 线特征为骨端偏心位、溶骨性、囊性破坏而无骨膜反应，病灶膨胀生长、骨皮质变薄，呈肥皂泡样改变。

（4）血管造影显示肿瘤血管丰富，并有动静脉瘘形成。

3. 治疗

（1）属 $G_0T_0M_{0~1}$ 者，以手术治疗为主，采用切除术加灭活处理，再植入自体或异体骨或骨水泥，但易复发；复发者做切除或节段切除术或假体植入术。

（2）属 $G_{1~2}T_{1~2}M_0$ 者，采用广泛或根治切除，化疗无效。

（3）发生于手术困难部位者可采用放化疗，但易肉瘤变。

（4）靶向药物可用于难治性骨巨细胞瘤。

三、原发性恶性骨肿瘤

1. 骨肉瘤

（1）概述：骨肉瘤是最常见的恶性骨肿瘤，特点是肿瘤产生骨样基质；好发于青少年，好发部位为股骨远端、胫骨近端和肱骨近端的干骺端；常形成梭形瘤体，可累及骨膜、骨皮质及髓腔，病灶切面呈鱼肉状，棕红或灰白色。

（2）临床表现：①主要症状为局部持续性疼痛，逐渐加重，夜间尤重。②可伴局部肿块，附近关节活动受限。③局部表面皮温升高，静脉怒张。④可有全身恶病质表现。⑤溶骨性骨肉瘤因侵蚀皮质骨而导致病理性骨折。

（3）X线检查：可表现为不同形态，密质骨和髓腔有成骨性、溶骨性和混合性骨质破坏，骨膜反应明显，呈侵袭性发展，可见 Codman 三角或呈"日光射线"形态。

（4）治疗

1）属 $G_2T_{1~2}M_0$ 者，采取综合治疗，即术前大剂量化疗，根据肿瘤浸润范围做根治性切除瘤段、植入假体的保肢手术或截肢术，术后继续大剂量化疗。

2）骨肉瘤肺转移，属 $G_2T_{1~2}M_1$ 者，除综合治疗外，还可行手术切除转移灶。

2. 软骨肉瘤

（1）概述：软骨肉瘤是软骨性的恶性肿瘤，特点是肿瘤细胞产生软骨，有透明软骨的分化，常出现黏液样变、钙化和骨化；好发于成人和老年人，男性较女性多见，常见于骨盆，其次是股骨近端、肱骨近端和肋骨。

（2）临床表现：①发病缓慢，以疼痛和肿胀为主；初为隐痛，后逐渐加重；肿块增长缓慢，可产生压迫症状。②X线表现为一密度减低的溶骨性破坏，边界不清，病灶内有散在的钙化斑点或絮状骨化影，典型者可有云雾状改变。

（3）治疗：与骨肉瘤相同，对放疗不敏感，预后比骨肉瘤好。

3. 骨纤维肉瘤

（1）概述：骨纤维肉瘤为源于纤维组织的、少见的、原发性恶性骨肿瘤，好发于四肢长骨干骺端偏干，以股骨多见。

（2）临床表现：①主要症状为疼痛和肿胀。②X线表现为骨髓腔内溶骨性破坏，呈虫蚀样，边界不清，很少有骨膜反应。

（3）治疗：根据外科分期采用广泛性或根治性局部切除或截肢术，化疗和放疗不敏感。

4. 尤因肉瘤

（1）概述：尤因肉瘤是表现为各种不同程度神经外胚层分化的圆形细胞肉瘤，好发于儿童，多见于长骨骨干、骨盆和肩胛骨。

（2）临床表现：①主要症状为局部疼痛、肿胀，并进行性加重。②全身情况迅速恶化，常伴有低热、白细胞增多和红细胞沉降率加快。

（3）X线检查：常见特征是长骨骨干或扁骨发生较广泛的浸润性骨破坏，表现为虫蛀样溶骨改变，界限不清；外有骨膜反应，呈板层状或"葱皮状"表现。

（4）治疗：采用放疗加化疗和手术（保肢或截肢）的综合治疗。

四、转移性骨肿瘤

1. 概述　转移性骨肿瘤是指原发于骨外器官或组织的恶性肿瘤，经血行或淋巴转移至骨骼并继续生长，形成子瘤；常见于40～60岁的中老年患者，儿童多来自成神经细胞肿瘤；好发部位为躯干骨，常发生骨转移的肿瘤依次为乳腺癌、前列腺癌、肺癌和肾癌等。

2. 临床表现　主要症状是疼痛（最常见）、肿胀、病理性骨折和脊髓压迫。

3. 辅助检查

（1）X线检查：可表现为溶骨性（如甲状腺癌和肾癌）、成骨性（如前列腺癌）和混合型的骨质破坏，以溶骨性多见，病理性骨折多见。

（2）骨扫描：是检测转移性骨肿瘤敏感的方法。

（3）实验室检查：①溶骨性骨转移时，血钙升高。②成骨性骨转移时血清碱性磷酸酶升高。③前列腺癌骨转移时酸性磷酸酶升高。

4. 治疗　通常采用姑息疗法，针对原发癌和转移瘤采用化疗、放疗和内分泌治疗。

五、其他病损

1. 骨囊肿

（1）概述：骨囊肿是发生于髓内、常为单腔的、囊肿样局限性瘤样病损，囊肿腔内含有浆液或血清样液体。常见于儿童和青少年，好发于长管状骨干骺端。

（2）诊断

1）多无明显症状，局部可有隐痛或肢体局部肿胀。患者多在病理性骨折后就诊。

2）X线表现为干骺端圆形或椭圆形界限清楚的溶骨性病灶，骨皮质有不同程度的膨胀变薄，单房或多房性，常毗邻骨骺生长板，但不越过生长板。

（3）治疗：单纯性骨囊肿的标准治疗为病灶刮除，自体或异体骨移植填充缺损。

2. 骨纤维发育不良

（1）概述：骨纤维发育不良是髓内良性纤维性－骨性病变，好发于青少年和中年。病灶内可见黏液样变性、多核巨细胞和软骨岛，亦称骨纤维异常增殖症。

（2）诊断：常无自觉症状。常并发病理性骨折。X线表现为受累骨骼膨胀变粗，密质骨变薄，呈磨砂玻璃样改变（典型特征），界限清楚。股骨近端病损可使股骨颈弯曲，似"牧羊人手杖"。

（3）治疗：可采用刮除植骨术。

第五节　颈　椎　病

1. 概述　颈椎病是指因颈椎间盘退变及其继发性改变，刺激或压迫相邻脊髓、神经、血管等组织而出现一系列症状和体征的综合征。

2. 病因　①颈椎间盘退行性变。②损伤，包括急性损伤和慢性损伤。③颈椎发育性椎管狭窄。

3. 分型

（1）神经根型颈椎病（最常见）：①开始多见颈肩痛，短期内加重，并向上肢放射。②皮肤可有麻木、过敏等异常，可有上肢肌力下降、手指动作不灵活。③检查可见病侧颈部肌肉痉挛，颈肩部肌肉可有压痛，患肢活动有不同程度受限。④上肢牵拉试验及压头试验可阳性，表现为诱发根性疼痛。

（2）脊髓型颈椎病（最严重）：①上肢或下肢麻木无力、僵硬、双足踩棉花感，束带感，双手精细动作障碍；后期可出现二便功能障碍。②检查可有感觉障碍平面，肌力减退，四肢腱反射活跃或亢进，浅反射减弱或消失。③霍夫曼（Hoffmann）征、巴宾斯基（Babinski）征等可阳性。

（3）椎动脉型颈椎病：①可出现头晕、恶心、耳鸣、偏头痛等状，或转动颈椎时突发眩晕而猝倒。②可出现自主神经症状，表现为心悸、心律失常、胃肠功能减退等。

（4）交感型颈椎病：①症状多，体征少。②可有颈项痛、头痛、头晕。③面部或躯干麻木发凉，痛觉迟钝。④心悸、心律失常。⑤可有耳鸣、听力减退，或诉记忆力减退、失眠等症状。

4. 辅助检查

（1）X线检查：主要用以排除其他病变，可见颈椎曲度改变，生理前凸减小、消失或反张，椎体前后缘骨赘形成及椎间隙狭窄，颈椎斜位片可见椎间孔狭窄等；动力位过伸、过屈位摄片可显示颈椎节段性不稳定。

（2）CT检查：可见颈椎间盘突出，颈椎管矢状径变小，黄韧带骨化，硬膜外腔脂肪消失，脊髓受压等征象。

（3）MRI检查：T_1WI 示椎间盘向椎管内突出等，T_2WI 示硬膜外腔消失，椎间盘呈低信号，脊髓受压或脊髓内出现高信号区。

5. 鉴别诊断

（1）神经根型颈椎病：与胸廓出口综合征、肘管综合征和尺管综合征等相鉴别。

（2）脊髓型颈椎病：与肌萎缩侧索硬化症、脊髓空洞症相鉴别。

（3）椎动脉型颈椎病：与前庭疾病、脑血管病、眼肌疾病等相鉴别。

（4）交感型颈椎病：与脑源性、耳源性、眼源性、外伤性以及神经官能性眩晕等相鉴别。

6. 治疗

（1）非手术治疗：包括颈椎牵引、颈部制动、颈部理疗、改善不良工作体位和睡眠姿势、调整枕头高度等方法；常配合应用非甾体抗炎药和肌肉松弛剂、神经营养药等。

（2）手术治疗

1）适应证：①神经根性疼痛剧烈，保守治疗无效。②脊髓或神经根明显受压，伴有神经功能障碍。③症状虽然不甚严重但保守治疗半年无效，或影响正常生活和工作者。

2）常用术式：①颈椎前路减压融合术。②后路减压术。

第六节　腰椎间盘突出症

考点直击

【病历摘要】

男，42岁。3个月前搬重物后腰部疼痛，加重5天。患者3个月前在工地搬重物时出现腰及下肢疼痛、麻木，行走时加重。未做治疗，休息后有所好转。近5天来由于劳累，自觉左侧下肢疼痛、麻木加重，呈放射性，以小腿部为重，行走受限，来院救治。患者发病以来，精神尚可，食欲可，大小便正常，体重无明显减轻。既往体健，无高血压、心脏病病史，无手术、外伤史，无药物过敏史，无家族遗传病史。无烟酒嗜好。

查体：体温36.2℃，脉搏64次/分，呼吸16次/分，血压120/80mmHg。神志清楚，痛苦面容。浅表淋巴结未触及肿大，巩膜无黄染，口唇无发绀。心肺检查未见异常。左侧直腿抬高40°出现左下肢放射性疼痛。左侧足背外侧感觉减弱，左足拇趾跖屈肌力减弱，左侧跟腱反射减弱，巴宾斯基征（－）。

腰椎 X 线片：$L_{4 \sim 5}$ 及 $L_3 \sim S_1$ 椎间隙狭窄。

【病例分析】

1. 诊断 腰椎间盘突出症。

2. 诊断依据

（1）患者 3 个月前在工地搬重物时出现腰及下肢疼痛、麻木，行走时加重。

（2）左侧直腿抬高 40° 出现左下肢放射性疼痛。左侧足背外侧感觉减弱，左足跖趾屈肌力减弱，左侧跟腱反射减弱。

（3）腰椎 X 线片示 $L_{4 \sim 5}$ 及 $L_3 \sim S_1$ 椎间隙狭窄。

3. 鉴别诊断 ①急性腰扭伤。②腰椎管狭窄症。③腰椎结核。④梨状肌综合征。

4. 进一步检查

（1）腰椎 CT、MRI 检查。

（2）肌电图。

（3）腰椎造影。

5. 治疗原则

（1）卧床休息，合理营养。

（2）非甾体抗炎药物治疗。

（3）骨盆牵引、理疗。

（4）出现指征时行手术治疗。

1. 概述 腰椎间盘突出症是指腰椎间盘发生退行性改变后，在外力作用下，纤维环部分或全部破裂，单独或连同髓核、软骨终板向外突出，刺激或压迫窦椎神经和神经根引起的以腰腿痛为主要症状的病变；是引起腰腿痛的最常见原因。

2. 病因 ①椎间盘退变是根本原因。②损伤。③妊娠。④遗传因素。⑤发育异常。

3. 临床表现

（1）症状

1）腰痛及下肢放射痛，下肢痛沿神经根分布区放射。

2）$L_{4 \sim 5}$ 椎间盘突出压迫 L_5 神经根，疼痛沿臀部、大腿后侧放射到小腿前外侧、足背；$L_5 \sim S_1$ 椎间盘突出压迫 S_1 神经根，疼痛放射至小腿后外侧、足跟、足底和足外侧。

3）疼痛与活动有关，腹压增大时疼痛加重，多伴有下肢麻木、无力，有马尾神经损害者可出现大小便功能障碍。

（2）体征：①腰椎侧凸。②腰部活动受限。③压痛及骶棘肌痉挛。④直腿抬高试验及加强试验阳性。⑤神经系统表现，即感觉异常、肌力下降、反射异常。

4. 腰神经根病的神经定位（表 7 - 6 - 1）

表 7 - 6 - 1 腰神经根病的神经定位

受累神经	关键感觉区	关键运动肌	反射
L_2	大腿前中部	屈髋肌（髂腰肌）	—

续表

受累神经	关键感觉区	关键运动肌	反射
L_3	股骨内髁	膝伸肌（股四头肌）	膝反射
L_4	内踝	足背伸肌（胫前肌）	—
L_5	第三跖趾关节背侧	足踇长伸肌	—
S_1	足跟外侧	足跖屈肌（小腿三头肌）	踝反射

5. 辅助检查

（1）X 线检查：为常规检查，在正位片上可见腰椎侧弯，在侧位片上可见生理前凸减少或消失，椎间隙狭窄。

（2）造影检查：脊髓造影、硬膜外造影、椎间盘造影等方法可间接显示有无椎间盘突出及程度。

（3）CT 检查：能更好地显示脊柱骨性结构的细节。

（4）MRI 检查：可显示出人体解剖结构的图像，对于腰椎间盘突出的诊断有极大帮助。

6. 鉴别诊断　①腰肌劳损。②第三腰椎横突综合征。③梨状肌综合征。④腰椎管狭窄症。⑤腰椎滑脱与椎弓峡部裂。⑥腰椎结核。⑦脊柱肿瘤。⑧椎管内肿瘤。⑨盆腔疾病。⑩下肢血管病变。

7. 治疗（图 7 - 6 - 1）

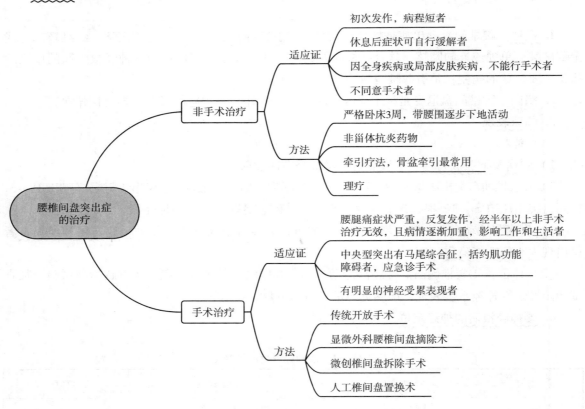

图 7 - 6 - 1　腰椎间盘突出症的治疗

第七节　运动系统慢性损伤

一、滑囊炎

1. 概述　滑囊是位于人体摩擦频繁或压力较大处的一种缓冲结构，为一结缔组织扁囊，少数与关节腔相通，多数独立存在；临床上以中老年女性坐骨节结滑囊炎和趾滑囊炎多见。

2. 临床表现　①无明显原因在关节或骨突出部逐渐出现一圆形或椭圆形肿物，缓慢长大伴压痛。②可伴有部分功能障碍。③局部肿物表浅者可触及清晰的边界，有波动感，皮肤无细菌性炎症表现；部位深者，边界不清。④晚期可见关节部位肌肉萎缩。

3. 治疗　①避免继续摩擦和压迫，关节予以适当制动并理疗。②对无相对禁忌证者使用NSAIDs。③穿刺抽出囊内积液并注入醋酸泼尼松龙。④非手术治疗无效者行滑囊切除术。

二、狭窄性腱鞘炎

1. 概述　狭窄性腱鞘炎是指腱鞘因机械性摩擦而引起的慢性无菌性炎症改变；手与腕部狭窄性腱鞘炎是最常见的腱鞘炎，好发于长期、快速、过度用力使用手指和腕关节的中老年妇女、轻工业工人和管弦乐器演奏家等。

2. 临床表现

（1）弹响指和弹响拇：①初时，晨起患指发僵、疼痛，缓慢活动后消失。②随病程延长出现弹响伴明显疼痛，严重者患指屈曲，不敢活动。③发病频度以中、环指最多，示、拇指次之，小指最少。④体检时可在远侧掌横纹处触及黄豆大小的痛性结节，屈伸患指该结节随屈肌腱上、下移动，或出现弹拨现象，并感到弹响即发生于此处。

（2）桡骨茎突狭窄性腱鞘炎：①腕关节桡侧疼痛，逐渐加重，无力提物。②检查时皮肤无炎症表现，在桡骨茎突表面或其远侧有局限性压痛，有时可触及痛性结节。③握拳尺偏腕关节时，桡骨茎突处出现疼痛，称为握拳尺偏试验（Finkelstein 试验）阳性。

3. 治疗

（1）非手术治疗：①保守治疗包括调整手部活动、夹板固定或短期使用 NSAIDs。②保守治疗后症状未改善者，行局部糖皮质激素注射。

（2）非手术治疗无效时可考虑行狭窄的腱鞘切开减压术。

（3）小儿先天性狭窄性腱鞘炎保守治疗通常无效，应行手术治疗。

三、肱骨外上髁炎

1. 概述　肱骨外上髁炎是伸肌总腱起点处的一种慢性损伤性炎症，又称"网球肘"。

2. 临床表现　①患者逐渐出现肘关节外侧痛，用力握拳、伸腕时疼痛加重以致不能持物。②严重者拧毛巾、扫地等细小的生活动作均感困难。③查体时，仅在肱骨外上髁、桡骨头及二者之间有局限性、极敏锐的压痛。④伸肌腱牵拉试验阳性。⑤疼痛可牵涉到前臂伸肌中上部。

3. 治疗

（1）限制以用力握拳、伸腕为主要动作的腕关节活动。

（2）封闭疗法。

（3）适当减少运动量，同时捆扎弹性保护带。

（4）非手术治疗无效者，可施行伸肌总腱起点剥离松解术或卡压神经血管束切除术，或结合关节镜手术。

四、粘连性肩关节囊炎

1. 概述　粘连性肩关节囊炎又称肩周炎、冻结肩等，是因多种原因致肩盂肱关节囊炎性粘连、僵硬，以肩关节周围疼痛、各方向活动受限为特点，尤其是外展外旋和内旋后伸活动。

2. 病因

（1）肩部原因：①软组织退行性变，对外力的承受能力减弱是基本因素。②长期过度活动，姿势不良等所产生的慢性损伤是主要激发因素。③上肢外伤后肩部固定过久，肩周组织继发萎缩、粘连。④肩部急性挫伤、牵拉伤后治疗不当等。

（2）肩外因素：①颈椎病、心、肺、胆道疾病发生的肩部牵涉痛，因原发病长期不愈使肩部肌持续性痉挛、缺血而形成炎性病灶。②糖尿病。③甲状腺疾病、长期制动、脑卒中和自身免疫性疾病。

3. 诊断（图7-7-1）

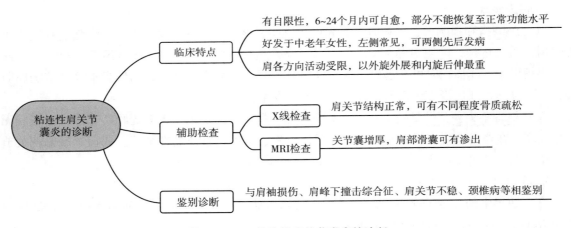

有自限性，6~24个月内可自愈，部分不能恢复至正常功能水平

好发于中老年女性，左侧常见，可两侧先后发病

肩各方向活动受限，以外旋外展和内旋后伸最重

粘连性肩关节囊炎的诊断

临床特点

辅助检查

X线检查　肩关节结构正常，可有不同程度骨质疏松

MRI检查　关节囊增厚，肩部滑囊可有渗出

鉴别诊断　与肩袖损伤、肩峰下撞击综合征、肩关节不稳、颈椎病等相鉴别

图7-7-1　粘连性肩关节囊炎的诊断

4. 治疗　①早期给予理疗、针灸、适度的推拿按摩。②痛点局限时，可局部注射醋酸泼尼松龙。③疼痛持续、夜间难以入睡时，可短期服用非甾体抗炎药。④无论病程长、短，症状轻、重，均应每天进行肩关节的主动活动，以不引起剧痛为限。⑤对症状持续且重者，以上治疗无效时，在麻醉下采用手法或关节镜下松解粘连，再注入类固醇或透明质酸钠。⑥肩外因素所致粘连性肩关节囊炎除局部治疗外，应治疗原发病。

第八章　泌尿外科临床常见病

第一节　泌尿生殖系统炎症

一、上尿路感染

1. 急性肾盂肾炎

（1）概述：急性肾盂肾炎是肾盂和肾实质的急性细菌性炎症，致病菌主要为大肠埃希菌，多由尿道进入膀胱，上行感染经输尿管达肾，或由血行感染播散到肾；多见于女性，在儿童期、新婚期、妊娠期和老年时易发生。

（2）临床表现：①突发寒战、高热，伴头痛、全身痛及恶心、呕吐等。②单侧或双侧腰痛，有明显的肾区压痛、肋脊角叩痛。③膀胱刺激症状。④尿液检查有白细胞、红细胞、蛋白、管型和细菌，尿细菌培养每毫升尿有菌落 10^5 以上。

（3）治疗

1）全身治疗：卧床休息，输液、退热、多饮水，维持每天尿量达 1.5L 以上，注意饮食易消化、富含热量和维生素。

2）在细菌培养和药敏试验结果出来前，以广谱抗生素治疗为主，可选用药物有复方磺胺甲噁唑（SMZ-TMP）、喹诺酮类、青霉素类、头孢类等。

3）对症治疗。

2. 肾积脓

（1）概述：肾实质感染所致广泛的化脓性病变，或尿路梗阻后肾盂肾盏积水、感染而形成一个积聚脓液的囊腔称为肾积脓；多在上尿路结石、肾结核、肾盂肾炎、肾积水、手术史等疾病基础上，并发化脓性感染而形成。

（2）临床表现：主要为全身感染症状，如畏寒、高热，腰部疼痛并有肿块。

（3）治疗：①加强营养，抗感染，纠正水、电解质紊乱，并施行脓肾造瘘术。②感染控制后，针对病因治疗。③如患肾功能已丧失，而对侧肾功能正常，可做患肾切除术。

二、下尿路感染

1. 急性细菌性膀胱炎

（1）概述：急性细菌性膀胱炎多见于 20～40 岁女性，因女性尿道短而直，尿道外口畸形常见，会阴部常存在大量细菌，可导致上行感染；男性常继发于急性前列腺炎、良性前列腺增生、包皮炎等。致病菌多数为大肠埃希菌。

（2）临床表现：①起病突然，有尿痛、尿频、尿急。②排尿时尿道有烧灼感，甚至不敢排尿。③常见终末血尿，有时为全程血尿，甚至有血块排出。④可有急迫性尿失禁。

（3）治疗：①多饮水，口服碳酸氢钠碱化尿液。②可用颠茄、阿托品、地西泮，膀胱区热敷、热水坐浴等解除膀胱痉挛。③应用复方磺胺甲噁唑、头孢菌素类、喹诺酮类等抗菌药物。④雌激素替代疗法。

2. 慢性细菌性膀胱炎

（1）概述：慢性细菌性膀胱炎常是上尿路急性感染的迁移或慢性感染所致，也可诱发或继发于良性前列腺增生、慢性前列腺炎、尿道狭窄等下尿路病变。

（2）临床表现：反复发作或持续存在尿频、尿急、尿痛，并有耻骨上膀胱区不适，膀胱充盈时疼痛较明显。尿液混浊。

（3）治疗：应用抗菌药物，保持排尿通畅，处理诱发尿路感染的病因，必要时手术纠正；病程较长，抵抗力弱者，应全身支持，增进营养。

3. 淋菌性尿道炎与非淋菌性尿道炎（表 8 - 1 - 1）

表 8 - 1 - 1　淋菌性尿道炎与非淋菌性尿道炎

鉴别点	淋菌性尿道炎	非淋菌性尿道炎
病原体	淋球菌	以沙眼衣原体或支原体为主
传播途径	以性接触传播为主	性接触
临床表现	①初期尿道口黏膜红肿、发痒和刺痛，脓性分泌物排出，排尿不适。②病情发展使阴茎肿胀，尿频、尿急、尿痛，腹股沟淋巴结呈急性炎症反应	①尿道刺痒、尿痛和分泌白色稀薄液体。②在男性，感染可侵犯附睾引起急性附睾炎，也可导致不育
治疗	①以青霉素为主，必要时行膀胱镜尿道内切术。②配偶同时治疗	①常用米诺环素、红霉素等。②配偶同时治疗

三、男性生殖系统感染

1. 急性细菌性前列腺炎

（1）概述：急性细菌性前列腺炎大多由尿道上行感染所致，血行感染来源于疖、痈、扁桃体、龋齿及呼吸道感染灶，也可由急性膀胱炎、急性尿潴留及急性淋菌性后尿道炎等感染尿液经前列腺管逆流引起；致病菌多为革兰阴性菌或假单胞菌，大肠埃希菌最常见。

（2）临床表现：①典型症状为尿频、尿急、排尿痛。②梗阻症状为排尿犹豫、尿线间断，甚至急性尿潴留。③会阴部及耻骨上疼痛伴外生殖器不适或疼痛。④全身症状有寒战和高热，恶心、呕吐，甚至败血症。⑤直肠指检前列腺肿胀、压痛、局部温度升高，表面光滑，形成脓肿则有饱满或波动感。

（3）治疗：①卧床休息，输液，应用抗菌药物及大量饮水，对症治疗。②如有急性尿潴留，行耻骨上穿刺造瘘。③并发前列腺脓肿，经会阴切开引流。

2. 慢性细菌性前列腺炎

（1）临床表现：①尿频、尿急、尿痛，排尿时尿道不适或灼热，排尿后和便后尿道口"滴白"。②会阴部、下腹隐痛不适，腰骶部、耻骨上、腹股沟区等可有酸胀感。③性功能减退。

④头晕、头胀、乏力、疲惫等精神神经症状。⑤可有虹膜炎、关节炎等并发症。

（2）辅助检查：①直肠指检。②前列腺液检查。③超声。

（3）诊断依据：①反复的尿路感染发作。②前列腺按摩液中持续有致病菌存在。

（4）治疗

1）首选红霉素、多西环素等具有较强穿透力的抗菌药物。

2）综合治疗：①热水坐浴及理疗。②前列腺按摩。③忌酒及辛辣食物，避免长时间骑、坐，有规律的性生活。④中医治疗。

3. 慢性非细菌性前列腺炎

（1）临床表现：主要表现为长期、反复的会阴、下腹部等区域疼痛或不适，或表现为尿频、尿不尽，可伴有不同程度的性功能障碍、生育能力下降、精神、心理症状等一系列综合征，无反复尿路感染发作。

（2）治疗：①应用抗菌药物。②应用 α 受体阻断药、抗抑郁药等对症治疗。③热水坐浴、前列腺按摩等。

第二节　睾丸鞘膜积液

1. 概述　鞘膜囊内积聚的液体增多而形成囊性肿块者，称为鞘膜积液，分为睾丸鞘膜积液、精索鞘膜积液、交通性鞘膜积液和睾丸、精索鞘膜积液。

2. 病因

（1）原发性：原因不明。

（2）继发性：由炎症、外伤、肿瘤和丝虫病等引起，积液可为混浊、血性或乳糜状，精索静脉曲张术后也可出现继发性睾丸鞘膜积液。

3. 临床表现　①一侧鞘膜积液多见，表现为阴囊或腹股沟囊性肿块，呈慢性、无痛性逐渐增大。②积液量少时无不适，积液量多时才感到阴囊下坠、胀痛和牵扯感。③巨大睾丸鞘膜积液时，阴茎缩入包皮内，影响排尿、行走和劳动。

4. 诊断　①睾丸鞘膜积液呈球形或卵圆形，表面光滑，有弹性和囊样感，无压痛，一般触不到睾丸和附睾。②透光试验阳性，若积液为脓性、血性或乳糜性，则透光试验为阴性。

5. 治疗

（1）成人睾丸鞘膜积液，如积液量少，无任何症状，不需手术治疗；积液量多，体积大伴明显症状者，可行睾丸鞘膜切除＋翻转术。

（2）婴儿先天性鞘膜积液常可自行吸收消退，1 岁以后仍存在的建议手术治疗。

（3）继发性睾丸鞘膜积液，若为损伤性积血，可保守治疗，如积血较多需手术清除血块，并严密止血；若乳糜状积液中找到微丝蚴者，需口服乙胺嗪治疗，并行睾丸鞘膜翻转术。

第三节　前列腺增生症

考点直击

【病历摘要】

男，69岁。夜尿增多、排尿困难4年，加重1天。患者4年前无明显诱因出现夜尿增多，4~6次/夜，伴尿前等待、排尿费力、尿线分叉、排尿不尽。自服"消炎药"症状无改善。昨日饮酒后排尿困难加重，尿频明显，10余分钟1次，每次尿量少，并逐渐出现腹部胀痛，不能自行排尿，尿失禁，全天尿量少于200ml。发病以来无发热及肉眼血尿，大便正常，体重无明显改变。既往无高血压、糖尿病病史，无肝炎、结核病病史。

查体：体温36.4℃，脉搏95次/分，呼吸20次/分，血压135/85mmHg，皮肤未见出血点和皮疹，浅表淋巴结未触及肿大，颜面无水肿，巩膜无黄染。心、肺未见异常。下腹部膨隆，腹软，无肌紧张，肝脾肋下未触及，耻骨上区可触及球形包块，上极距耻骨上缘8cm，叩诊呈浊音，移动性浊音（－），肾区无叩痛。双下肢无水肿。直肠指检：前列腺Ⅱ度增大，表面光滑，边缘清楚，质中，无触痛，中央沟变浅，肛门括约肌张力正常。

实验室检查：血常规示血红蛋白125g/L，白细胞计数6.8×10^9/L，中性粒细胞占比0.70，血小板计数225×10^9/L。血肌酐78μmol/L，尿素氮6.7mmol/L。

【病例分析】

1. 诊断　良性前列腺增生，急性尿潴留。

2. 诊断依据

（1）69岁男性，夜尿增多、排尿困难4年。

（2）昨日饮酒后排尿困难加重，逐渐出现腹部胀痛，不能自行排尿，尿失禁。

（3）下腹部膨隆，耻骨上区可触及球形包块，叩诊呈浊音。

（4）前列腺Ⅱ度增大，表面光滑，边缘清楚，质中，无触痛，中央沟变浅，肛门括约肌张力正常。

3. 鉴别诊断　①前列腺癌。②神经源性膀胱功能障碍。③尿道狭窄。④膀胱颈挛缩。

4. 进一步检查

（1）血清前列腺特异性抗原（PSA）测定。

（2）B超检查。

（3）尿流率检查。

5. 治疗原则

（1）急诊导尿，留置导尿管。

（2）择期手术治疗。

（3）应用 α_1 受体阻断药、5α-还原酶抑制药治疗。

（4）其他物理疗法。

1. 概述　良性前列腺增生也称前列腺增生症，是引起男性老年人排尿障碍原因中最常见的良性疾病，主要表现为组织学上的前列腺间质和腺体成分的增生、解剖学上的前列腺增大、尿动力学上的膀胱出口梗阻，临床表现为下尿路症状及相关并发症。

2. 诊断（图 8 - 3 - 1）

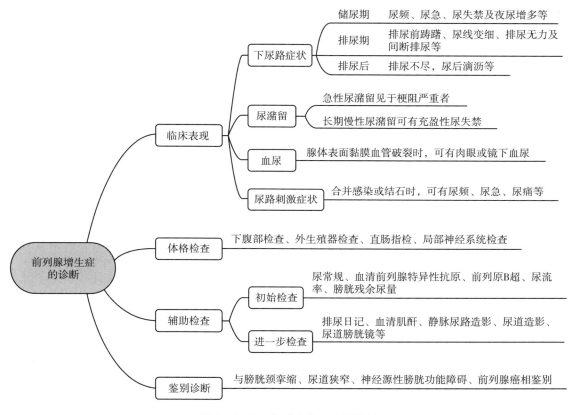

图 8 - 3 - 1　前列腺增生症的诊断

3. 并发症　①急性尿潴留。②肉眼血尿。③泌尿系统感染。④膀胱结石。⑤继发性上尿路积水（伴或不伴肾功能损害）。

4. 治疗

（1）观察等待：包括患者教育、生活方式指导、定期监测等，适用于轻度下尿路症状或中度以上症状但生活质量尚未受到明显影响的患者。

（2）药物治疗

1）指征：患者有中、重度下尿路症状并对其生活质量造成影响时。

2）种类：①5α 还原酶抑制药。②α 受体阻断药。③植物制剂及中药治疗。④α_1 受体阻断药联合 5α 还原酶抑制药。

（3）急性尿潴留的处理：及时引流尿液，首选置入导尿管，置入失败者可行耻骨上膀胱造瘘。

（4）手术治疗

1）指征：①伴中、重度下尿路症状，药物治疗效果不佳或不愿长期用药者。②反复尿潴留。③反复肉眼血尿，5α还原酶抑制药治疗无效。④反复泌尿系统感染。⑤膀胱结石。⑥继发性上尿路积水（伴或不伴肾功能损害）。⑦合并膀胱大憩室、腹股沟疝、严重的痔疮或脱肛，临床判断不解除下尿路梗阻难以达到治疗效果者。

2）术式：经尿道前列腺电切术（金标准），适用于前列腺体积在80ml以下的患者。

3）相关并发症：①近期包括术中失血、穿孔、经尿道电切综合征（水中毒）。②远期包括术后尿失禁、膀胱颈挛缩、尿道狭窄、逆行射精、勃起功能障碍等。

第四节　隐　睾

1. 概述　隐睾指一侧或双侧睾丸停在下降路径中的任何一个部位，如后腹膜、腹股沟管或阴囊内高位某处而未能进入阴囊，也称睾丸未降；是小儿常见的先天性疾病之一，早产儿发生率高。

2. 病因

（1）内分泌因素：睾酮是促睾丸下降的动力因素。

（2）机械因素：①内环口、腹股沟管、外环口相对或绝对过小，精索血管、输精管过短、鞘状突发育不良等。②睾丸引带功能和附着异常。③附睾发育不全。

3. 诊断（图8-4-1）

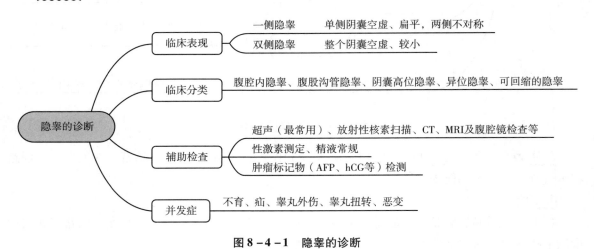

图8-4-1　隐睾的诊断

4. 治疗

（1）内分泌治疗：①绒毛膜促性腺激素（hCG）疗法。②促黄体生成素释放激素疗法。

（2）手术治疗：2岁左右手术为宜，可提早，但不可过晚。

1）指征：①小儿双侧隐睾经内分泌治疗无效者。②小儿单侧隐睾者。③成人隐睾睾丸萎缩者。④合并腹股沟疝需行疝修补术者。⑤合并隐睾外伤或睾丸扭转者。

2）原则：①在无张力下将睾丸放至阴囊底部并固定，同时修补腹股沟疝。②延长高位隐睾的精索，保留必要的血供。③必要时可应用显微外科技术行自体睾丸移植。④对拉下固定有困难或怀疑恶变者可行睾丸切除术。

第五节　精索静脉曲张

1. 概述　精索静脉曲张是指精索内静脉蔓状静脉丛的异常伸长、扩张和迂曲，是导致男性不育的主要原因之一。原发性精索静脉曲张多见于青壮年，左侧常见。

（1）精索静脉曲张左侧多发的原因

1）人体平时多取直立姿势，使精索静脉内血液必须克服重力自下而上回流。

2）静脉壁及邻近的结缔组织薄弱或提睾肌发育不全，削弱了精索内静脉周围的依托作用。

3）左侧精索内静脉的瓣膜缺损或关闭不全多于右侧。

4）左侧精索内静脉位于乙状结肠后面，易受肠道压迫影响其通畅。

5）左精索静脉呈直角进入肾静脉，行程稍长，静水压力较高。

6）左肾静脉位于主动脉与肠系膜动脉之间，肾静脉受压可能影响精索内静脉回流，形成近端钳夹现象。

7）右髂总动脉可能使左髂总静脉受压，影响左输精管静脉回流，形成远端钳夹现象。

（2）精索静脉曲张引起不育的原因

1）精索静脉内血液滞留，使睾丸局部温度升高，生精小管变性影响精子的发生。

2）血液滞留影响睾丸血液循环，睾丸组织内CO_2蓄积影响精子的发生。

3）左侧精索静脉反流来的肾静脉血液，将肾上腺和肾脏分泌的代谢产物如类固醇、儿茶酚胺、5 - 羟色胺可引起血管收缩，造成精子过早脱落。

4）左侧精索静脉曲张可影响右侧睾丸功能，因双侧睾丸间静脉血管有丰富的交通支，左侧精索静脉血液中的毒素可影响右侧睾丸的精子发生。

2. 临床表现　①多无明显症状。②有症状者多表现为阴囊坠胀不适或坠痛，疼痛可向腹股沟区、下腹部放射，站立行走时加重，平卧休息后减轻。

3. 分级（表 8 - 5 - 1）

表 8 - 5 - 1　精索静脉曲张的分级

分级	特点
0 级	休息或瓦尔萨瓦动作（Valsalva 动作）时，无症状或无法见到静脉曲张，经超声检查可发现
I 级	触诊不明显，瓦尔萨瓦动作（Valsalva 动作）可触及静脉曲张
II 级	外观无明显异常，可触及曲张的静脉
III 级	曲张静脉如蚯蚓团状，视诊和触诊明显

4. 辅助检查　超声（首选）、精液分析、睾丸容积测定。

5. 治疗

（1）非手术治疗：轻度无症状者可不予处理，症状轻微且无并发不育症者可采用托起阴囊、局部冷敷及减少性刺激等方法。

（2）手术治疗：症状明显或已引起睾丸萎缩、精液质量下降及造成不育者应积极手术治疗；术式主要包括显微镜精索静脉结扎、传统开放手术的精索内静脉高位结扎、腹腔镜精索静脉高位结扎等。

第六节　尿路结石

考点直击

【病历摘要】

男，45 岁。排尿困难 3 天。患者 3 天前自觉无明显诱因突然出现排尿时尿流中断，伴疼痛不适。变换体位后可继续排尿。因为不影响工作，当时并未注意。此后排尿时常出现尿流中断现象，伴轻度尿频、尿急、尿痛。发病以来，食欲、睡眠未受影响。

查体：体温 36.5℃，脉搏 76 次/分，呼吸 15 次/分，血压 130/80mmHg。心、肺无异常发现。腹部略隆起，全腹柔软，无压痛。肝脾肋下未触及，肠鸣音正常。排尿后膀胱区无触痛，未叩及膀胱浊音区。尿道口正常，未见红肿，未见异常分泌物流出。

实验室检查：血常规、肝功能、肾功能正常。尿常规示红细胞 10～15 个/高倍视野。

【病例分析】

1. 诊断　下尿路结石（膀胱结石）。

2. 诊断依据

（1）45 岁患者，排尿困难 3 天。

（2）排尿时尿流中断，变换体位后可继续排尿，伴轻度尿频、尿急、尿痛。

（3）排尿后膀胱区无触痛，未叩及膀胱浊音区。

（4）尿常规示红细胞 10～15 个/高倍视野。

3. 鉴别诊断　①上尿路结石。②急性膀胱炎。③膀胱肿瘤。

4. 进一步检查

（1）B 超检查。

（2）腹部 X 线片。

（3）膀胱镜检查。

（4）直肠指检。

5. 治疗原则

（1）针对尿路结石的病因治疗。

（2）适当多饮水，如继发感染可应用抗生素治疗。

（3）经尿道膀胱镜取石或碎石，适用于结石小于 2～3cm 者。

（4）必要时行耻骨上膀胱切开取石术。

一、上尿路结石

1. 概述　上尿路结石包括肾和输尿管结石，主要症状是疼痛和血尿。肾结石是泌尿外科的常见病之一，输尿管结石多来自肾内。代谢异常、尿路梗阻、感染、异物和药物的使用是结石形成的常见病因。

2. 临床表现

（1）疼痛：①肾结石可引起肾区疼痛伴肋脊角叩击痛；肾盂内大结石及肾盏结石可无明显症状，或活动后出现上腹或腰部钝痛。②输尿管结石可引起肾绞痛或输尿管绞痛，阵发性发作，位于腰部或上腹部，可放射至同侧腹股沟、同侧睾丸或阴唇。③输尿管膀胱壁段结石可伴有尿道和阴茎头部放射痛。

（2）血尿：常见镜下血尿，少数患者可见肉眼血尿。

（3）恶心、呕吐：常与肾绞痛伴发。

（4）膀胱刺激症状：结石伴感染或输尿管膀胱壁段结石时，可有尿频、尿急、尿痛。

3. 并发症及表现

（1）结石并发急性肾盂肾炎或肾积脓时，可有畏寒、发热、寒战等全身症状。

（2）结石所致肾积水，可在上腹部扪及增大的肾。

（3）双侧上尿路结石引起双侧尿路完全性梗阻或孤立肾上尿路完全性梗阻时，可导致无尿，出现尿毒症。

（4）小儿上尿路结石以尿路感染为重要表现。

4. 辅助检查

（1）实验室检查：血液分析、尿液分析、结石成分分析。

（2）影像学检查：①超声可作为泌尿系统结石的常规检查。②肾、输尿管及膀胱平片（KUB）可发现 90% 左右 X 线阳性结石。③静脉尿路造影（IVU）可评价结石所致的肾结构和功能改变，以及发现 KUB 不能显示的 X 线阴性结石。④CT 可发现 1mm 的结石。⑤CT 增强＋三维重建。⑥逆行或经皮肾穿刺造影。⑦磁共振水成像（MRU）。⑧放射性核素肾显像。⑨内镜检查包括经皮肾镜、输尿管硬、软镜和膀胱镜检查。

5. 治疗

（1）病因治疗：如甲状旁腺功能亢进，切除腺瘤防止尿路结石复发。

（2）药物治疗

1）适用于结石 <0.6cm、表面光滑、结石以下尿路无梗阻时，合并感染需控制感染。

2）肾绞痛的治疗以解痉镇痛为主，常用镇痛药物有非甾体镇痛抗炎药及阿片类镇痛药；解痉药如 M 型胆碱受体阻断药、钙通道阻滞药、孕酮等。

（3）体外冲击波碎石术

1）适应证：适用于直径≤2cm的肾结石及输尿管上段结石。

2）禁忌证：①结石远端尿路梗阻、妊娠、出血性疾病、严重心脑血管病、主动脉或肾动脉瘤、尚未控制的泌尿系统感染等。②过于肥胖、肾位置过高、骨关节严重畸形、结石定位不清等。③技术原因。

（4）经皮肾镜碎石取石术

1）适应证：适用于所有需手术干预的肾结石，包括完全性和不完全性鹿角结石、≥2cm的肾结石、有症状的肾盏或憩室内结石、体外冲击波难以粉碎及治疗失败的结石，以及部分L_4以上较大的输尿管上段结石。

2）禁忌证：凝血机制障碍、过于肥胖穿刺针不能达到肾，或脊柱畸形者。

（5）输尿管镜碎石取石术

1）适应证：适用于中、下段输尿管结石，体外冲击波碎石失败的输尿管上段结石，X线阴性的输尿管结石，停留时间长的嵌顿性结石，也用于体外冲击波碎石治疗所致的"石街"。

2）禁忌证：输尿管严重狭窄或扭曲、合并全身出血性疾病、未控制的尿路感染等。

（6）腹腔镜输尿管切开取石术：适用于>2cm的输尿管结石，或经体外冲击波碎石术、输尿管镜手术治疗失败者；一般不作为首选。

（7）开放手术

1）肾结石开放手术的适应证：①体外冲击波碎石术、输尿管镜碎石取石术、经皮肾镜碎石取石术存在禁忌证。②体外冲击波碎石、输尿管镜碎石取石术、经皮肾镜碎石取石术治疗失败，或出现并发症需开放手术处理。③存在同时需要开放手术处理的疾病，如肾内集合系统解剖异常、漏斗部狭窄、肾盂输尿管交界处梗阻或狭窄、肾脏下垂伴旋转不良等。

2）肾结石的开放术式：①单纯性肾盂或肾窦内肾盂切开取石术。②肾盂肾实质联合切开取石术。③无萎缩性肾实质切开取石术。④放射状肾实质切开取石术。⑤肾脏部分切除术和全切除术。

3）输尿管切开取石术：适用于嵌顿较久或其他的方法治疗失败的结石。

6. 预防　①大量饮水。②调节饮食。③特殊性预防，如草酸盐结石患者口服维生素B_6等。

二、下尿路结石

1. 概述　下尿路结石包括膀胱结石和尿道结石。原发性膀胱结石多发于男孩，与营养不良和低蛋白饮食有关；继发性膀胱结石常见于良性前列腺增生、膀胱憩室、神经源性膀胱、异物或肾、输尿管结石排入膀胱。尿道结石见于男性，多来自肾和膀胱，前尿道结石常见。

2. 临床表现

（1）膀胱结石：①典型症状为排尿突然中断，疼痛放射至远端尿道及阴茎头部，伴排尿困难和膀胱刺激症状。②小儿常用手搓拉阴茎，跑跳或改变排尿姿势后，疼痛缓解。

（2）尿道结石：典型症状为排尿困难，点滴状排尿，伴尿痛，重者可发生急性尿潴留及会阴部剧痛。

（3）并发症状：下尿路结石常伴发血尿和感染，憩室内结石可仅表现为尿路感染。

3. 辅助检查　①超声。②X线检查。③膀胱尿道镜。

4. 治疗（图8-6-1）

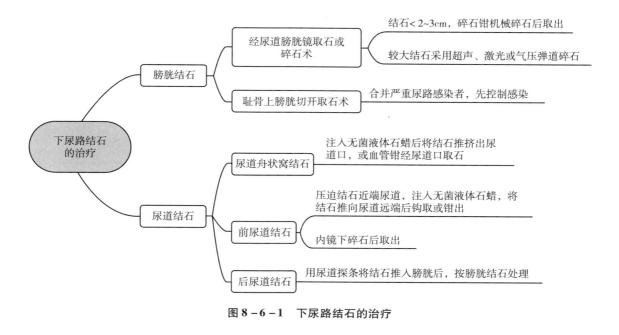

图8-6-1　下尿路结石的治疗

第七节　膀　胱　癌

1. 概述　膀胱癌为原发于膀胱尿路上皮的恶性肿瘤，多见于中老年人，肿瘤分布在膀胱侧壁及后壁多见，三角区和顶部次之。

2. 危险因素　①吸烟（最重要）。②长期接触工业化学产品。③膀胱慢性感染与异物长期刺激。④其他如长期大量服用含非那西丁的镇痛药等。

3. 临床表现　①首发症状多是无痛性血尿。②如肿瘤位于三角区或其附近，血尿常为终末加重。③血尿多为间歇性出现，常能自行停止或减轻，易造成"治愈"或"好转"的错觉。④血尿严重者因血块阻塞尿道内口可引起尿潴留。⑤血尿程度与肿瘤大小、数目、恶性程度可不完全一致。⑥肿瘤坏死、溃疡、合并炎症以及形成感染时，可出现尿频、尿急、尿痛等膀胱刺激症状。

4. 辅助检查　①尿液检查。②超声：能发现直径>0.5cm的肿瘤，可作为初筛。③KUB：可了解有无伴发结石。④IVU：较大的膀胱肿瘤可见膀胱内的充盈缺损。④CT和MRI：可判断肿瘤浸润膀胱壁深度、淋巴结以及内脏转移的情况。⑤膀胱镜检查：可直接观察到肿瘤的部位、大小、数目、形态，初步估计浸润程度等，并可对肿瘤和可疑病变进行活检。⑥膀胱双合诊。

5. TNM 分期 （表 8 - 7 - 1）

表 8 - 7 - 1 膀胱癌的 TNM 分期

分期		定义
原发肿瘤	T_x	原发肿瘤无法评估
	T_0	无原发肿瘤证据
	T_a	非浸润性乳头状癌
	Tis	原位癌（扁平癌）
	T_1	肿瘤侵及上皮下结缔组织
	T_2	肿瘤侵犯肌层
	T_{2a}	肿瘤侵犯浅肌层（内 1/2）
	T_{2b}	肿瘤侵犯深肌层（外 1/2）
	T_3	肿瘤侵犯膀胱周围组织
	T_{3a}	显微镜下发现肿瘤侵犯膀胱周围组织
	T_{3b}	肉眼可见肿瘤侵犯膀胱周围组织（膀胱外肿块）
	T_4	肿瘤侵犯以下任一器官或组织，如前列腺、精囊、子宫、阴道、盆壁和腹壁
	T_{4a}	肿瘤侵犯前列腺、精囊、子宫或阴道
	T_{4b}	肿瘤侵犯盆壁或腹壁
区域淋巴结	N_x	区域淋巴结无法评估
	N_0	无区域淋巴结转移
	N_1	真骨盆区（髂内、闭孔、髂外、骶前）单个淋巴结转移
	N_2	真骨盆区（髂内、闭孔、髂外、骶前）多个淋巴结转移
	N_3	髂总淋巴结转移
远处转移	M_x	远处转移无法评估
	M_0	无远处转移
	M_1	远处转移

6. 治疗

（1）非肌层浸润性膀胱癌（Tis、T_a、T_1）

1）经尿道膀胱肿瘤电切术既是重要的诊断方法，也是主要的治疗手段。

2）术后辅助膀胱灌注化疗药物或免疫制剂，常用药物有丝裂霉素、表柔比星和吉西他滨等，卡介苗是最有效的膀胱内免疫治疗制剂。

3）术后联合卡介苗膀胱灌注发生肿瘤复发、进展，应行根治性膀胱切除术。

（2）肌层浸润性膀胱癌（$T_2 \sim T_4$）

1）根治性膀胱切除术联合盆腔淋巴结清扫术是标准治疗方式；化疗是重要的辅助治疗手段，包括术前新辅助化疗和术后辅助化疗，药物有顺铂、吉西他滨、紫杉醇和阿霉素等。

2）手术范围包括膀胱及周围脂肪组织、输尿管远端，男性包括前列腺、精囊（必要时全尿道），女性应包括子宫、附件及阴道前壁，以及盆腔淋巴结。

3）术后需行尿流改道和重建术，包括原位新膀胱术、回肠通道术、输尿管皮肤造口术和利用肛门控尿术式等。

4）不耐受或不接受根治性膀胱切除术的患者，考虑行保留膀胱的综合治疗。

（3）膀胱鳞癌和腺癌：根治性膀胱切除术联合盆腔淋巴结清扫术是主要治疗方式。

第八节　肾　肿　瘤

一、肾细胞癌

1. 概述　肾细胞癌是起源于肾实质泌尿小管上皮系统的恶性肿瘤，简称"肾癌"，其发病与吸烟、肥胖、高血压、饮食、职业接触、遗传因素等有关。

2. 病理　肾癌起源于肾小管上皮细胞，病理类型包括透明细胞癌、乳头状细胞癌、嫌色细胞癌、未分类肾细胞癌、集合管癌、肾髓质癌和基因相关性肾癌，透明细胞癌占 70%~80%。

3. 临床表现　①早期多无明显症状，可出现腰背部不适、发热、高血压等。②随病情发展，腰痛为最常见的症状。③肿瘤侵入肾盏、肾盂可出现间歇无痛肉眼血尿；出血量较多时，可因血块通过输尿管引起梗阻出现肾绞痛。④肿瘤较大时可在上腹部扪及光滑、质硬和无压痛肿块。⑤副瘤综合征，常有发热、高血压、红细胞沉降率增快等。⑥转移症状。

4. 辅助检查　①超声：简单、无创伤，发现肾癌的敏感性高。②X线检查。③CT：确诊率高，是目前诊断肾癌最可靠的影像学方法。④MRI：准确性与CT相仿。

5. 临床分期　①Ⅰ期：$T_1N_0M_0$。②Ⅱ期：$T_2N_0M_0$。③Ⅲ期：$T_3N_0M_0$、$T_3N_1M_0$、$T_1N_1M_0$、$T_2N_1M_0$。④Ⅳ期：T_4，任何 N，M_0、任何 T，任何 N，M_1。

6. 治疗

（1）根治性肾切除术：是公认的治愈肾癌的方法。

1）适应证：①不适合行保留肾单位手术的 T_1 期肾癌。②T_2~T_4 期肾癌。

2）术式：开放性手术、传统腹腔镜手术、机器人腹腔镜手术、单孔腹腔镜手术以及小切口腹腔镜辅助手术等。

3）切除范围：包括患肾、肾周筋膜、肾周脂肪、区域肿大的淋巴结。

（2）保留肾单位手术

1）适应证：T_1 期肾癌、肾癌发生于解剖性或功能性的孤立肾，根治性肾切除术将会导致肾功能不全或尿毒症的患者。

2）切除范围：完整切除肿瘤及肿瘤周围肾周脂肪组织。

（3）转移性肾癌（临床Ⅳ期）

1）手术治疗：可切除肾脏原发病灶和孤立的转移灶。

2）其他：①细胞因子。②靶向治疗。③化疗。④放疗。

二、肾母细胞瘤

1. 概述　肾母细胞瘤又称肾胚胎瘤或Wilms瘤，是儿童最常见的肾脏恶性肿瘤，80%以上在5岁以前发病，平均年龄3.5岁。

2. 临床表现　①无症状的腹部肿块（最常见、最重要），常位于上腹一侧季肋部，表面光滑，中等硬度，无压痛，有一定活动度；少数肿瘤巨大，超越腹中线则较为固定。②约20%患儿有血尿，25%患儿初诊时有高血压。③常有发热、厌食、体重减轻等。④晚期可有恶心、呕吐、贫血等。

3. 辅助检查　包括超声、CT、MRI、胸部X线片。

4. 治疗　采用手术联合化疗和放疗的综合治疗。

（1）手术：经腹根治性肾切除术作为大多数患者的初始治疗。

（2）化疗：①对于拟行保留肾单位手术、无法一期切除及癌栓达肝静脉以上的患者，推荐术前行新辅助化疗；首选化疗药为放线菌素D、长春新碱。②术后根据病理分型和分期辅以化疗。

（3）放疗：①术前放疗适用于曾用化疗而肿瘤缩小不明显的巨大肾母细胞瘤。②术后放疗不晚于10天。

三、肾错构瘤

1. 概述　肾错构瘤是一种由血管、平滑肌和脂肪组织组成的肾脏良性肿瘤，以中年女性多见，发病年龄多为30~60岁。

2. 临床表现

（1）泌尿系统表现：①肿瘤较小可无任何症状。②如肿瘤内部出血可突发局部疼痛。③如大体积的肿瘤突发破裂出血，可有急性腰腹痛、低血容量性休克、血尿、腹部肿块等表现。

（2）肾外表现：伴结节硬化症者可伴面部蝶形分布的皮脂腺腺瘤、癫痫、智力减退等。

3. 辅助检查　包括超声、CT、MRI、肾动脉造影。

4. 治疗

（1）观察：密切观察并监测<4cm的肿瘤。

（2）手术治疗：肿瘤≥4cm，发生破裂出血的风险上升，可考虑行保留肾单位手术。

（3）介入治疗：对于破裂大出血、合并结节性硬化症、双侧病变、肾功能不全的患者可考虑行选择性肾动脉栓塞。

四、肾盂、输尿管癌

1. 概述　肾盂、输尿管癌多为尿路上皮癌，易发生早期淋巴转移。

2. 临床表现　早期表现为间歇性无痛性肉眼血尿，偶见条状血块。少数患者有腰部钝痛，血块堵塞输尿管时可有肾绞痛。晚期患者出现消瘦、贫血、腹部肿块、下肢水肿等症状。

3. 辅助检查

（1）CT增强+三维重建（CTU）：是诊断肾盂、输尿管癌的首要手段。

（2）超声检查：可发现肾盂或输尿管腔内占位性病变及病变部位以上扩张或积水。

（3）静脉尿路造影：可发现肾盂、输尿管癌部位的充盈缺损、梗阻和肾积水。

（4）膀胱镜检查：可见病侧输尿管口喷血，也可发现伴发的膀胱肿瘤。膀胱镜下逆行肾盂输尿管造影检查是诊断肾盂、输尿管癌可选手段。尿细胞学检查可发现癌细胞。

4. 治疗

（1）根治性肾、输尿管切除术：切除病肾及全长输尿管，包括输尿管开口部位的膀胱壁，适用于多发、体积较大、高级别或影像学怀疑浸润性生长的肿瘤。

（2）保留肾脏手术：肿瘤细胞体积小、分化良好、无浸润的带蒂乳头状肿瘤，对于孤立肾或对侧肾功能已受损的肾盂癌或输尿管上段癌，可经内镜切除或激光切除；对于输尿管中下段肿瘤可作局部切除。

第九节　前列腺癌

1. 概述　前列腺癌主要发生于 50 岁以上男性，偶发于年轻人或儿童；大多数发生于腺体外周带或后叶的腺泡腺管上皮，病理类型以腺癌为主，其次为移行细胞癌，极少数为鳞状细胞癌。

2. 诊断（图 8 - 9 - 1）

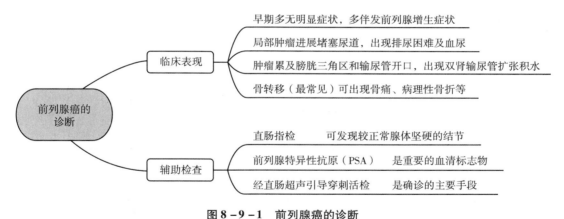

图 8 - 9 - 1　前列腺癌的诊断

3. 治疗

（1）手术治疗：根治性前列腺切除术是治疗前列腺癌最有效的方法，切除前列腺和精囊，而后进行排尿通路重建，根据危险分层和淋巴结转移情况决定是否行淋巴结清扫。

（2）放射治疗：①对于器官局限性肿瘤，根治性放疗能达到近似治愈的效果。②姑息性放疗主要用于前列腺癌骨转移病灶的治疗，缓解疼痛。

（3）雄激素去除治疗（ADT）：去势治疗是主要的 ADT 方法。①外科去势：双侧睾丸切除。②药物去势：药物干扰下丘脑 - 垂体 - 睾丸内分泌轴，抑制睾丸分泌睾酮。

（4）其他：冷冻治疗、高聚能超声等新兴物理能量治疗等。

第九章　心胸外科临床常见病

第一节　食　管　癌

1. 概述　食管癌是常见的上消化道恶性肿瘤，好发于 40 岁以上男性；胸中段食管癌较多见，下段次之，上段较少。

2. 可能的病因　①吸烟、饮酒、热食、热饮、口腔不洁、食物粗糙、进食过快等。②有家族聚集倾向。③真菌。④缺乏某些微量元素及维生素。⑤食管黏膜长期接触亚硝胺，如进食酸菜等。

3. 食管的分段（表 9 - 1 - 1）

表 9 - 1 - 1　食管的分段

食管分段		判定标准	距门齿的距离/cm
颈段		自食管入口（环状软骨水平）至胸骨切迹	约 20
胸段	胸上段	从胸骨切迹至奇静脉弓下缘	约 25
	胸中段	从奇静脉弓下缘至下肺静脉下缘	约 30
	胸下段	从下肺静脉下缘至食管裂孔上缘	约 40
腹段		食管裂孔上缘至胃食管交界处	约 42

4. 诊断（见图 9 - 1 - 1）

5. 病理分型　①髓质型。②蕈伞型。③溃疡型。④缩窄型。⑤腔内型。

6. 治疗策略

（1）内镜下治疗：适用于局限于黏膜层且不伴淋巴结转移者，如内镜下黏膜切除术或内镜黏膜下层剥离术，术后无需辅助放疗或化疗。

（2）中晚期应采取以手术为主的综合治疗手段，包括术前诱导化疗或放化疗，术后补充化疗、放疗。

7. 术后并发症

（1）近期：循环不稳定、呼吸不稳定、乳糜胸、吻合口瘘。

（2）晚期：狭窄或吞咽困难、反流、误吸、排空障碍及倾倒综合征等。

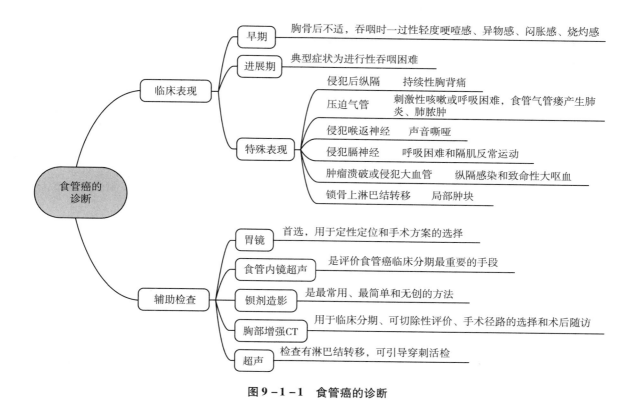

图 9 - 1 - 1　食管癌的诊断

第二节　肺　　癌

1. 概述　肺癌又称"原发性支气管肺癌"，指源于支气管黏膜上皮或肺泡上皮的恶性肿瘤，是目前最常见的恶性肿瘤。

2. 病因　吸烟、空气污染、职业接触、肺部慢性疾病、遗传因素等。

3. 高危因素　①年龄 ≥ 45 岁。②吸烟史（吸烟指数 >400）。③致癌物质接触史。④肺癌家族史。⑤慢性肺部感染病史、肺结核病瘢痕等。

4. 临床表现

（1）肺部表现：咳嗽、咳痰、咯血或痰中带血、胸痛、支气管阻塞综合征（发热、寒战、脓痰等肺部感染表现）。

（2）局部晚期表现：胸痛、胸闷或呼吸困难、吞咽困难，恶性胸腔积液、心包积液，上腔静脉阻塞综合征，声音嘶哑，霍纳综合征(Horner 综合征)，肺上沟瘤（Pancoast 瘤）。

（3）远处转移症状：骨痛、脊椎痛、肢体瘫痪，头痛、昏迷、神经定位症状，肝区疼痛，皮下结节，淋巴结肿大（锁骨上淋巴结多见）。

（4）副瘤综合征：①骨关节病综合征，如杵状指、骨关节炎等。②神经 - 肌肉损害，如肌无力综合征。③皮肤损害，如类天疱疮等。④异源性内分泌综合征，如抗利尿激素分泌失调综合征（SIADH 综合征）、皮质醇增多症（Cushing 综合征）。⑤类癌综合征等。

5. 分类

（1）组织学：①非小细胞癌，常见鳞状细胞癌、腺癌、大细胞癌，其他如类癌、腺鳞癌、肉瘤等。②小细胞肺癌。

（2）解剖学：①中心型肺癌。②周围型肺癌。

6. 辅助检查

（1）胸部 X 线检查：①孤立性类圆形结节影，肿物内部密度均匀，较少出现钙化点，边缘多不规则伴有毛刺，较大肿块可呈分叶或切迹。②肿物阻塞支气管时可见远端节段性肺不张或节段性肺炎。③癌肿中心液化坏死平片可见厚壁偏心空洞表现。

（2）胸部 CT：常见征象包括分叶、毛刺、空泡、支气管截断、血管集束、胸膜凹陷或胸膜牵拉、偏心空洞等。

（3）病理学检查：①痰细胞学检查。②纤维支气管镜检查术。③支气管内超声引导下细针吸取活检术。④纵隔镜。⑤胸腔镜。

7. 鉴别诊断　①肺结核，包括肺结核球、粟粒性肺结核、肺门淋巴结结核。②肺炎症，如支气管肺炎、肺脓肿。③肺其他肿瘤，如肺良性肿瘤、支气管腺瘤、炎性假瘤。

8. 手术治疗

（1）最常用的标准术式为肺叶切除＋淋巴结清扫术。

（2）不能耐受肺叶切除的早期周围型肺癌可采用亚肺叶切除，包括肺楔形切除术和肺段切除术。

（3）肿瘤浸润范围广者，可行复合肺叶切除或全肺切除术。

（4）若肿瘤累及叶支气管开口，为保留更多肺组织，需行支气管袖式肺叶切除术。

（5）若肿瘤同时累及肺动脉主干，需要行支气管肺动脉联合袖式肺叶切除术。

（6）若肿瘤侵犯胸壁组织、心包、大血管等邻近组织则需行扩大性肺切除术。

9. 围术期常见并发症

（1）严重并发症：肺部感染、呼吸衰竭、支气管胸膜瘘、脓胸、心力衰竭、出血、心肌梗死、肺栓塞、严重乳糜胸。

（2）非严重并发症：心律失常、肺不张、持续性漏气（漏气 > 7 天）、喉返神经损伤、伤口感染、皮下气肿。

10. 其他治疗　放射治疗、化学治疗、靶向治疗、免疫治疗等。

第三节　胸部外伤

一、概述

1. 分类（见图 9 – 3 – 1）

2. 紧急处理

（1）院前急救处理：原则为维持呼吸道通畅、给氧，控制外出血、补充血容量，镇痛、固定长骨骨折、保护脊柱（尤其是颈椎），并迅速转运。

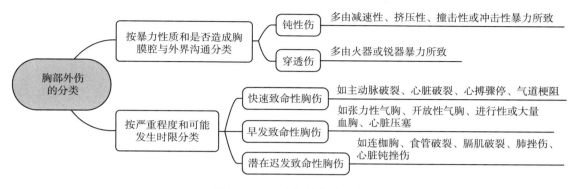

图 9 - 3 - 1　胸部外伤的分类

（2）院内急诊处理：行急诊开胸探查手术的指征如下。①进行性血胸。②心脏大血管损伤。③严重肺裂伤或气管、支气管损伤。④食管破裂。⑤胸腹或腹胸联合伤。⑥胸壁大块缺损。⑦胸内存留较大的异物。

3. 急诊室开胸探查手术指征　①穿透性胸伤重度休克者。②穿透性胸伤濒死者，且高度怀疑存在急性心脏压塞。

二、肋骨骨折

考点直击

【病历摘要】

男，18 岁。外伤后胸痛、呼吸困难 2 小时。患者 2 小时前骑自行车与逆行的货车迎面相撞，左胸与货车左前侧发生碰撞后倒地。当时即感左侧胸痛，以呼吸和活动时加重，伴有呼吸困难和少量血痰；无昏迷、无呕吐。遂被送入医院。既往体健，无烟酒嗜好。

查体：血压 80/50mmHg，脉搏 148 次/分，呼吸 40 次/分。神志清楚、对答合理、呼吸急促、痛苦表情。吸氧下呼吸急促反而加重，伴口唇发绀，颈静脉怒张不明显。气管移向右侧，左胸廓饱满，呼吸运动较右胸弱；左胸壁有骨擦音（第 4 ~ 6 肋骨），局部压痛明显。上自颈部、胸部直至上腹部均可触及皮下气肿。左胸叩诊鼓音，呼吸音消失，未闻及啰音，右肺呼吸音较粗，未闻及啰音。左心界叩诊不清，心率 148 次/分，心律整齐，心音较弱，未闻及杂音。腹部平软，无压痛或肌紧张，肠鸣音正常，肝脾肋下未触及。下肢无水肿，四肢活动正常，病理反射未引出。

【病例分析】

1. 诊断　张力性气胸，休克，多根肋骨骨折。

2. 诊断依据

（1）患者外伤后胸痛，伴呼吸困难。

（2）血压 80/50mmHg，脉搏 148 次/分，呼吸 40 次/分。

（3）口唇发绀，气管移向右侧，上自颈部、胸部直至上腹部均可触及皮下气肿，左胸叩诊鼓音，呼吸音消失。

（4）左胸壁有骨擦音（第 4~6 肋骨），局部压痛明显。

3. 鉴别诊断　①闭合性气胸。②心脏压塞。③血胸。

4. 进一步检查

（1）立即胸腔穿刺，闭式引流。

（2）摄胸部正、侧位 X 线片。

（3）血压持续监测，做心电图、血常规、血气分析检查。

5. 治疗原则

（1）纠正休克，输血补液，保持呼吸道通畅，吸氧。

（2）胸腔穿刺，闭式引流，密切观察病情，必要时开胸探查。

（3）应用抗生素防治感染，同时行镇痛、固定胸廓等对症处理。

1. 临床表现　①局部疼痛（最常见），可于深呼吸、体位变动时加重。②可因疼痛而致呼吸表浅，咳痰无力，导致呼吸道分泌物潴留，引起肺不张、肺部感染，出现呼吸困难。③可损伤肋间血管，刺破胸膜，损伤邻近肺组织，造成咯血和胸闷、憋气等。

2. 体征

（1）一手扶住患者背部，另一手从前方挤压胸骨，然后双手从两侧向中心挤压患者胸廓两侧，若出现疼痛加剧甚至骨擦音，则为胸廓挤压试验阳性。

（2）骨折断端锐利，且向胸廓内移位，可刺破胸膜，损伤肋间血管，甚至损伤肺组织，应注意患者双侧呼吸音变化，有无皮下气肿、气管移位等体征。

（3）多根多处肋骨骨折时，骨折处胸壁肋骨两端及上下均缺乏有效肋骨支撑，而导致胸壁软化，出现吸气时软化胸壁向内陷而呼气时向外突出的现象，称为反常呼吸运动，又称"连枷胸"，造成呼吸困难。

3. 胸部 X 线检查　可见骨折线及骨折断端，还可提示有无血、气胸等并发症。

4. 处理　基本原则是镇痛、清除呼吸道分泌物、固定胸廓、预防和处理并发症。

（1）单纯肋骨骨折：①若疼痛较轻，且骨折断端无明显移位，多无需特殊处理；或给予非甾体抗炎药，胸带固定。②若疼痛剧烈，可给予相应镇痛药物或行肋间神经阻滞或硬膜外置管。

（2）开放性肋骨骨折：①需行彻底的清创术，切除锐利的骨折断端，并予以妥善内固定。②若肋间血管出血，确切结扎止血。③胸膜破裂者需行胸腔闭式引流术。

（3）多根多处肋骨骨折：①给予有效镇痛。②若软化胸壁范围较小，可在软化胸壁处垫以厚敷料后胸带加压固定。③若存在较大范围胸壁反常运动，采用牵引固定术；需手术探查时，可行手术内固定。

三、创伤性窒息

1. 概述　创伤性窒息是钝性暴力作用于胸部所致的上半身广泛皮肤、黏膜、末梢毛细血管淤血及出血性损害。当胸部与上腹部受到暴力挤压时，患者声门紧闭，胸膜腔内压骤然剧增，右心房血液经无静脉瓣的上腔静脉系统逆流，造成上半身末梢静脉及毛细血管过度充盈扩张并破裂出血。

2. 临床表现　伤员面、颈、上胸部皮肤出现针尖大小的紫蓝色瘀斑，以面部与眼眶部为明显。可合并胸腹脏器和颅脑损伤。

3. 治疗　患者在严密观察下对症处理，皮肤黏膜的出血点及瘀斑多于 2 ~ 3 周后自行吸收消退。积极处理合并伤。

四、肺损伤

1. 概述　根据致伤原因和损伤特点，肺损伤可表现为肺裂伤、肺挫伤和肺爆震（冲击）伤。

2. 治疗原则　①及时处理合并伤。②保持呼吸道通畅。③吸氧。④限制晶体液过量输入。⑤早期合理应用糖皮质激素。⑥低氧血症时给予机械通气。⑦防治感染。

五、膈肌损伤

1. 穿透性膈肌损伤

（1）概述：穿透性膈肌损伤由下胸部或上腹部穿透性损伤累及膈肌造成。暴力可同时累及胸、腹部和膈肌，致伤物入口位于胸部，称为胸腹联合伤；致伤物入口位于腹部，称为腹胸联合伤。

（2）受损部位：胸部脏器多为肺、心脏；腹部脏器右侧多为肝、左侧常为脾，其他依次为胃、结肠、小肠等。

（3）治疗：首选急诊手术。

2. 钝性膈肌损伤　多由于膈肌附着的胸廓下部骤然变形和胸腹腔之间压力梯度骤增引起膈肌破裂。最常见的原因是交通事故和高处坠落。

（1）腹内脏器可经膈肌裂口疝入胸腔，常见疝入胸腔的腹内脏器依次为胃、脾、结肠、小肠和肝。

（2）若高度怀疑或确诊为创伤性膈破裂或膈疝，应尽早行手术探查和膈肌修补术。

第四节　血　气　胸

考点直击

【病历摘要】

男，18 岁。右前胸刀刺伤 1 小时。患者 1 小时前右前胸被刀刺伤后即出现呼吸困难、头晕伴心悸，伤口少许活动性出血并有气泡冒出。在现场进行简单包扎后急诊抬送入院。既往体健，无手术史及药物过敏史。

查体：体温36.5℃，脉搏136次/分，血压76/50mmHg。神志清楚，躁动不安。面色苍白，口唇轻度发绀，四肢皮肤湿冷，颈静脉无怒张。气管向左侧移位，胸廓对称，伤口位于右锁骨中线第5肋间，长2.5cm，边缘平整，伤口有溢血并随呼吸有气体进出。右胸上部叩诊鼓音，下部叩诊实音，呼吸音减低，左肺呼吸音增粗，心界不大，心率136次/分，心律整齐，心音减弱，心脏各瓣膜听诊区未闻及杂音。腹软，无压痛，肝脾肋下未触及。

【病例分析】

1. 诊断　右侧开放性气胸，右侧血气胸，失血性休克。

2. 诊断依据

（1）患者右前胸刀刺伤，伤口少许活动性出血并有气泡冒出。

（2）气管向左侧移位，伤口有溢血并随呼吸有气体进出。右胸上部叩诊为鼓音，下部叩诊为实音，呼吸音减低。

（3）体温36.5℃，脉搏136次/分，血压76/50mmHg。躁动不安，面色苍白，口唇轻度发绀，四肢皮肤湿冷。

3. 鉴别诊断　①张力性气胸。②闭合性气胸。③多根多处肋骨骨折伴反常呼吸。④支气管断裂。

4. 进一步检查

（1）诊断性胸腔穿刺。

（2）病情允许时，行床旁胸部X线或胸部超声或胸部CT检查。

（3）超声心动图。

（4）血常规、血生化检查。

5. 治疗原则

（1）抗休克治疗。

（2）立即行胸腔穿刺减压和/或胸腔闭式引流。

（3）固定胸廓、镇痛。

（4）保持呼吸道通畅，鼓励患者咳嗽排痰，预防并发症。

（5）使用抗生素预防感染。

（6）必要时开胸检查。

一、气胸

1. 概述　胸膜腔内积气，称为气胸，在胸部损伤中，发生率仅次于肋骨骨折。气胸的形成多由于肺组织、支气管破裂，空气逸入胸膜腔，或因胸壁伤口穿破胸膜，胸膜腔与外界沟通，外界空气进入所致。

2. 分类　气胸一般分为闭合性气胸、开放性气胸和张力性气胸。

3. 张力性气胸的病理生理

（1）张力性气胸常见于较大肺大疱的破裂或较大较深的肺裂伤或支气管破裂，其裂口与胸膜腔相通，且形成活瓣。

（2）吸气时空气可从裂口进入胸膜腔内，而呼气时活瓣关闭，不让腔内空气回入气道排出。胸膜腔内积气不断增多，压迫伤侧肺使之逐渐萎陷，并将纵隔推向健侧，挤压健侧肺，产生呼吸和循环功能的严重障碍。

（3）有时胸膜腔内的高压积气被挤入纵隔，扩散至皮下组织，形成颈部、面部、胸部等处皮下气肿。

4. 张力性气胸的临床表现　①极度呼吸困难，端坐呼吸；缺氧严重者，大汗淋漓，发绀、烦躁不安、昏迷，甚至窒息。②气管明显移向健侧，颈静脉怒张，多有皮下气肿。③伤侧胸部饱胀，肋间隙增宽，呼吸幅度减低，叩诊呈高度鼓音，听诊呼吸音消失。④有脉搏细快，血压降低等循环障碍表现。

5. 气胸的处理（图9-4-1）

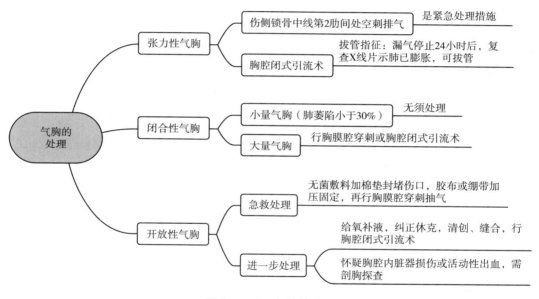

图 9 - 4 - 1　气胸的处理

二、血胸

1. 概述　胸膜腔积血称为血胸，积血主要来源于心脏、胸内大血管及其分支、胸壁、肺组织、膈肌和心包血管出血，以创伤性血胸多见。

2. 分类（图9-4-2）

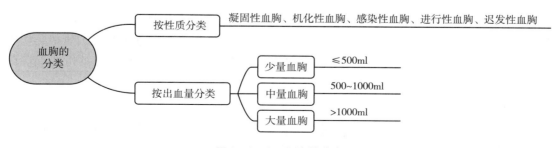

图 9 - 4 - 2　血胸的分类

3. 临床表现 ①少量血胸多无明显症状。②中、大量血胸和/或出血速度快者，可出现面色苍白、脉搏快而弱、呼吸急促、血压下降等低血容量休克症状。③胸膜腔大量积血压迫肺和纵隔引起呼吸困难和缺氧等。

4. 胸部 X 线检查 ①少量血胸：可见肋膈角变浅，在膈肌顶平面以下。②中量血胸：可见积血上缘达肩胛角平面或膈顶上 5cm。③大量血胸：可见胸腔积液超过肺门平面甚至全血胸。④中大量血胸还可见肋间隙增宽，气管纵隔向健侧移位等；合并气胸可出现气液平。

5. 进行性血胸 ①持续脉搏加快、血压降低，或虽经补充血容量血压仍不稳定。②闭式胸腔引流量每小时超过 200ml，持续 3 小时。③血红蛋白量、红细胞计数和血细胞比容进行性降低，引流胸腔积血的血红蛋白量和红细胞计数与周围血相接近，且迅速凝固。

6. 感染性血胸 ①有畏寒、高热等感染的全身表现。②抽出胸腔积血 1ml，加入 5ml 蒸馏水，无感染呈淡红透明状，出现混浊或絮状物提示感染。③白细胞计数明显增加，红细胞白细胞计数比例达 100：1 可确定为感染性血胸。④积血涂片和细菌培养发现致病菌有助于诊断，并可依此选择有效的抗生素。

7. 治疗

（1）急救处理：①开放性血胸首先封堵伤口使之成为暂时性闭合血胸。②输血、输液补充血容量，抗休克治疗。③尽早进行胸腔闭式引流术。④应用止血药物，应用抗生素预防感染。

（2）手术：①进行性血胸、凝固性血胸和机化性血胸均需开胸手术治疗。②感染性血胸最好在早期阶段行手术探查，清除感染灶，以利于改善预后。

第五节　常见先天性心脏病

一、房间隔缺损

1. 概述　房间隔缺损指由于胚胎期心房间隔发育不良，造成左右心房间血流异常交通的一种先天性心脏畸形，可分为原发孔型和继发孔型，是常见的先天性心脏病类型之一，仅次于室间隔缺损。

2. 临床表现

（1）症状：①除在婴儿期易患感冒外，多无明显症状，查体时可有心脏杂音。②极少数患者在婴幼儿期出现呼吸急促、多汗、活动受限，充血性心力衰竭罕见。

（2）体征：①缺损大者可见心前区隆起，心脏搏动增强。②胸骨左缘第 2～3 肋间闻及Ⅲ级以下柔和的收缩期杂音，肺动脉瓣区第二心音固定分裂（典型杂音）。③肺动脉压力增高者可有肺动脉瓣区第二心音亢进，缺损较大者可有相对性三尖瓣狭窄所致的舒张期隆隆样杂音。

3. 辅助检查

（1）心电图：①继发孔型电轴右偏，不完全性或完全性右束支传导阻滞，右心室肥大。②原发孔型电轴左偏，P-R 间期延长，左心室肥大。③晚期常出现心房颤动、心房扑动。

（2）X线检查：①右心房、右心室增大，肺动脉段突出，主动脉结小，呈典型"梨形心"。②肺血增多，透视下可见"肺门舞蹈征"。③原发孔型显示左心室扩大。

（3）超声心动图：可明确诊断，描述缺损的大小、部位，确定肺静脉的位置，明确血流的分流方向。

（4）右心导管：可明确血流的分流方向及分流量大小，可计算肺血管阻力。

4. 鉴别诊断　与单纯肺动脉瓣狭窄、室间隔缺损、部分型肺静脉异位引流相鉴别。

5. 手术治疗

（1）适应证：①房间隔缺损诊断明确，辅助检查提示右心容量负荷增加，肺血增多。②心导管检查提示肺循环与体循环血流比 > 1.5。

（2）禁忌证：①出现不可逆的肺动脉高压，临床表现有发绀和右心衰竭。②主要依据右心导管检查显示全肺血管阻力 > 10U/m²，肺循环与体循环血流比 < 1.2。

（3）术式：①房间隔缺损直视修补术，为经典治疗手段，成功率高，疗效确切。②房间隔缺损封堵术，继发孔型、缺损边缘明确者效果较好。

二、室间隔缺损

1. 概述　室间隔缺损指在室间隔上存在开口，造成左右心室间血流异常交通的一种先天性心脏畸形。单纯性室间隔缺损是最常见的先天性心脏病，室间隔缺损患者易并发感染性心内膜炎。

2. 临床表现

（1）症状：①缺损小、分流量少者，一般无明显症状。②分流量大者出生后即反复呼吸道感染、充血性心力衰竭、喂养困难和发育迟缓。③度过婴幼儿期的较大缺损者，表现为活动耐量差、劳累后心悸、气促，逐渐出现发绀和右心衰竭。

（2）体征：①可在胸骨左缘第 2 ~ 4 肋间闻及Ⅲ级以上粗糙、响亮的全收缩期杂音，常伴收缩期震颤。②分流量大者因二尖瓣相对性狭窄在心尖部可闻及柔和的舒张期杂音。③肺动脉高压时心前区杂音柔和、短促且强度降低，肺动脉瓣第二心音亢进，可伴有肺动脉瓣关闭不全的舒张期杂音。

3. 辅助检查

（1）心电图：可表现正常，也可见左、右或双心室肥大。

（2）X线检查：①缺损小者肺充血及心影改变轻。②缺损较大者左心室增大，肺动脉段突出，肺血增多。③阻力性肺动脉高压时，左、右心室扩张程度反而减轻，伴肺血管影"残根征"。

（3）超声心动图：可明确诊断，显示缺损大小、位置、心室流出道形态、主动脉瓣及房室瓣腱索附着情况。

4. 鉴别诊断　与房间隔缺损、完全型房室间隔缺损、法洛四联症相鉴别。

5. 手术治疗

（1）适应证

1）大室间隔缺损（缺损直径大于主动脉瓣环直径的2/3）：①新生儿或婴幼儿出现喂养困难、反复肺部感染、充血性心力衰竭。②大龄儿童和成人出现肺/体循环血流量 > 2、心脏杂音明显、X 线检查显示肺充血、超声显示左向右分流为主。

2）中等室间隔缺损（缺损直径为主动脉瓣环直径的 1/3～2/3）：出现反复肺部感染、发育迟缓等症状，且伴心脏扩大、肺充血、肺动脉高压。

3）小室间隔缺损（缺损直径小于主动脉瓣环直径的 1/3）：超声心动图、X 线检查或心电图显示心脏扩大、肺充血，尤其合并感染性心内膜炎。

4）特殊情况：肺动脉瓣下（干下型）缺损并发主动脉瓣脱垂导致主动脉瓣关闭不全。

（2）禁忌证：①出现不可逆的肺动脉高压，临床表现有发绀和右心衰竭。②主要依据右心导管检查显示全肺血管阻力 $>10U/m^2$，对肺血管扩张剂无反应。

（3）术式：①室间隔缺损直视修补术，是经典治疗手段，适用于各种类型的室间隔缺损。②经胸小切口室间隔缺损封堵术。③经皮介入导管室间隔缺损封堵术。

三、动脉导管未闭

1. 概述　动脉导管是胎儿期连接主动脉峡部与左肺动脉根部之间的生理性血流通道。多数婴儿在出生后 2 个月内动脉导管闭合，形成动脉韧带，逾期不闭合者即为动脉导管未闭。

2. 临床表现

（1）症状：最初无发绀。当肺动脉压力超过主动脉压力时，肺动脉内血液向主动脉分流，即右向左分流，出现发绀、右心衰竭。此时下肢发绀较上半身明显，称差异性发绀。

（2）体征：①可在胸骨左缘第 2 肋间闻及粗糙的连续性机器样杂音，以收缩末期最为响亮，向颈背部传导，常扪及连续性震颤。②肺动脉高压时，表现为收缩期杂音或杂音消失，肺动脉瓣第二心音亢进。③左向右分流量大者，可因相对性二尖瓣狭窄而闻及心尖部舒张中期隆隆样杂音。④有甲床毛细血管搏动、水冲脉、股动脉枪击音等周围血管征。

3. 辅助检查

（1）心电图：正常或左心室肥大，肺动脉高压时则左、右心室肥大。

（2）X 线检查：①心影增大，主动脉结突出，左心室扩大，肺血增多，透视下可见肺门区动脉搏动增强，称为"肺门舞蹈征"。②严重肺动脉高压时，心影较原来缩小，肺门血管增粗，肺野外带血管变细，即"残根征"。

（3）超声心动图：是动脉导管未闭主要并较可靠的检查手段。

4. 鉴别诊断　①主动脉 - 肺动脉间隔缺损。②主动脉窦瘤破入右心腔。③冠状动脉右心瘘或冠状动脉静脉瘘。④室间隔缺损并主动脉瓣关闭不全。

5. 手术治疗

（1）适应证：①早产儿、婴幼儿反复发生肺炎、呼吸窘迫、心力衰竭、喂养困难或发育不良者。②无明显症状者若伴有肺充血、心影增大，宜择期手术。

（2）禁忌证：①合并严重肺动脉高压，已形成右向左分流为主，临床上出现明显发绀和杵状指（趾）者。②在复杂先天性心脏病中，动脉导管未闭的动脉导管作为代偿通道而存在，如法洛四联症、主动脉弓中断等，在复杂先天性心脏病根治手术之前，动脉导管不能单独闭合。

（3）术式：①导管结扎术，适用于绝大多数患者。②导管切断缝合术，多适用于成年患者，较粗大的导管合并有严重肺动脉高压的情况。③经前纵隔导管结扎术，主要应用于同时合并心内畸形的患者。④体外循环下经肺动脉切口封闭动脉导管开口，主要针对成人导管有严重钙化或导管术后再通者。⑤胸腔镜下闭合导管。

四、肺动脉狭窄

1. 概述　肺动脉狭窄是由于胚胎期动脉干嵴分隔过程异常，造成右心室流出道梗阻的一种先天性心脏畸形，是常见的先天性心脏病类型之一。

2. 临床表现

（1）症状：①首发症状常是运动后呼吸困难。②随年龄增长，可发展为右心衰竭，导致颈静脉压力增高、肝大、腹水等。③较严重的狭窄，在婴儿期甚至新生儿期即出现呼吸急促、多汗、活动耐力下降，甚至发绀等；随动脉导管的逐渐关闭或存在其他心内分流，可呈现进行性发展。

（2）体征：①轻度狭窄时，可在吸气相闻及肺动脉喷射音增强。②严重狭窄时，可闻及响亮、延长的肺动脉喷射杂音，第二心音可出现分裂，肺动脉第二心音可减弱或消失。

3. 辅助检查

（1）心电图：严重者可见心电轴右偏、右心室肥大劳损、T波倒置和P波高尖。

（2）X线检查：肺血减少，右心室、右心房增大，心尖圆钝；瓣膜狭窄者，肺动脉段突出。

（3）超声心动图：诊断准确性高，可明确狭窄部位和程度。

4. 鉴别诊断　与室间隔缺损、房间隔缺损、部分型肺静脉异位引流、动脉导管未闭相鉴别。

5. 手术治疗

（1）适应证：①中度以上狭窄，有明显临床症状、心电图显示右心室肥厚、右心室与肺动脉压力阶差>50mmHg，应择期手术。②重度狭窄者出现晕厥或继发性右心室流出道狭窄，应尽早手术。

（2）禁忌证：肺动脉狭窄合并依赖右心室的冠脉循环。

（3）术式：①肺动脉狭窄直视矫治术（最常用）。②经皮介入球囊扩张。③经外科途径介入手术。

五、法洛四联症

1. 概述　法洛四联症是一组以对位异常的室间隔缺损和包括漏斗部狭窄在内的右心室流出道阻塞为主要的病理基础，同时合并主动脉骑跨及继发性右心室肥厚等4种心血管畸形的先天性心脏病；是最常见的发绀型先天性心脏病之一。

2. 临床表现

（1）症状：①大多在生后3~6个月出现发绀。②体力和活动耐量均较同龄人差，伴喂养困难、发育迟缓。③蹲踞是特征性姿态，多见于儿童期，蹲踞时发绀和呼吸困难有所减轻。④单纯漏斗部狭窄的婴幼儿常在清晨和活动后，骤然出现呼吸困难，发绀加重，甚至晕厥、抽搐死亡。

（2）体征：①生长发育迟缓，口唇、眼结膜和肢端发绀，杵状指（趾）。②胸骨左缘第2~

4 肋间可闻及Ⅱ～Ⅲ级喷射性收缩期杂音，肺动脉瓣区第二心音减弱或消失。③严重肺动脉狭窄者，杂音很轻或无杂音。

3. 辅助检查

（1）心电图：<u>电轴右偏和右心室肥大</u>。

（2）X线检查：①心影正常或稍大，肺血减少，肺血管纹理纤细。②肺动脉段凹陷，心尖圆钝，呈"靴形心"，升主动脉增宽。

（3）超声心动图：①右心室流出道、肺动脉瓣或肺动脉主干狭窄。②右心室增大，右心室壁肥厚。③室间隔连续性中断。④升主动脉内径增宽，骑跨于室间隔上方。⑤室间隔水平右向左分流信号。

4. 鉴别诊断 ①室间隔缺损合并单纯肺动脉狭窄。②室间隔完整的肺动脉闭锁。③三尖瓣闭锁。④右心室双出口。⑤室间隔缺损合并艾森曼格综合征。⑥完全性大动脉转位等。

5. 手术治疗

（1）适应证

1）根治手术的必备条件：①左心室发育正常，左心室舒张末期容量指数≥30ml/m^2。②肺动脉发育良好，McGoon 比值≥1.2 或肺动脉指数（Nakata index）≥150mm^2/m^2。

2）不具备根治手术条件，或冠状动脉畸形影响右心室流出道疏通的患者，应先行姑息手术。

3）有症状的新生儿和婴儿应早期手术，符合根治手术条件者应实施一期根治。

4）对无症状或症状轻者，倾向于1岁左右行择期根治术，以减少继发性心肌损害。

（2）禁忌证：①有顽固性心力衰竭和/或呼吸衰竭的老年人，经洋地黄、利尿药等治疗无效。②有广泛的肺动脉及其分支严重狭窄，无法进行体－肺动脉分流术。③有严重肝肾功能损害者。

第六节　瓣膜疾病

一、二尖瓣狭窄

1. 概述 在风湿性心脏瓣膜病中，<u>最常累及二尖瓣</u>。风湿性二尖瓣狭窄发病率女性较高，在儿童和青年期发作风湿热，常在20～30岁以后才出现二尖瓣狭窄的临床症状。

2. 诊断（见图9－6－1）

3. 手术治疗

（1）适应证：中度以上的二尖瓣狭窄（<u>瓣口面积＜1.5cm^2</u>），及时进行外科干预。

（2）禁忌证：①患者出现<u>不可逆的肺动脉高压</u>。②脑梗塞急性期。③其他不宜行外科手术治疗的并发疾病等。

（3）术式：①经皮球囊二尖瓣扩张术。②闭式二尖瓣分离术。③二尖瓣直视成形手术。④<u>二尖瓣置换术</u>。⑤微创二尖瓣置换术。

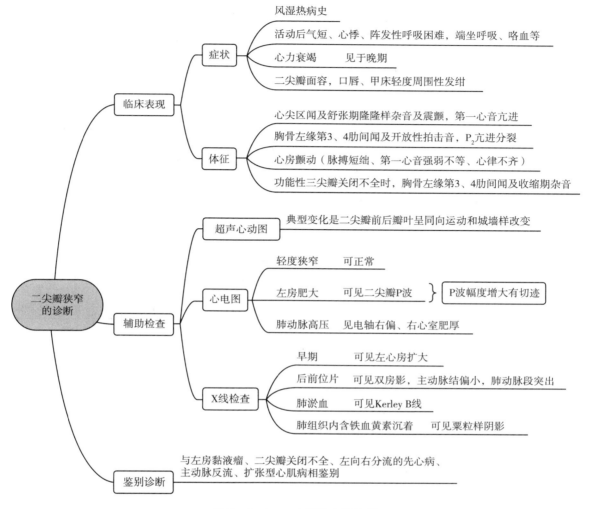

图 9 - 6 - 1　二尖瓣狭窄的诊断

二、二尖瓣关闭不全

1. 病因

（1）急性：①二尖瓣脱垂。②腱索断裂。③乳头肌功能失调或破裂。④人工瓣膜急性机械障碍。

（2）慢性：①瓣叶穿孔。②风湿性心脏病。③瓣环扩张。④结缔组织病。⑤先天性心脏病。⑥肥厚型心肌病。⑦二尖瓣瓣环钙化。

2. 诊断（见图 9 - 6 - 2）

3. 手术治疗

（1）适应证：①急性二尖瓣关闭不全。②重度二尖瓣关闭不全伴美国纽约心脏病学会（NYHA）心功能分级Ⅲ级或Ⅳ级，经内科积极治疗后。③无明显临床症状或 NYHA 心功能分级Ⅱ级/Ⅱ级以下，左心室收缩末期容量指数（LVESVI）$>30ml/m^2$。④重度二尖瓣关闭不全，左室射血分数（LVEF）减低，左室收缩期末内径达 50mm 或舒张期末内径达 70mm，射血分数≤50％时。

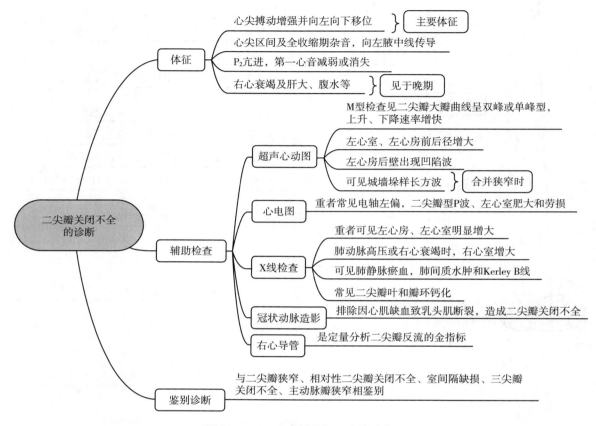

图 9 - 6 - 2　二尖瓣关闭不全的诊断

（2）禁忌证：①患者出现不可逆的肺动脉高压。②脑梗塞急性期。③其他不宜行外科手术治疗的并发疾病等。

（3）术式：①二尖瓣修复术。②二尖瓣置换术。

三、主动脉瓣狭窄

1. 概述　主动脉瓣狭窄有先天性病变、炎症后瘢痕形成和退行性改变三种病因，引起相应左室后负荷明显增加，心肌肥厚和心输出量降低等临床症状。

2. 诊断（见图 9 - 6 - 3）

3. 手术治疗

（1）适应证：①有症状者跨瓣压差大于 50mmHg，有效开口面积在 1.0cm² 以下。②无明显症状或症状较轻者，瓣口狭窄明显，跨瓣压差超过 75mmHg 以上者。③跨瓣压差在 40 ~ 50mmHg 之间，瓣口面积小于或等于 0.75cm²，心电图示左室进行性肥厚或劳损，主动脉瓣严重钙化者。④左心室严重肥厚劳损，并伴有肺静脉高压或左心衰竭者。⑤晕厥或心绞痛明显并频繁发作者，有发生猝死的可能。⑥主动脉瓣口中度狭窄合并严重冠心病者。

（2）禁忌证：①主动脉瓣狭窄晚期，伴有冠心病引起的严重左心室收缩功能低下，合并中度右心衰竭，内科药物治疗无效，心功能Ⅳ级者。②年龄较大，75 岁以上，合并有冠心病，全心衰竭者。

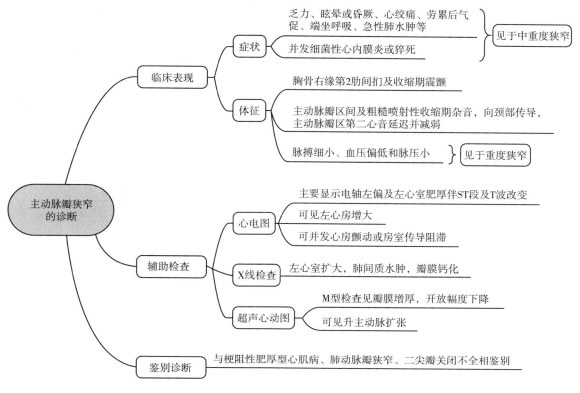

图 9 - 6 - 3　主动脉瓣狭窄的诊断

（3）术式：①主动脉瓣置换术。②主动脉瓣成形或交界切开术。③经皮或经升主动脉/心尖介入行瓣膜置换术。

四、主动脉瓣关闭不全

1. 概述　主动脉瓣关闭不全是主动脉瓣叶结构异常，导致瓣叶不能严密对合；病因包括风湿性心脏病、老年退行性病变、细菌性心内膜炎、马方综合征、先天性主动脉瓣畸形、主动脉夹层等。

2. 诊断（见图 9 - 6 - 4）

3. 手术治疗

（1）适应证：①无症状伴左室功能正常者。②无症状伴左室功能障碍者。③有症状伴左室功能正常者。④有症状伴左室功能障碍者。⑤由感染性心内膜炎、主动脉夹层和外伤引发的急性重症主动脉瓣关闭不全。⑥术前检查发现并发其他疾病的，如升主动脉扩张、主动脉夹层、冠心病等，应同时手术。

（2）术式：①主动脉瓣置换术。②主动脉瓣成形术。

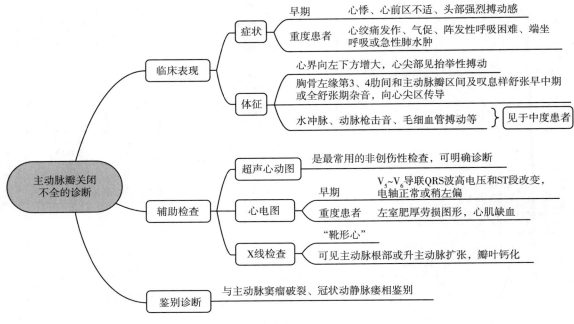

图 9 - 6 - 4　主动脉瓣关闭不全的诊断

第十章 麻 醉 学

第一节 麻醉学基本理论

1. 概述 麻醉指应用药物或其他方法使患者整体或局部暂时失去感觉，从而消除手术时的疼痛。麻醉学的理论和技术包括术前对患者的评估、人工气道的建立、器官功能的监测、心肺复苏和疼痛治疗等。

2. 麻醉前准备

（1）评估：①病史采集。②体格检查。③实验室检查。④体格状态评估分级。⑤合并疾病的麻醉前评估。

（2）麻醉前准备

1）纠正或改善病理生理状态：①改善营养不良状态，纠正脱水、电解质紊乱和酸碱平衡失调。②合并心脏病者，改善心功能。③合并高血压者，控制血压。④合并呼吸系统疾病者，术前检查肺功能等，进行呼吸功能训练、控制肺部感染。⑤合并糖尿病者，控制空腹血糖、尿糖及尿酮体。⑥急诊伴酮症酸中毒者，术中或术前消除酮体、纠正酸中毒。

2）心理方面准备：①消除患者思想顾虑和焦虑心情，取得患者理解、信任和合作。②过度紧张而难以自控者，配合药物治疗。③有心理障碍者，请心理学专家协助处理。

3）胃肠道准备：择期手术前常规排空胃。

4）麻醉用品、设备及药品的准备：麻醉前必须对麻醉和监测设备、麻醉用品及药品进行准备和检查；术中所用药品，必须核对后使用。

5）知情同意：术前向患者和/或其家属说明将采取的麻醉方式、围术期可能发生的意外情况及并发症和手术前后的注意事项等，并签署知情同意书。

3. 麻醉前用药

（1）目的：①消除不良情绪和刺激；增强全麻药效果，减少全麻药副作用。②提高痛阈。③消除因手术或麻醉引起的不良反射。

（2）药物选择：①根据麻醉方法和病情选择用药的种类、用量、给药途径和时间。②一般在麻醉前30～60分钟肌内注射。③精神紧张者，可于手术前晚口服镇静催眠药。

（3）常用药物：①安定镇静药，如地西泮。②催眠药，如苯巴比妥。③镇痛药，如吗啡。④抗胆碱药，如阿托品。

第二节　常用麻醉方法适应证及实施

一、全身麻醉

1. 常用药物

（1）吸入麻醉药：氧化亚氮（笑气）、七氟烷、地氟烷等。

（2）静脉麻醉药：氯胺酮、依托咪酯、丙泊酚、咪达唑仑、右旋美托咪定等。

（3）肌肉松弛药：琥珀胆碱、维库溴铵、罗库溴铵、顺式阿曲库铵等。

（4）麻醉性镇痛药：吗啡、哌替啶、芬太尼、瑞芬太尼、舒芬太尼等。

2. 实施

（1）诱导：①面罩吸入诱导法。②静脉诱导法。

（2）维持：①吸入麻醉药维持。②静脉麻醉药维持。③复合全身麻醉。

（3）麻醉深度判断（表 10 - 2 - 1）

表 10 - 2 - 1　麻醉深度判断

分期	呼吸	循环	眼征	其他
浅麻醉期	不规则，呛咳，气道阻力↑，喉痉挛	血压↑，心率↑	睫毛反射（-），眼睑反射（+），眼球运动（+），流泪	吞咽反射（+），出汗，分泌物↑，刺激时体动
手术麻醉期	规律，气道阻力↓	血压稍低但稳定，手术刺激无改变	眼睑反射（-），眼球固定中央	刺激时无体动，黏膜分泌物消失
深麻醉期	膈肌呼吸，呼吸↑	血压↓	对光反射（-），瞳孔散大	—

3. 呼吸道的管理

（1）维持气道的通畅性：是气道管理的先决条件。

（2）气管内插管术：①经口腔明视插管。②经鼻腔插管。

（3）喉罩：是最主要的声门上人工气道方法。

4. 并发症　①反流与误吸。②呼吸道梗阻。③通气量不足。④低氧血症。⑤低血压。⑥高血压。⑦心律失常。⑧高热、抽搐和惊厥。

二、局部麻醉

1. 局麻药

（1）分类：①酯类局麻药，如普鲁卡因、丁卡因。②酰胺类局麻药，如利多卡因、丁哌（布比卡因）和罗哌卡因。

（2）理化性质和麻醉性能：理化性质决定局麻药的效能和作用持续时间，重要指标包括解离常数、脂溶性和血浆蛋白结合率。

（3）吸收、分布、生物转化和清除

1）影响吸收的因素：①药物剂量。②注药部位。③局麻药的性能。④血管收缩药。

2）分布：局麻药吸收后，首先分布至肺，随后分布到血液灌流好的器官如心、脑和肾，然后再分布到血液灌流较差的肌、脂肪和皮肤。

3）生物转化和清除：①酰胺类局麻药在肝内被线粒体酶所水解。②酯类局麻药主要被血浆假性胆碱酯酶水解。

（4）不良反应：①毒性反应。②过敏反应。

（5）常用局麻药（表10－2－2）

表10－2－2　常用局麻药

药物	适应证	剂量
普鲁卡因	局部浸润麻醉	成人一次限量为1g
丁卡因	表面麻醉、神经阻滞、脊椎麻醉（腰麻）及硬膜外阻滞	成人一次限量表面麻醉40mg、神经阻滞为80mg
利多卡因	可用于各种局麻方法，最适用于神经阻滞和硬膜外阻滞	成人一次限量表面麻醉为100mg，局部浸润麻醉和神经阻滞为400mg
丁哌卡因	神经阻滞、腰麻及硬膜外阻滞，分娩镇痛	成人一次限量为150mg
罗哌卡因	硬膜外镇痛如术后镇痛和分娩镇痛	成人一次限量为150mg

2. 方式

（1）表面麻醉：常用于眼、鼻、咽喉、气管及尿道等处的浅表手术或内镜检查；常用药物为丁卡因或利多卡因。

（2）局部浸润麻醉：常用药物为普鲁卡因或利多卡因。

（3）区域阻滞：适用于肿块切除术，如乳房良性肿瘤的切除术、头皮手术等。

（4）神经阻滞：常用肋间、眶下、坐骨和指（趾）神经干阻滞，颈丛、臂神经丛阻滞，以及诊疗用的星状神经节和腰交感神经节阻滞等。

三、椎管内麻醉

1. 蛛网膜下腔阻滞（简称腰麻）

（1）分类（见图10－2－1）

（2）腰麻穿刺术：①一般取侧卧位，屈髋屈膝，头颈向胸部屈曲，腰背部尽量向后弓曲；鞍区麻醉常为坐位。②成人穿刺点一般选$L_{3\sim4}$间隙，可酌情上移或下移一个间隙。

（3）腰麻常用药：①普鲁卡因，成人一次用量为100～150mg，鞍区麻醉为50～100mg。②丁卡因，成人一次用量为8～15mg。③丁哌卡因，常用剂量为8～15mg。

（4）麻醉平面的调节：若影响麻醉平面的因素如药液剂量、比重、容积、患者身高、脊柱生理弯曲和腹腔内压力等不变，则穿刺间隙、患者体位和注药速度等是调节平面的重要因素。

（5）并发症

1）术中并发症：①血压下降、心率减慢。②呼吸抑制。③恶心呕吐。

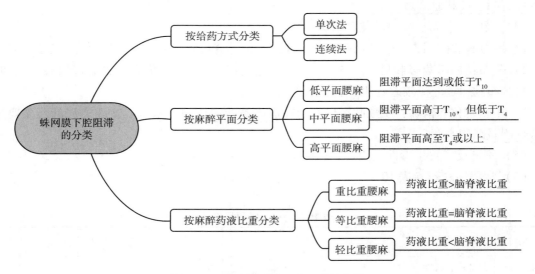

图 10 - 2 - 1　蛛网膜下腔阻滞的分类

2）术后并发症：①腰麻后头痛。②尿潴留。③腰麻后神经并发症。④化脓性脑脊膜炎。

（6）适应证：腰麻适用于 2～3 小时以内的下腹部、盆腔、下肢和肛门会阴部手术。

（7）禁忌证：①中枢神经系统疾病。②凝血功能障碍。③休克。④穿刺部位有皮肤感染。⑤脓毒症。⑥脊柱外伤或结核。⑦急性心力衰竭或冠心病发作。

2. 硬脊膜外腔阻滞

（1）硬膜外穿刺术：可在颈、胸、腰、骶各段间隙进行，一般选择手术区域中央的相应棘突间隙穿刺。

（2）常用局麻药：利多卡因、丁卡因、丁哌卡因和罗哌卡因。

（3）麻醉平面的调节：影响平面的主要因素有局麻药容积、穿刺间隙、导管方向、注药方式、患者情况。

（4）并发症

1）术中并发症：①全脊椎麻醉。②局麻药毒性反应。③血压下降。④呼吸抑制。⑤恶心呕吐。

2）术后并发症：①神经损伤。②硬膜外血肿。③脊髓前动脉综合征。④硬膜外脓肿。⑤导管拔出困难或折断。

（5）适应证与禁忌证：①硬脊膜外腔阻滞最常用于横膈以下的各种腹部、腰部和下肢手术，且不受手术时间的限制；还用于颈部、上肢和胸壁手术。②禁忌证与腰麻相似。

3. 骶管阻滞　适用于直肠、肛门和会阴部手术。

（1）骶管穿刺术：患者取侧卧位或俯卧位；侧卧位时腰背向后弓曲，两膝向腹部靠拢；俯卧位时髋部垫一小枕，两腿略分开，脚尖内倾，脚后跟外旋，以放松臀部肌。

（2）常用局麻药：利多卡因或丁哌卡因，成人用药量一般为 20ml。

（3）主要并发症：①毒性反应。②药液注入蛛网膜下隙而发生全脊椎麻醉。③术后尿潴留。④穿刺点感染等。

4. 蛛网膜下腔与硬脊膜外腔联合阻滞　广泛用于下腹部及下肢手术，既有起效快、镇痛完善与肌松弛的优点，又可调控麻醉平面、满足长时间手术。

第十一章　神经外科临床常见病

第一节　颅脑损伤

考点直击

【病历摘要】

男，20 岁。头部摔伤 5 小时，意识不清 2 小时。患者 5 小时前意外从高处跌落，左颞部着地，当即呼之不应，10 分钟后清醒，但觉头痛逐渐加重伴频繁呕吐，2 小时前家人发现其不省人事，急送当地医院诊治。发现神志不清，血压 140/100mmHg，脉搏 60 次/分，左侧瞳孔大于右侧瞳孔，对光反射消失，用甘露醇 250ml 快速静脉滴注后送上级医院急诊科。既往病史无特殊记载。

查体：体温 36.9℃，脉搏 55 次/分，呼吸 16 次/分，血压 150/100mmHg。浅昏迷，躁动，有呻吟。左颞部软组织肿胀，表面皮肤擦伤，未触及凹陷骨折，对疼痛刺激无反应。双眼球向左侧凝视，左侧瞳孔 5mm，呈椭圆形，对光反射消失；右侧瞳孔 2.5mm，圆形，对光反射存在。耳、鼻和口腔未见出血，右侧鼻唇沟变浅。右侧上、下肢肌张力增高，左侧上、下肢肌张力正常，压眶上神经及针刺右侧上、下肢无活动反应；左侧上、下肢可自主活动，对疼痛刺激有逃避反应；浅反射消失，右侧上、下肢腱反射亢进，右下肢巴宾斯基征（＋）。

辅助检查：头颅 X 线片示左颞骨线状骨折。头颅 CT 示左颞骨板下异常双凸透镜样高密度影，中线左移。

【病例分析】

1. 诊断　左颞急性硬膜外血肿，左颞颅骨线状骨折，左颞头皮挫伤。

2. 诊断依据

（1）患者 5 小时前意外从高处跌落，左颞部着地，当即呼之不应，10 分钟后清醒，2 小时前家人发现其不省人事。

（2）脉搏 55 次/分，呼吸 16 次/分，血压 150/100mmHg。浅昏迷，躁动，有呻吟。

（3）左颞部软组织肿胀，表面皮肤擦伤。

（4）双眼球向左侧凝视，左侧瞳孔 5mm，呈椭圆形，对光反射消失；压眶上神经及针刺右侧上、下肢无活动反应；右侧上、下肢腱反射亢进，右下肢巴宾斯基征（＋）。

（5）头颅 X 线片示左颞骨线状骨折。头颅 CT 示左颞骨板下异常双凸透镜样高密度影，中线左移。

3. 鉴别诊断 ①急性硬膜下血肿。②脑挫裂伤。③脑干损伤。

4. 进一步检查

（1）血常规、凝血功能、血型和血生化、心电图等。

（2）胸、腹部 X 线片。

（3）必要时复查 CT。

5. 治疗原则

（1）保持呼吸道通畅。

（2）急症手术清除血肿。

（3）术后给予止血、脱水和抗生素等治疗。

一、头皮损伤

1. 头皮血肿（图 11 - 1 - 1）

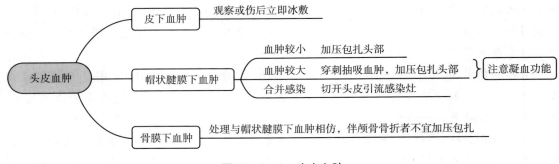

图 11 - 1 - 1　头皮血肿

2. 头皮裂伤

（1）尽早行清创缝合术，如受伤时间达 24 小时，只要无明显感染征象，仍可彻底清创后行一期缝合。

（2）术中彻底清除伤口内的异物，切除明显坏死污染的头皮。

（3）清创时观察有无颅骨骨折或碎骨片，如发现脑脊液或脑组织外溢，按开放性脑损伤处理。

（4）术后给予抗生素。

3. 头皮撕脱伤 是最严重的头皮损伤，常因头发卷入高速转动的机器内所致。

（1）若皮瓣部分脱离且血供尚好，则清创后原位缝合。

（2）如皮瓣已完全脱落，但完整，无明显污染，血管断端整齐，且伤后未超过 6 小时，则清创后头皮血管显微吻合，全层缝合头皮。

（3）如撕脱的皮瓣挫伤或污染不能再利用，而骨膜未撕脱，可取自体中厚皮片作游离植皮，或作转移皮瓣；若骨膜已遭破坏，颅骨外露，可先作局部筋膜转移，再植皮。

（4）撕脱时间长，创面感染或经上述处理失败者，可先行创面清洁和更换敷料，待肉芽组织生长后再植皮；如颅骨裸露，需多处颅骨钻孔至板障层，待钻孔处长出肉芽组织后再植皮。

二、颅骨骨折

1. 颅盖骨折

（1）概述：颅盖骨折一般分为线形骨折（包括颅缝分离）和凹陷骨折（包括粉碎性骨折），婴幼儿颅骨质软，着力点处的颅骨可产生乒乓球样凹陷。

（2）临床表现：凹陷骨折的骨片陷入颅内时，其下方的局部脑组织受压或产生挫裂伤、颅内血肿，可出现相应病灶的神经功能障碍、颅内高压和/或癫痫。

（3）诊断：①线形骨折需 X 线平片或 CT 骨窗相检查，高分辨 CT 可查出细小的骨折线。②凹陷不深的骨折需经 CT 检查鉴别。

（4）治疗

1）手术指征：①凹陷深度 >1cm。②位于脑重要功能区。③骨折片刺入脑内。④骨折引起瘫痪、失语等神经功能障碍或癫痫者。

2）手术方式：撬起骨折片复位，或摘除碎骨片后作颅骨成形术。

2. 颅底骨折

（1）概述：颅底骨折可由颅盖骨折延伸而来，大多为线形骨折；可伤及颈内动脉，造成颈动脉 – 海绵窦瘘或鼻出血。

（2）临床表现（图 11 – 1 – 2）

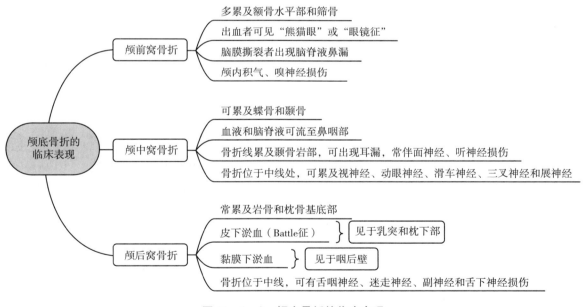

图 11 – 1 – 2 颅底骨折的临床表现

（3）诊断：依靠临床表现，需头颅 CT 明确诊断。

（4）治疗

1）闭合性颅底骨折无特殊处理。

2）若合并脑脊液漏，取头高位绝对卧床休息，避免用力咳嗽、打喷嚏和擤鼻涕，抗生素治疗预防感染，一般不堵塞或冲洗破口处，不做腰椎穿刺。

3）绝大多数漏口会在伤后 1~2 周内自行愈合，如超过 1 个月仍未停止漏液，考虑行手术修补漏口。

4）伤后视力减退，疑为碎骨片挫伤或血肿压迫视神经者，争取在 24 小时内行视神经探查减压术。

三、脑损伤

1. 概述　颅脑损伤中最重要的是脑损伤，分为原发性损伤和继发性损伤。原发性脑损伤包括脑震荡和脑挫裂伤，继发性脑损伤包括脑水肿、脑肿胀和颅内血肿等。

2. 基本因素　①暴力作用于头部时，由于颅骨内陷和回弹或骨折引起的脑损伤常发生在着力点。②头部遭受暴力后的瞬间，脑与颅骨之间的相对运动造成的损伤既可发生在着力点，也可发生在着力点对侧脑组织，即对冲伤。

3. 脑震荡（图 11－1－3）

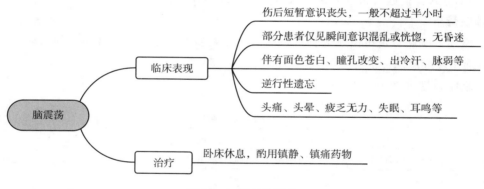

临床表现
- 伤后短暂意识丧失，一般不超过半小时
- 部分患者仅见瞬间意识混乱或恍惚，无昏迷
- 伴有面色苍白、瞳孔改变、出冷汗、脉弱等
- 逆行性遗忘
- 头痛、头晕、疲乏无力、失眠、耳鸣等

脑震荡

治疗
- 卧床休息，酌用镇静、镇痛药物

图 11－1－3　脑震荡

4. 脑挫裂伤

（1）临床表现：①伤后可立即发生意识障碍，持续时间长短不一。②头痛、恶心、呕吐（最常见）。③严重者可有血压上升、脉搏变慢、呼吸深慢，危重者出现病理呼吸。④伤后立即出现与脑挫裂伤部位相应的神经功能障碍或体征。⑤额叶和颞叶前端损伤后，可无明显神经功能障碍。

（2）辅助检查：①CT（最常用）。②腰椎穿刺，颅内压明显增高者慎用或禁用。

（3）非手术治疗

1）严密观察病情。

2）一般处理：①抬高床头15°～30°；昏迷患者头偏一侧再取侧卧位或侧俯卧位。②保持呼吸道通畅。③营养支持。④处理躁动和癫痫。⑤处理高热。⑥脑保护，促苏醒和功能恢复。

3）防止脑水肿或脑肿胀。

（4）手术治疗

1）指征：①继发性脑水肿严重，脱水治疗无效，病情加重。②颅内血肿清除后，颅内压无明显缓解，伤区脑组织继续水肿或肿胀，并除外颅内其他部位血肿。③脑挫裂伤灶和血肿清除后，病情好转，转而又恶化出现脑疝。

2）方法：脑挫裂伤灶清除、额极或颞极切除、颞肌下减压和去骨瓣减压等。

5. 弥漫性轴索损伤

（1）临床表现：①严重意识障碍（<u>典型表现</u>）。②单侧或双侧<u>瞳孔散大</u>，广泛损伤者有双眼同向偏斜、向下凝视或双侧眼球分离等眼征。

（2）诊断标准：①伤后持续昏迷（<u>>6小时</u>）。②CT示脑组织撕裂出血或正常。③颅内压正常但临床状况差。④无明确脑结构异常的伤后持续植物状态。⑤创伤后期弥漫性脑萎缩。⑥尸检见脑组织特征性病理改变。

（3）治疗

1）传统方法：呼吸道管理、过度换气和吸氧、低温、钙通道阻滞药、脱水、巴比妥类药物等。

2）手术治疗：发现迟发颅内血肿或严重脑水肿，清除血肿或行去骨瓣减压术。

四、颅内血肿

1. 硬脑膜外血肿

（1）概述：硬脑膜外血肿多属于<u>急性型</u>，主要源于脑膜中动脉和静脉窦破裂以及颅骨骨折出血。

（2）临床表现（图11-1-4）

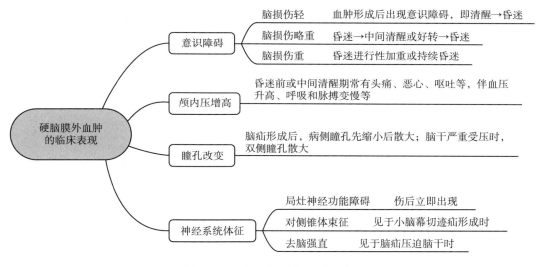

意识障碍
　脑损伤轻　　血肿形成后出现意识障碍，即清醒→昏迷
　脑损伤略重　昏迷→中间清醒或好转→昏迷
　脑损伤重　　昏迷进行性加重或持续昏迷

颅内压增高
　昏迷前或中间清醒期常有头痛、恶心、呕吐等，伴血压升高、呼吸和脉搏变慢等

瞳孔改变
　脑疝形成后，病侧瞳孔先缩小后散大；脑干严重受压时，双侧瞳孔散大

神经系统体征
　局灶神经功能障碍　伤后立即出现
　对侧锥体束征　　　见于小脑幕切迹疝形成时
　去脑强直　　　　　见于脑疝压迫脑干时

硬脑膜外血肿的临床表现

图11-1-4　硬脑膜外血肿的临床表现

（3）CT检查：可直接显示硬脑膜外血肿，表现为颅骨内板与硬脑膜间的双凸镜形或弓形<u>高密度影</u>。

（4）手术治疗

1）<u>适应证</u>：①有明显颅内压增高表现。②CT检查提示明显脑受压的硬脑膜外血肿。③小脑幕上血肿量>30ml、颞区血肿量>20ml、幕下血肿量>10ml以及压迫大静脉窦而引起颅内高压的血肿。

2）方法：①骨瓣或骨窗开颅，清除血肿，妥善止血。②血肿清除后，如硬脑膜张力高或疑有硬脑膜下血肿时，应切开硬脑膜探查。③病情危急、未做 CT 者，直接手术钻孔探查，再扩大成骨窗清除血肿。

（5）非手术治疗：凡伤后无明显意识障碍，病情稳定，CT 检查示幕上血肿量＜30ml，小脑幕下血肿量＜10ml，中线结构移位＜1.0cm 者，可密切观察病情，采用非手术治疗。

2. 硬脑膜下血肿

（1）概述：硬脑膜下血肿多属急性或亚急性型，出血主要原因是脑皮质血管破裂。慢性硬脑膜下血肿多发于老年人，多有轻微头部外伤史，极少数无外伤，可能与长期服用抗凝药物、营养不良等相关。

（2）临床表现（图 11－1－5）

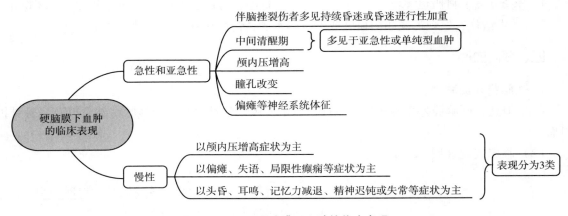

图 11－1－5　硬脑膜下血肿的临床表现

（3）CT 检查

1）急性或亚急性：表现为脑表面与颅骨之间有新月形高密度、混杂密度或等密度影，多伴有脑挫裂伤、脑组织受压和中线移位。

2）慢性：表现为脑表面新月形或半月形低密度或等密度影。

（4）治疗

1）急性和亚急性的治疗与硬膜外血肿相似。

2）慢性硬脑膜下血肿有明显症状者，首选钻孔置管引流术。

3. 脑内血肿

（1）概述：脑内血肿少见，常与枕部着力时的额、颞对冲性脑挫裂伤同时存在，可分为浅部血肿和深部血肿。

（2）诊断：①脑内血肿与伴有脑挫裂伤的复合性硬脑膜下血肿的症状相似，两者常同时存在。②CT 表现为脑挫裂伤区附近或脑深部白质内类圆形或不规则高密度影。

（3）治疗：与硬脑膜下血肿相同，多采用骨瓣或骨窗开颅。

五、开放性颅脑损伤

1. 非火器性开放颅脑损伤

（1）致伤物：①锐器，如刀、斧、钉、锥等。②钝器，如铁棍、石块、木棒等。

（2）临床表现：①意识障碍。②瘫痪、感觉障碍、失语、偏盲等。③生命体征改变。④脑脊液、脑组织外溢。

（3）治疗：①防治休克。②处理插入颅腔的致伤物。③保护显露的脑组织。④清创。

2. 火器性颅脑损伤

（1）概述：火器性颅脑损伤常见于战时，发生率仅次于四肢伤，可分为头皮软组织伤、非穿透伤、穿透伤；穿透伤可分为盲管伤、贯通伤、切线伤。

（2）临床表现：①意识障碍。②生命体征变化。③瞳孔变化。④脑局灶症状。

（3）治疗

1）急救：①包扎伤口，减少出血，脑膨出时注意保护。②昏迷者取侧俯卧位，保持呼吸道通畅，必要时作气管插管。③休克者抗休克治疗，同时查明休克原因。

2）早期清创。

3）其他治疗：与闭合性颅脑损伤相同。

第二节　颅内高压

1. 概述　颅内压增高是神经外科常见的临床综合征，根据增高范围可分为弥漫性和局灶性，根据病变进展速度可分为急性、亚急性和慢性。

2. 引起颅内压增高的常见疾病　①颅脑损伤。②颅内肿瘤。③颅内感染。④脑血管疾病。⑤脑寄生虫病。⑥颅脑先天性疾病。⑦良性颅内压增高。⑧脑缺氧。

3. 临床表现（图 11 – 2 – 1）

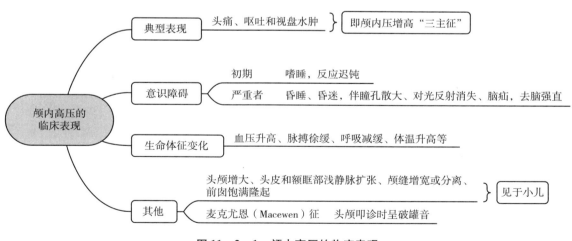

图 11 – 2 – 1　颅内高压的临床表现

4. 辅助检查　①CT（首选）。②MRI。③数字减影血管造影（DSA）。④X 线平片。⑤腰椎穿刺，可诱发脑疝，慎用。⑥颅内压监测。

5. 治疗

（1）一般处理：①留院观察神志、瞳孔、血压等生命体征变化。②监测颅内压。③频繁呕吐者暂禁食。④补液量出为入。⑤轻泻剂疏通大便，禁忌高位灌肠。⑥昏迷及咳痰困难者考虑作气管切开术。

（2）病因治疗：①无手术禁忌的颅内占位性病变，首先考虑作病变切除术。②有脑积水者，可行脑脊液分流术。③引起急性脑疝者，紧急抢救或手术处理。

（3）药物治疗

1）适应证：适用于颅内压增高但暂时未查明原因，或虽已查明原因，但仍需非手术治疗者。

2）常用口服药物：氢氯噻嗪、乙酰唑胺、氨苯蝶啶、呋塞米、50%甘油盐水溶液。

3）常用注射制剂：20%甘露醇、20%尿素转化糖或尿素山梨醇溶液、呋塞米、20%人血清白蛋白。

（4）其他治疗：①激素。②脑脊液体外引流。③巴比妥治疗。④过度换气。⑤应用镇痛、镇静剂或抗癫痫药物对症治疗，忌用吗啡和哌替啶等类药物。

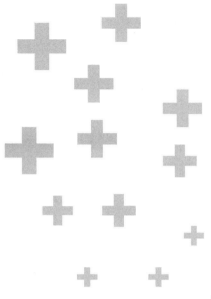

第三篇　基本技能

第十二章　外科重症监护室急救技能

第一节　心肺复苏术

1. 胸外心脏按压

（1）要点：①按压部位在胸骨下半部。②按压频率100～120次/分。③按压深度，成人5～6cm；儿童至少为胸廓前后径的1/3；青春期前的儿童约为5cm；1岁以内的婴儿约为4cm。

（2）方法：患者平卧于硬板或地上，操作者立于或跪于患者一侧；将一手掌根部置于按压点，另一手掌根部覆于前者之上，手指向上方跷起，两臂伸直，凭自身重力通过双臂和双手掌，垂直向胸骨加压；每次按压后使胸廓充分回弹，胸骨回到自然位置。

2. 通气

（1）按压通气比：①一般为30：2。②双人抢救儿童时按压通气比为15：2。③新生儿按压通气比3：1，即每分钟90次按压和30次呼吸。

（2）开放气道：①头后仰法。②托下颌法。③放置口咽或鼻咽通气道、食管堵塞通气道或气管内插管等。

（3）徒手人工呼吸

1）要点：①每次送气时间大于1秒。②潮气量以可见胸廓起伏即可，约500～600ml（6～7ml/kg）。③人工呼吸时不可中断心脏按压。

2）方法：操作者一手保持患者头部后仰，将其鼻孔捏闭，另一手置于颈部后方向上抬起；深吸一口气并对准口部用力吹入，每次吹毕即将口移开。

3. 胸外电除颤

（1）能量选择：①双相波200J，单相波360J。②儿童首次除颤能量为2J/kg，再次除颤至少为4J/kg，最大不超过10J/kg。

（2）电极安放：①将一个电极板放在胸骨右缘锁骨下方，另一个电极板置于左乳头外侧。②两个电极板之间距离不小于10cm，电极板放置要贴紧皮肤，并有一定压力。

（3）注意要点：①两电极之间不能有导电糊或导电液体相连。②准备放电时，操作人员及其他人员不应再接触患者、病床以及相连接的仪器。

（4）方法：患者仰卧于硬木板床上，连接除颤器和心电图监测仪，选择一个R波高耸的导联进行示波观察；麻醉后充分暴露前胸，并将两个涂有导电糊或裹有湿盐水纱布的电极板分别置于安放点，导电糊涂抹适量，使电极板和皮肤达到紧密接触，没有空隙即可。

第二节 气管插管

1. 经口腔明视插管 借助直接喉镜在直视下显露声门，将导管经口腔插入气管内；直接喉镜显露声门存在困难者可采用可视喉镜、可视管芯或纤维支气管镜等设备辅助声门显露和气管插管。导管插入气管内的深度成人为 4~5cm，导管尖端至中切牙的距离为 18~22cm。确认导管已进入气管内且位置适当后固定。

2. 经鼻腔插管 某些特殊情况下需将气管导管经鼻腔插入气管内；插管可在明视下进行，也可在保留自主呼吸时盲探插入。

第三节 气管切开

1. 操作方法

（1）取气管切开包检查有效期，打开外层3/4；第一助手洗手、穿手术衣、戴手套，主刀医师洗手；第一助手打开环甲膜穿刺包的外层1/4及内层，与巡回护士清点物品、打开碘伏、注射器、针线、气管套管及核对药物。

（2）主刀医师消毒术野、铺孔巾、穿手术衣、戴手套；浸润麻醉颈前皮下及筋膜下；主刀医师位于患者右侧，第一助手位于患者左侧。

（3）若取纵切口，在颈前正中，环状软骨下缘及胸骨上窝上缘一横指切开皮肤及皮下组织；若取横切口，在环状软骨下缘3cm下沿颈前皮纹做4~5cm切口。

（4）分离暴露颈白线，沿颈前白线分离颈前带状肌，并用拉钩牵引，保持正中位；分离时防止气管移位暴露甲状腺峡部，将峡部下缘向上分离，向上牵拉暴露气管；遇峡部较宽时，将其切断并缝扎暴露气管前壁，注射器刺入回抽有空气证实为气管，并在气管内注入 1~2ml 利多卡因，此时多有呛咳，立即退针。

（5）检查是否存在出血，充分止血后，用镰状刀片挑开气管3~4环并用撑开器撑开切口，助手用吸引器防止有血液流入气管，插入带有管芯的气管套管，迅速拔出管芯，固定套管防止脱出，少许棉絮放置管口，观察是否随呼吸飘动，如无飘动，立即重新插管；吸引血液及分泌物，放置内套管，两套管旁系带两端打外科结于颈部一侧，松紧适中，并将管芯固定在系带上；检查是否存在出血，切开较长时缝合切口1~2针，监测生命体征。

2. 术后处理 保持套管及下呼吸道通畅，清洗内套管；保持室内温度及湿度；防止套管脱出，及时更换套管垫布。

第四节 呼吸机的临床应用

1. 适应证

（1）通气功能障碍为主的疾病：包括阻塞性通气功能障碍和限制性通气功能障碍。

（2）换气功能障碍为主的疾病：ARDS、重症肺炎等。

2. 操作方法

（1）连接湿化装置，设置合适的通气模式，设置初始压力，连接后螺纹管。

（2）患者取半卧位（30°~45°），选择合适的连接器及面罩，连接吸氧管，固定头带并调整松紧度，告知患者如何取下面罩；使用螺纹管，连接面罩，开通无创呼吸机送气开关。

（3）通气期间监测生命体征、气促程度、呼吸频率、呼吸音、血氧饱和度、心电图、潮气量、通气频率、吸气压力和呼气压力及定期的动脉血气。

（4）根据监测情况，调整呼吸机压力及其他参数，治疗 1~2 小时后应对临床病情及血气分析再次进行评估。

3. 撤机　指由机械通气状态恢复到完全自主呼吸的过渡阶段。撤机前应基本去除呼吸衰竭的病因，改善重要脏器的功能，纠正水、电解质、酸碱失衡；关机，取下面罩，改用鼻导管给氧，给予人文关怀。

第五节　中心静脉插管

1. 体位　患者取仰卧位，右肩下垫高，使右颈部充分显露，头部偏向左侧；穿刺点选择右侧颈内静脉。

2. 操作方法

（1）检查中心静脉穿刺包有效期，打开外包装，戴无菌手套，展开中心静脉穿刺包，抽取利多卡因，导入适量生理盐水、碘伏。

（2）常规消毒铺巾，2% 利多卡因局部麻醉，检查静脉导管、穿刺针是否通畅，检查导丝是否完整。

（3）以左手示指与中指固定于胸锁乳突肌胸骨头，注射器连接穿刺针，排除空气，内抽 3ml 生理盐水，在胸锁乳突肌三角顶点靠着锁骨头内侧缘缓缓进针，固定不动，置入导丝；退出穿刺针，顺着导丝用扩张器扩张到皮肤及皮下隧道；退扩张器并顺着导丝旋转送入中心静脉导管，置入深度为 12~15cm，回抽血流通畅；注入少量生理盐水；缝针固定导管，无菌纱布覆盖。

第六节　动脉穿刺术

1. 体位　患者取舒适体位，腕下垫纱布卷，腕关节背伸位。

2. 操作方法

（1）消毒穿刺部位，戴无菌手套；立于患者穿刺侧，以左手示指和中指在桡腕关节近心端 1~2cm 动脉搏动明显处固定桡动脉；右手持注射器在两指中间垂直或与动脉走向呈约 40° 逆血流方向刺入动脉；见鲜红色回血，左手固定穿刺针的方向和深度，右手以最快速度采血 0.5~1.0ml。

（2）操作完毕，迅速拔针，立即将针尖斜面刺入专用凝胶针帽后送检。

第七节　脊柱损伤患者搬运

1. 原则　保持伤员脊柱的稳定性，以免加重脊髓损伤。

2. 方法　①采用担架、木板或门板运送。②先使伤员双下肢伸直，担架放在伤员一侧，搬运人员用手将伤员平托至担架上；或采用滚动法，使伤员保持平直状态，成一整体滚动至担架上。

第十三章　外科技能

第一节　无　菌　术

1. 手术人员的术前准备

（1）一般准备：更换手术室准备的清洁鞋和衣裤，戴好帽子、口罩。

（2）外科手消毒

1）手臂的消毒包括清洁和消毒。先用皂液或洗手液，按"六步洗手法"彻底清洗手臂，去除表面各种污渍，然后用消毒剂作皮肤消毒。

2）常用手消毒剂有酒精、异丙醇、氯己定、碘伏等；消毒方法有刷洗法（最常用）、冲洗法和免冲洗法。

（3）手臂消毒完成后，按无菌术要求穿无菌手术衣和戴无菌手套。

2. 患者手术区的准备

（1）术前沐浴、术区皮肤备皮，用汽油或松节油拭去皮肤上较多油脂或胶布粘贴的残迹。

（2）术区皮肤消毒规范：①由术区中心向四周涂擦消毒剂；如为感染部位手术，或肛门区手术，消毒剂从术区外周涂向感染处或会阴肛门处；接触污染部位的药液纱布，不可返擦清洁处。②消毒范围包括手术切口周围 15cm 的区域。

（3）术区消毒后，铺设无菌布单。

第二节　外科查体

1. 甲状腺

（1）视诊：观察甲状腺的大小和对称性；被检查者做吞咽动作，可见甲状腺随吞咽动作而向上移动。

（2）触诊

1）甲状腺峡部：站于受检者前面用拇指或站于受检者后面用示指从胸骨上切迹向上触摸，判断有无增厚；请受检者吞咽，判断有无肿大或肿块。

2）甲状腺侧叶：①前面触诊，一手拇指施压于一侧甲状软骨，将气管推向对侧，另一手示、中指在对侧胸锁乳突肌后缘向前推挤甲状腺侧叶，拇指在胸锁乳突肌前缘触诊，配合吞咽动作，重复检查。②后面触诊，一手示、中指施压于一侧甲状软骨，将气管推向对侧，另一手拇指在对侧胸锁乳突肌后缘向前推挤甲状腺，示、中指在其前缘触诊甲状腺，配合吞咽动作，重复检查。

（3）听诊：触到甲状腺肿大时，用钟型听诊器直接放在肿大的甲状腺上。

2. 淋巴结

（1）方法

1）视诊：局部征象（皮肤是否隆起、有无皮疹等）和全身状态。

2）触诊（主要方法）：将示、中、环三指并拢，其指腹平放于被检查部位的皮肤上进行滑动触诊。

（2）顺序：①头颈部为耳前、耳后、枕、颌下、颏下、颈前、颈后、锁骨上淋巴结。②上肢为腋窝、滑车上淋巴结。③腋窝为腋尖群、中央群、胸肌群、肩胛下群和外侧群。④下肢为腹股沟（先上群后下群）、腘窝淋巴结。

3. 乳房

（1）视诊：观察对称性、皮肤改变、乳头、腋窝和锁骨上窝。

（2）触诊：①先健侧，后患侧。②检查者的手指和手掌应平置在乳房上，用指腹轻施压力，以旋转或来回滑动的方式进行触诊。③左侧乳房从外上象限开始按顺时针方向，由浅入深触诊，右侧以同样方式沿逆时针方向进行。

4. 脊柱

（1）脊柱弯曲度

1）生理性弯曲：正常人直立时侧面观有呈"S"状的四个生理弯曲，即颈段稍向前凸，胸段稍向后凸，腰椎明显向前凸，骶椎明显向后凸。

2）病理性变形：颈椎变形、脊柱后凸、脊柱前凸、脊柱侧凸。

（2）脊柱活动度：被检者作前屈、后伸、侧弯、旋转等动作，观察脊柱的活动情况及有无变形。

（3）压痛：被检者取端坐位，身体稍向前倾，检查者以右手拇指从枕骨粗隆开始自上而下逐个按压脊椎棘突及椎旁肌肉。

（4）叩击痛

1）直接叩击法：用中指或叩诊锤垂直叩击各椎体的棘突，多用于检查胸椎与腰椎。

2）间接叩击法：被检者取坐位，检查者将左手掌置于其头部，右手半握拳以小鱼际肌部位叩击左手背。

（5）特殊试验：①颈椎，Jackson 压头试验、前屈旋颈试验、颈静脉加压试验、旋颈试验。②腰骶椎，摇摆试验、拾物试验、直腿抬高试验、屈颈试验、股神经牵拉试验。

5. 四肢与关节

（1）上肢

1）长度：①上臂测量从肩峰至尺骨鹰嘴的距离。②前臂测量从鹰嘴突至尺骨茎突的距离。

2）肩关节：外形、运动、压痛点。

3）肘关节：形态、运动、触诊。

4）腕关节及手：外形、局部肿胀与隆起、畸形、运动。

（2）下肢

1）髋关节：①步态。②畸形。③肿胀及皮肤皱褶。④肿块、窦道及瘢痕。⑤压痛。⑥活动度。⑦其他，如以拳叩击足跟等。

2）膝关节：①膝外翻。②膝内翻。③膝反张。④肿胀。⑤肌萎缩。⑥压痛。⑦肿块。⑧摩擦感。⑨活动度。⑩浮髌试验和侧方加压试验。

（3）踝关节与足：①肿胀。②局限性隆起。③畸形。④压痛点。⑤活动度。⑥其他，如足背动脉搏动有无减弱等。

6. 胸部检查

（1）体表标志

1）骨骼标志：胸骨柄、胸骨上切迹、胸骨角、腹上角、剑突、肋骨、肋间隙、肩胛骨、脊柱棘突、肋脊角。

2）垂直线标志：前正中线、锁骨中线、胸骨线、胸骨旁线、腋前线、腋后线、腋中线、肩胛线、后正中线。

3）自然陷窝和解剖区域：腋窝、胸骨上窝、锁骨上窝、锁骨下窝、肩胛上区、肩胛下区、肩胛间区。

4）肺和胸膜的界限：气管、肺尖、肺上界、肺外侧界、肺内侧界、肺下界、叶间肺界、胸膜。

（2）胸壁、胸廓的检查

1）胸壁：营养状态、皮肤、淋巴结、骨骼肌发育、静脉、皮下气肿、胸壁压痛、肋间隙。

2）胸廓：常见外形改变有扁平胸、桶状胸、佝偻病胸、胸廓一侧变形、胸廓局部隆起、脊柱畸形引起的胸廓改变。

（3）肺和胸膜

1）视诊：呼吸运动、呼吸频率、呼吸节律。

2）触诊：胸廓扩张度、语音震颤、胸膜摩擦感。

3）叩诊：①叩诊音可分为清音、过清音、鼓音、浊音和实音。②肺界的叩诊包括肺上界、肺前界、肺下界。③肺下界的移动范围。

4）听诊：①呼吸音，包括正常呼吸音、异常肺泡呼吸音、异常支气管呼吸音、异常支气管肺泡呼吸音。②啰音，包括湿啰音和干啰音。③语音共振，包括支气管语音、胸语音、羊鸣音、耳语音。④胸膜摩擦音。

7. 腹部检查

（1）体表标志：①肋弓下缘。②剑突。③腹上角。④脐。⑤髂前上棘。⑥腹直肌外缘。⑦腹中线。⑧腹股沟韧带。⑨耻骨联合。⑩肋脊角。

（2）腹部分区

1）四区分法：①右上腹部。②右下腹部。③左上腹部。④左下腹部。

2）九区分法：①右上腹部（右季肋部）。②右侧腹部（右腰部）。③右下腹部（右髂部）。④上腹部。⑤中腹部（脐部）。⑥下腹部（耻骨上部）。⑦左上腹部（左季肋部）。⑧左侧腹部（左腰部）。⑨左下腹部（左髂部）。

（3）视诊：①腹部外形。②呼吸运动。③腹壁静脉。④胃肠型和蠕动波。⑤腹壁其他情况，如皮疹、色素、腹纹等。

（4）听诊：①肠鸣音。②血管杂音。③摩擦音。④搔刮试验。

（5）叩诊：①腹部叩诊音。②肝脏及胆囊叩诊。③胃泡鼓音区及脾脏叩诊。④移动性浊音。⑤肋脊角叩击痛。⑥膀胱叩诊。

（6）触诊：①腹壁紧张度。②压痛及反跳痛。③脏器触诊。④腹部肿块。⑤液波震颤。⑥振水音。

8. 泌尿生殖器

（1）男性生殖器：①阴茎，包括包皮、阴茎头与阴茎颈、尿道口、阴茎大小与形态。②阴囊，包括阴囊皮肤及外形、精索、睾丸、附睾。③前列腺。④精囊。

（2）女性生殖器：①外生殖器，包括阴阜、大阴唇、小阴唇、阴蒂、阴道前庭。②内生殖器，包括阴道、子宫、输卵管、卵巢。

9. 肛门与直肠

（1）体位：肘膝位、左侧卧位、仰卧位或截石位、蹲位。

（2）视诊：①肛门闭锁与狭窄。②肛门瘢痕与红肿。③肛裂。④痔。⑤肛门直肠瘘。⑥直肠脱垂。

（3）触诊：①检查者右手示指戴指套或手套，并涂以润滑剂，将示指置于肛门外口轻轻按摩，等患者肛门括约肌适应放松后，再徐徐插入肛门、直肠内。②先检查肛门及括约肌的紧张度，再查肛管及直肠的内壁。

第三节　外科手术基本技能操作

1. 切开

（1）切口选择原则：①在病变附近，便于显露和通过最短途径达到病变部位，不盲目追求过小切口。②不损伤重要的解剖结构，不影响生理功能，考虑术中必要时延伸切口。

（2）要点：①组织切开逐层进行，皮肤切开应与血管、神经径路平行，组织切开应顺着其本身纤维方向。②右手执刀，左手拇指和示指分开固定，使切口两侧的皮肤绷紧，执刀与皮肤呈垂直切开，避免多次切割。③避免用力过猛、刺入过深。④电刀切开皮下组织及筋膜，出血点用电凝止血，较大的血管出血以结扎为主。

2. 缝合

（1）单纯缝合：①单纯间断缝合。②单纯连续缝合。③"8"字缝合。④连续锁边缝合。⑤减张缝合。

（2）内翻缝合

1）全层缝合：①单纯间断全层内翻缝合。②单纯连续全层内翻缝合。③连续全层水平褥式内翻缝合。

2）浆肌层缝合：①间断垂直褥式内翻缝合。②间断水平褥式内翻缝合。③连续水平褥式浆肌层内翻缝合。④荷包缝合。

（3）外翻缝合：①连续水平褥式外翻缝合。②间断垂直褥式外翻缝合。③间断水平褥式外翻缝合。

3. 打结

（1）种类：①方结，是术中主要的打结方式，不易滑脱，牢固可靠。②三重结，在方结的基础上重复第一个结，用于较大血管的结扎。③外科结，适用于大血管或有张力缝合后的结扎。

（2）方法：①单手打结法。②双手打结法。③器械打结法。

第四节　体表肿物切除术

1. 适应证　表浅脂肪瘤影响功能、劳动和美观者。

2. 操作方法

（1）术前准备：清洗局部皮肤，备皮。

（2）麻醉：局部浸润麻醉。

（3）手术方式：①切除法。②挤切法。

（4）术后处理：妥善包扎，按期拆线。

3. 并发症及处理

（1）脂肪液化：①术中彻底止血，消灭无效腔，必要时留置引流，操作动作轻柔。②术后出现脂肪液化，拆除部分或全部缝线，高渗盐水清洗腔隙，并用高渗盐水纱条填入引流。

（2）切口感染：①术前，治疗原发病。②术中，严格无菌操作。③术后发现切口感染，早期敞开切口，清除积液、积脓及坏死组织，碘伏纱条覆盖创面，每天换药，更换引流条，二期缝合。

第五节　心包穿刺术

1. 目的　①解除心脏压塞。②减少心包积液量。③获取心包积液。

2. 适应证　①心脏压塞。②心包内注入药物治疗。③心包积液经特殊治疗后仍进行性增长或持续不缓解。④化脓性心包炎。⑤原因不明的心包积液，需获取积液进行诊断。

3. 禁忌证

（1）绝对禁忌证：主动脉夹层。

（2）相对禁忌证：①患者不能配合，不能保证安全操作。②未纠正的凝血障碍、正接受抗凝治疗、血小板计数 $<50000/mm^3$。③积液量少，位于心脏后部，已被分隔的心包积液。④无心胸外科后备支持。

4. 操作

（1）在心电监测血压下，严格无菌操作，消毒穿刺部位，铺无菌巾单。

（2）逐层浸润麻醉至心包后，于穿刺点做 2mm 小切口，钝性分离皮下组织。

（3）沿预定途径和方向缓慢负压进穿刺针；如进针时有落空感并抽出液体，表示针头已进入心包腔，停止进针，固定；缓慢抽取心包积液时流出不畅，可能因针头斜面未完全进入心包腔，严密观察心率下缓慢进针 1～2mm，如完全进入可顺利抽出积液。

（4）进针过程中穿刺深度达到操作前超声预测的深度而无落空感或未抽到液体时，将针头退出，冲洗后重复操作。

（5）操作时持续观察患者状况和心电图变化，严防患者肢体活动、大幅度呼吸动作，平稳进针，避免横向摆动，穿刺成功后及时固定针头。

5. 并发症　①心包积血或压塞加重。②血管迷走反射。③心律失常。④气胸或血气胸、腹腔脏器损伤。⑤急性肺水肿。⑥气体栓塞。

第六节　胸腔闭式引流术

1. 适应证　①中等量以上气胸或张力性气胸。②外伤性中等量血胸。③持续渗出的胸腔积液。④脓胸，支气管胸膜瘘或食管瘘。⑤开胸手术后。

2. 禁忌证　①凝血功能障碍有出血倾向者。②肝性胸腔积液。③结核性脓胸。

3. 分类　①肋间细管插管法。②肋间粗管插管法。③经肋床插管法。

4. 操作方法

（1）常规消毒铺巾后局部浸润麻醉。

（2）患者取半卧位，气胸引流位置选第2肋间锁骨中线，引流液体选第7~8肋间腋中线附近，局限性积液根据B超等定位。

（3）沿肋间做2~3cm切口，钝性分离胸壁肌层，于肋骨上缘穿破壁层胸膜进入胸腔。

（4）止血钳撑开扩大创口，用另一把血管钳沿长轴夹住引流管前端，顺着撑开的血管钳将引流管送入胸腔，其侧孔应在胸内3cm左右，引流管伸入胸腔深度不宜超过4~5cm。

（5）缝合胸壁切口，结扎固定引流管，覆盖无菌纱布，长胶布环绕引流管后粘贴于胸壁；引流管远端接水封瓶或闭式引流袋，观察水柱波动，必要时调整引流管位置；检查各接口是否牢固，避免漏气。

（6）可选择套管针穿刺置管。

（7）如需经肋床置管引流，切口应定在脓腔底部。

5. 拔管指征　术后48~72小时，观察引流液少于50ml/24h，无气体溢出，胸部X线片呈肺膨胀或无漏气，患者无呼吸困难或气促时，可考虑拔管。

第七节　腔镜基本操作

1. 腹腔镜设备、器械与基本技术

（1）图像显示与存储系统：包括镜头、微型摄像头及数模转换器、显示器、冷光源、录像机与图像存储系统。

（2）CO_2气腹系统。

（3）设备与器械：①手术设备主要有高频电凝装置、激光器、超声刀、腹腔镜超声、冲洗吸引器等。②手术器械主要有电钩、分离钳、抓钳、持钳、肠钳、吸引管等。

（4）基本技术：①建立气腹，包括闭合法和开放法。②腹腔镜下止血。③腹腔镜下组织分离与切开。④腹腔镜下缝合。⑤标本取出。

2. 主要适应证　包括炎性疾病、先天性发育异常、外伤及良性肿瘤等。

3. 常用手术　腹腔镜胆囊切除术、结肠切除术、阑尾切除术、疝修补术、胃部分切除术、小肠切除术等。

4. 并发症

（1）CO_2 气腹相关的并发症与不良反应：皮下气肿、气胸、心包积气、气体栓塞、高碳酸血症与酸中毒等。

（2）与腹腔镜手术相关的并发症：①血管损伤。②内脏损伤。③腹壁并发症。

第八节　膀胱穿刺造瘘

1. 适应证

（1）暂时性膀胱造瘘：①梗阻性膀胱排空障碍所致的尿潴留，且导尿管不能插入者。②阴茎和尿道损伤。③泌尿道手术后确保尿路的愈合。④急性化脓性前列腺炎、尿道炎、尿道周围脓肿等。

（2）永久性膀胱造瘘：①神经源性膀胱功能障碍，不能长期留置导尿管或留置导尿管后反复出现睾丸或附睾炎症者。②下尿路梗阻伴尿潴留，因年老体弱及重要脏器有严重疾病不能耐受手术者。③尿道肿瘤行全尿道切除者。

2. 手术步骤

（1）取平卧位，会阴部常规消毒铺巾。

（2）膀胱充盈后，在膀胱膨胀最明显处（一般为耻骨联合上 2~3 横指）的正中线上行局部麻醉。

（3）在正中线上，用注射器边回抽，边垂直刺入膀胱，抽出尿液后记录刺入深度。

（4）铺洞巾，在刺入处作 0.5~1.0cm 皮肤切口，钝性分离皮下脂肪组织，暴露腹直肌腱膜；医用套针在切开部位垂直竖起，前端放在腹直肌腱膜上。

（5）以抽出尿液的深度为标准，边用双手固定医用套针，边垂直进行穿刺；贯穿腹直肌腱膜时有一定的抵抗（若膀胱充盈，可无抵抗），进入膀胱后，抵抗感消失；医用套针再向深插入 1~2cm。

（6）拔出医用套针时，外鞘再向深进一些，确认大量尿液流出后，造瘘管留置于膀胱内，气囊注水 10ml，接集尿袋。

（7）缝合固定。

3. 并发症　①穿刺后出血。②低血压和膀胱内出血。③术后膀胱痉挛和膀胱刺激症状。④尿液引流不畅或外漏。⑤腹内脏器损伤。⑥感染。⑦结石。

第九节　夹板、石膏和骨牵引、固定

1. 夹板

（1）常用材料：夹板、固定垫、横带、绷带、棉花、胶布等。

（2）包扎方法：①续增包扎法。②一次包扎法。

（3）注意事项：①<u>肢端血供状况</u>。②夹板内固定垫接触部位。③调整松紧度。④定期检查。

2. 石膏

（1）<u>适应证</u>：①夹板难以固定的某些部位骨折。②开放性骨折经清创缝合术后创口尚未愈合者。③某些骨关节行关节融合术者。④畸形矫正术后，维持矫正位置。⑤治疗化脓性骨髓炎、关节炎者，固定患肢，减轻疼痛。⑥肌腱、血管、神经及韧带需要石膏保护固定。

（2）常用类型：①石膏托。②石膏夹板或前后石膏托。③石膏管型。

（3）躯干石膏及特殊石膏固定，多采用石膏绷带与石膏条带包扎相结合的方法。

3. 骨牵引

（1）<u>适应证</u>：①成人长骨不稳定性、易移位骨折。②开放性骨折伴有软组织缺损、伤口污染、骨折感染或战伤骨折。③有严重多发伤、复合伤，需密切观察，肢体不宜做其他固定者。

（2）常用骨牵引：①尺骨鹰嘴牵引。②桡尺骨远端牵引。③股骨髁上牵引。④胫骨结节牵引。⑤跟骨牵引。⑥第 1~4 跖骨近端牵引。⑦颅骨牵引。

4. 固定

（1）外固定：常用夹板、支具、石膏绷带、持续牵引和骨外固定器等。

1）骨科固定支具：适用于四肢闭合性的稳定性骨折，尤其是四肢稳定性骨折、青枝骨折及关节软组织损伤。

2）头颈及外展支具固定：前者主要用于颈椎损伤，后者用于肩关节周围骨折、肱骨骨折及臂丛神经损伤等。

3）骨外固定器：适用于开放性骨折，闭合性骨折伴广泛软组织损伤，骨折合并感染和骨折不愈合，截骨矫形或关节融合术后。

（2）内固定：主要用于闭合或切开复位后，采用金属内固定物，如接骨板、螺丝钉、加压钢板或带锁髓内钉等。

第十节　关节腔穿刺封闭技术

1. 禁忌证　①穿刺部位或附近皮肤有感染。②不能使用激素或对激素、麻醉药过敏。③有消化道反复出血史，特别是近期有消化道出血者。④凝血功能障碍。⑤严重的高血压或糖尿病。⑥结核病。⑦甲状腺功能亢进。⑧注射部分附近 X 线片提示有骨或软组织病变。

2. 常用药物

（1）麻醉药物：①利多卡因。②丁哌卡因。

（2）激素类药物：①复方倍他米松。②醋酸曲安奈得。

3. 操作

（1）摆放正确体位，确定穿刺部位。

（2）消毒穿刺部位，严格无菌操作，从穿刺点进针，将药物注射至治疗区域，注射前回抽，<u>避免加压给药</u>。

（3）对需抽吸液体的关节，抽吸后不移开针头，更换注射器注射药物。

（4）注射结束后拔针，酒精棉球压迫注射点，加压覆盖敷料。

第十一节 开放性伤口的处理

1. 处理原则 ①擦伤、表浅的小刺伤和小切割伤，可用非手术疗法，其他的开放性创伤均需手术处理。②伤后 12 小时内应注射破伤风抗毒素治疗。③污染和感染伤口根据病情考虑使用抗菌药。

2. 浅部小刺伤 直接压迫 3～5 分钟即可止血，止血后可用 70% 酒精或碘伏原液涂擦，包以无菌敷料，保持局部干燥 24～48 小时；伤口内若有异物存留，设法取出后消毒和包扎。

3. 浅部切割伤

（1）浅表小伤口：①长径约 1cm 的皮肤、皮下浅层组织伤口，先用等渗盐水棉球蘸净组织裂隙，再用 70% 酒精或碘伏消毒外周皮肤。②可用蝶形胶布固定创缘使皮肤完全对合，再涂碘伏，外加包扎；一周内每天涂碘伏一次；10 天左右除去胶布。③仅有皮肤层裂口，消毒后无菌包扎。

（2）一般伤口：①伤后 6～8 小时内清创一般可达到一期愈合，缝合后消毒皮肤，外加包扎，必要时固定制动。②若污染较重或时间超过伤后 8～12 小时，尚未发生明显感染，皮肤缝线暂不结扎，留置引流，24～48 小时后仍无明显感染，可将缝线结扎使创缘对合。

（3）感染伤口：①用等渗盐水或呋喃西林等药液纱布条敷在伤口内，引流脓液促使肉芽组织生长。②肉芽生长较好时，脓液较少，擦之可渗血，创缘皮肤有新生，伤口可渐收缩。③如肉芽有水肿，可用高渗盐水湿敷。④如肉芽生长过多，超过创缘平面有碍创缘上皮生长，可用 10% 硝酸银液棉签涂肉芽面，再用等渗盐水棉签擦去。